AF558153

Zahntrauma

Therapieoptionen für die Praxis

ZAHNTRAUMA

THERAPIEOPTIONEN FÜR DIE PRAXIS

Gabriel Krastl | Roland Weiger | Andreas Filippi

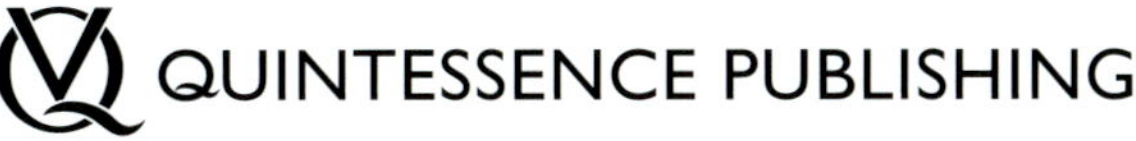

Berlin | Chicago | Tokio
Barcelona | London | Mailand | Mexiko Stadt | Moskau | Paris | Prag | Seoul | Warschau
Istanbul | Peking | Sao Paulo | Zagreb

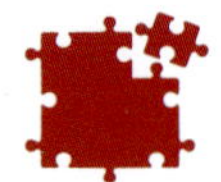

Bibliografische Informationen der Deutschen Nationalbibliothek
Die Deutsche Nationalbibliothek verzeichnet diese Publikation in der Deutschen Nationalbibliografie; detaillierte bibliografische Daten sind im Internet über <http://dnb.ddb.de> abrufbar.

QUINTESSENCE PUBLISHING
DEUTSCHLAND

Postfach 42 04 52; D–12064 Berlin
Ifenpfad 2–4, D–12107 Berlin

Lektorat, Herstellung und Reproduktionen:
Quintessenz Verlags-GmbH, Berlin

ISBN: 978-3-86867-501-6
Printed in Croatia

Vorwort

Es gibt kaum ein spannenderes und vielfältigeres Gebiet in der Zahnmedizin als die zahnärztliche Traumatologie. Und in den letzten 25 Jahren hat sich auf diesem Gebiet sowohl in der Diagnostik als auch in der Therapie viel getan. Jedes der fünf potenziell bei einem Zahntrauma verletzten Gewebe (Zahnhartsubstanz, Pulpa, Parodont, Gingiva, Alveolarknochen) profitiert von aktualisierten Konzepten und Therapieempfehlungen sowie von neuen Materialien und Techniken. Was aber unverändert blieb, sind die biologischen und physiologischen Grundlagen, die bei der Heilung der verletzten Strukturen relevant sind. Diese waren bereits vor einem Vierteljahrhundert weitgehend erforscht und können in zahlreichen wissenschaftlichen Publikationen nachgelesen werden. Und doch hapert es oft in der klinischen Umsetzung. Eine vor 10 Jahren durchgeführte Umfrage zur Erfassung des Kenntnisstandes unter deutschen Zahnärzten zeigt dies ganz deutlich[1]. Mit dem Ziel, die flächendeckende Versorgung des dentalen Traumas zu verbessern, wurde 2011 von unserer Seite die App AcciDent erarbeitet und in Zusammenarbeit mit der Deutschen Gesellschaft für Endodontologie und zahnärztliche Traumatologie e. V. (DGET) lanciert. Seit 2019 ist die dritte Version – mittlerweile auch in drei Sprachen (deutsch, englisch, spanisch) – erhältlich. AcciDent 3 soll eine schnelle und unmittelbare Hilfe bei der Diagnostik und Therapie von Zahnunfällen in der Praxis bieten[2]. Für einen detaillierten Einblick und ein tieferes Verständnis der relevanten Zusammenhänge soll dieses Buch sorgen. Es ist ein Puzzle aus teils bereits publizierten und teils neuen Beiträgen, die das Fachgebiet der zahnärztlichen Traumatologie gut abbilden.

Und das Zahntrauma selbst? Es ist jedes Mal aufs Neue ein 3D-Puzzlespiel, bei dem die richtigen Maßnahmen – abhängig von den verletzten Strukturen – zu einem Ganzen, einem Therapiekonzept, zusammengesetzt werden müssen. Wir hoffen, dass das Buch Ihnen hierbei hilft.

Viel Spaß bei der Lektüre!

Gabriel Krastl, Zahnunfallzentrum Würzburg
Roland Weiger, Zahnunfallzentrum Basel
Andreas Filippi, Zahnunfallzentrum Basel

Literatur

1. Krastl G, Filippi A, Weiger R. German general dentists' knowledge of dental trauma. Dent Traumatol 2009;25:88 91.
2. Weiger R, Krastl G, Filippi A, Lienert N. AcciDent 3. App für iOS und Android 2019.

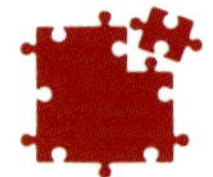

Herausgeber

Gabriel Krastl
Prof. Dr. med. dent.
Poliklinik für Zahnerhaltung und Parodontologie/Zahnunfallzentrum
Zentrum für Zahn-, Mund- und Kiefergesundheit
Universitätsklinikum Würzburg,
Pleicherwall 2, 97070 Würzburg

Roland Weiger
Prof. Dr. med. dent.
Klinik für Parodontologie, Endodontologie und Kariologie/Zahnunfallzentrum
Universitäres Zentrum für Zahnmedizin Basel UZB,
Universität Basel, Mattenstrasse 40, 4058 Basel, Schweiz

Andreas Filippi
Prof. Dr. med. dent.
Klinik für Oralchirurgie/Zahnunfallzentrum
Universitäres Zentrum für Zahnmedizin Basel UZB
Universität Basel, Mattenstrasse 40, 4058 Basel, Schweiz

Autoren

Julia Amato
Dr. med. dent.
Klinik für Parodontologie, Endodontologie und Kariologie/Zahnunfallzentrum
Universitäres Zentrum für Zahnmedizin Basel UZB
Universität Basel, Mattenstrasse 40, 4058 Basel, Schweiz

Mauro Amato
Dr. med. dent.
Privatpraxis; Kohleberg 7, 4051 Basel, Schweiz

Vivianne Chappuis
Prof. Dr. med. dent.
Klinik für Oralchirurgie und Stomatologie
Zahnmedizinische Kliniken der Universität Bern
Freiburgstrasse 7, 3010 Bern, Schweiz

Thomas Connert
PD Dr. med. dent.
Klinik für Parodontologie, Endodontologie und Kariologie/Zahnunfallzentrum
Universitäres Zentrum für Zahnmedizin Basel UZB
Universität Basel, Mattenstrasse 40, 4058 Basel, Schweiz

Dorothea C. Dagassan-Berndt
Dr. med. dent.
Klinik für Oralchirurgie
Universitäres Zentrum für Zahnmedizin Basel UZB
Universität Basel, Mattenstrasse 40, 4058 Basel, Schweiz

Till Dammaschke
Prof. Dr. med. dent.
Poliklinik für Parodontologie und Zahnerhaltung
Zentrum für Zahn-, Mund- und Kieferheilkunde
Universitätsklinikum Münster
Waldeyerstraße 30, 48149 Münster

Christian Dettwiler
Dr. med. dent.
Klinik für Parodontologie, Endodontologie und Kariologie
Universitäres Zentrum für Zahnmedizin Basel UZB
Universität Basel, Mattenstrasse 40, 4058 Basel, Schweiz

Kurt A. Ebeleseder
Ao. Univ.-Prof. Dr.
Abteilung für Zahnerhaltung, Parodontologie und Zahnersatz
Klinik für Zahnmedizin und Mundgesundheit, Medizinische Universität Graz
Billrothgasse 4, 8010 Graz, Österreich

Florin Eggmann
Dr. med. dent.
Klinik für Parodontologie, Endodontologie und Kariologie/Zahnunfallzentrum
Universitäres Zentrum für Zahnmedizin Basel UZB
Universität Basel, Mattenstrasse 40, 4058 Basel, Schweiz

Kerstin Galler
Prof. Dr. med. dent., Ph.D.
Poliklinik für Zahnerhaltung und Parodontologie
Universitätsklinikum Regensburg, Franz-Josef-Strauß-Allee 11, 93053 Regensburg

Fabienne Glenz
Dr. med. dent.
Klinik für Rekonstruktive Zahnmedizin
Universitäres Zentrum für Zahnmedizin Basel UZB
Universität Basel, Mattenstrasse 40, 4058 Basel, Schweiz

Britta Hahn
Dr. med. dent.
Poliklinik für Zahnerhaltung und Parodontologie/
Zahnunfallzentrum
Zentrum für Zahn-, Mund- und Kiefergesundheit
Universitätsklinikum Würzburg,
Pleicherwall 2, 97070 Würzburg

Ralf Krug
OA Dr. med. dent.
Poliklinik für Zahnerhaltung und Parodontologie/
Zahnunfallzentrum
Zentrum für Zahn-, Mund- und Kiefergesundheit
Universitätsklinikum Würzburg,
Pleicherwall 2, 97070 Würzburg

Sebastian Kühl
Prof. Dr. med. dent.
Klinik für Oralchirurgie
Universitäres Zentrum für Zahnmedizin Basel UZB
Universität Basel, Mattenstrasse 40, 4058 Basel, Schweiz

Silke Ostertag
Dr. med. dent.
Klinik für Kieferorthopädie und Kinderzahnmedizin
Zentrum für Zahn-, Mund- und Kieferheilkunde der Universität Zürich
Plattenstrasse 11, 8032 Zürich, Schweiz

Fabio Saccardin
Dr. med. dent.
Klinik für Oralchirurgie/Zahnunfallzentrum
Universitäres Zentrum für Zahnmedizin Basel UZB
Universität Basel, Mattenstrasse 40, 4058 Basel, Schweiz

Sebastian Soliman
Dr. med. dent.
Poliklinik für Zahnerhaltung und Parodontologie/
Zahnunfallzentrum
Zentrum für Zahn-, Mund- und Kiefergesundheit
Universitätsklinikum Würzburg,
Pleicherwall 2, 97070 Würzburg

Sandra Tobiska
Dr. med. dent.
Poliklinik für Zahnerhaltung
Universitätsklinik für Zahn-, Mund- und Kieferheilkunde
Universitätsklinikum Tübingen, Osianderstraße 2-8,
72076 Tübingen

Thomas von Arx
Prof. Dr. med. dent.
Klinik für Oralchirurgie und Stomatologie
Zahnmedizinische Kliniken der Universität Bern
Freiburgstrasse 7, 3010 Bern, Schweiz

Hubertus van Waes
Dr. med. dent.
Klinik für Kieferorthopädie und Kinderzahnmedizin
Zentrum für Zahn-, Mund- und Kieferheilkunde der Universität Zürich
Plattenstrasse 11, 8032 Zürich, Schweiz

Andrea Zürcher
Dr. med. dent.
Klinik für Oralchirurgie und Dental Imaging
Universitäres Zentrum für Zahnmedizin Basel UZB,
Universität Basel, Mattenstrasse 40, 4058 Basel, Schweiz

Nicola U. Zitzmann
Prof. Dr. med. dent., Ph.D.
Klinik für Rekonstruktive Zahnmedizin
Universitäres Zentrum für Zahnmedizin Basel UZB
Universität Basel, Mattenstrasse 40, 4058 Basel, Schweiz

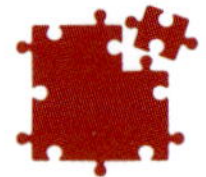

Inhalt

Unfallbedingte Zahnverletzungen – Klassifikation, Terminologie und Risikofaktoren

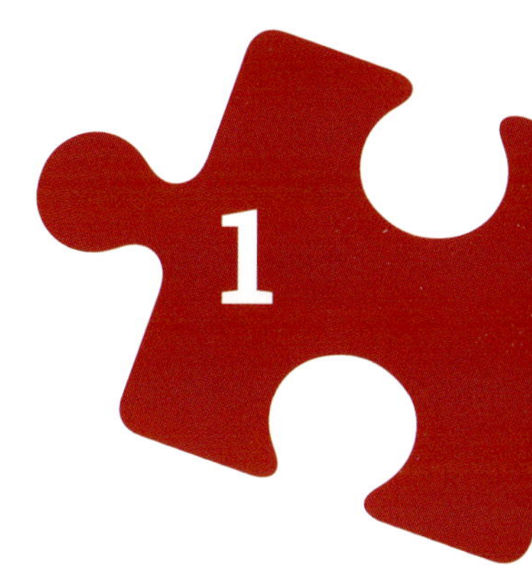

Andreas Filippi

Klassifikation und Nomenklatur von Zahnverletzungen

Bis 1998 wurden unfallbedingte Zahnverletzungen in Frakturen und Dislokationen unterteilt[1,2,5]. Für Zahnfrakturen, insbesondere für Kronenfrakturen, gab und gibt es verschiedene weitere Unterteilungen. Beispiele hierfür sind „Kronenfraktur Grad 1, 2 oder 3", „Unkomplizierte oder komplizierte Kronenfraktur" und „Schmelzfraktur, Schmelz-Dentin-Fraktur oder Fraktur mit Pulpaeröffnung". Diese Einteilungen entsprachen dem Geschmack der jeweiligen Universität, an der sie vermittelt worden sind, und tragen keinesfalls zur Transparenz bei (Abb. 1). Didaktisch und therapeutisch sinnvoll ist aus heutiger Sicht lediglich „Kronenfraktur mit oder ohne vorhandenes Fragment", da gerade die Therapie dieser Zahnhartsubstanzverletzungen kaum durch den Verlauf der Bruchlinie bestimmt wird.

Bei den Wurzelfrakturen wurde bisher zwischen „Frakturen im apikalen, mittleren oder koronalen Wurzeldrittel" unterschieden. Dies ist aufgrund des schrägen Bruchspaltverlaufs ohnehin nicht exakt zuzuordnen und ebenfalls therapeutisch irrelevant (Abb. 2). Therapeutisch und prognostisch relevant hingegen ist

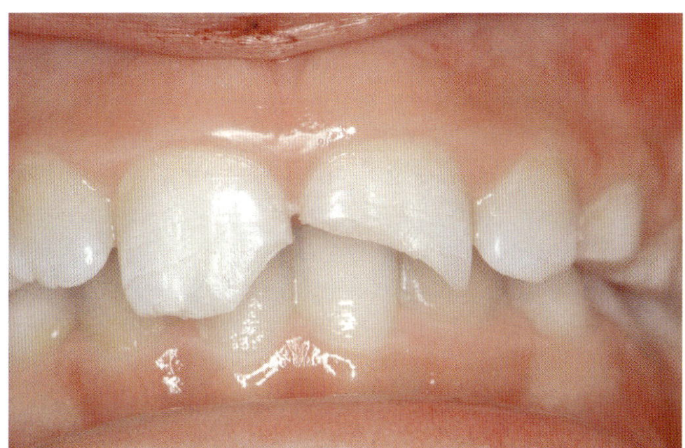

Abb. 1 Schmelzfraktur Zahn 11 distal, Schmelz-Dentin-Fraktur Zahn 11 mesial und Fraktur mit Pulpaexposition Zahn 21 (Pulpa bereits abgedeckt)

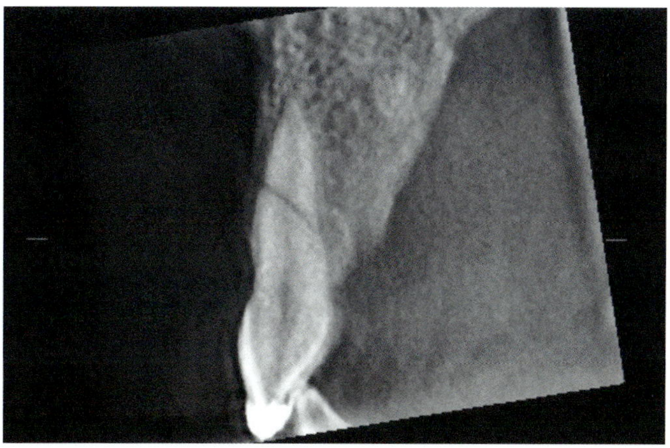

Abb. 2 Typisch schräger Verlauf des Bruchspalts bei Wurzelfrakturen

Tab. 1 Unterteilung der unfallbedingten Zahnfrakturen

Art der Zahnfraktur	Beschreibung	Therapeutisch relevante Unterteilung
Schmelzriss/-sprung		Keine üblich
Kronenfrakturen	Extraalveolärer Verlauf des Bruchspalts	**a.** Fragment vollständig vorhanden oder verloren **b.** Mit oder ohne Pulpaexposition
Kronen-Wurzel-Frakturen	Kombiniert intra- und extraalveolärer Verlauf des Bruchspalts	Aus therapeutischer Sicht keine erforderlich
Wurzelfrakturen	Intraalveolärer Verlauf des Bruchspalts	**a.** Mit oder ohne Dislokation der Fragmente **b.** Pulpasensibilität erhalten oder verloren

Tab. 2 Unterteilung der unfallbedingten Zahndislokationen

Art der Dislokation	Beschreibung	Antiquierte und/oder falsche Synonyme
Konkussion	Erschütterung des Zahnes ohne Lockerung	Kontusion
Lockerung	Lockerung des Zahnes ohne Dislokation	Subluxation
Dislokation	Verlagerung des Zahnes, meist palatinale Dislokation der Zahnkrone, seltener extrusive oder bukkale Dislokation	Luxation
Intrusion	Verlagerung des Zahnes in die Alveole hinein	
Avulsion	Der Zahn verlässt die Alveole vollständig	Totalluxation Exartikulation

die Unterteilung in „Wurzelfraktur mit oder ohne Dislokation der Fragmente" und „Wurzelfraktur mit Erhalt oder Verlust der Pulpasensibilität" (Tab. 1).

Auch die Dislokationsverletzungen werden in „klassische" Verletzungsarten unterteilt (Tab. 2, Abb. 3 bis 7). Insbesondere im deutschsprachigen Raum sind teilweise noch immer antiquierte und/oder falsche Synonyme im Gebrauch. Begriffe wie Subluxation, Totalluxation oder Exartikulation stammen aus der Gelenklehre und haben nichts mit der parodontalen Verankerung zu tun. Neue deutsche Wortkreationen wie Eluxation werden international nicht verstanden und sind daher überflüssig. All diese falschen, veralteten und zum Teil unverständlichen Termini sollten heute grundsätzlich vermieden werden[5].

Die bis 1998 ausschließlich verwendete Klassifikation unfallbedingter Zahnverletzungen ist international etabliert. Ein Nachteil besteht jedoch darin, dass jedem verletzten Zahn eine Hauptverletzung zugeteilt wird (beispielsweise Intrusion Zahn 21), was dann vielfach als alleinige Diagnose in der Krankengeschichte des Patienten erscheint. Dadurch werden neben der Hauptverletzung häufig vorhandene Begleitverletzungen nicht berücksichtigt und oft auch nicht therapiert. Aus diesem Grund wurde 1998 eine neue und exaktere Einteilung von Zahnverletzungen etabliert, nämlich die nach den Anfangsbuchstaben der Begriffe Zahnhartsubstanz, Endodont, Parodont, Alveolarknochen und Gingiva benannte ZEPAG-Klassifikation[3]. Diese fragt nicht nach der Hauptverletzung des Zahnes, sondern berücksichtigt, welche Gewebe nach einem Zahnunfall tatsächlich und wie stark verletzt sind (ZEPAG-Diagnoseliste im Internet erhältlich unter www.andreas-filippi.ch). Grundsätzlich können fünf Gewebe unabhängig voneinander verletzt sein: die Zahnhartsubstanzen, die Pulpa, das Parodont, der Alveolarknochen und die umliegenden Weichgewebe. Diese müssen für jeden verletzten Zahn einzeln diagnostiziert und – falls erforderlich – auch separat behandelt werden. Das garantiert nicht nur eine lückenlose und nachvollziehbare Diagnose, sondern auch eine vollständige Therapie.

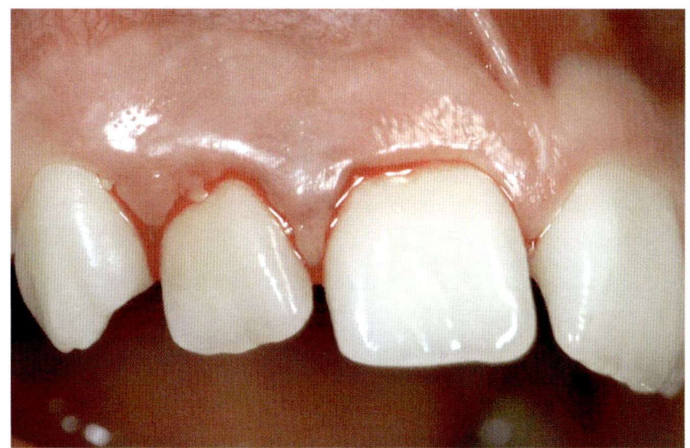

Abb. 3 Lockerung der Zähne 11 und 12

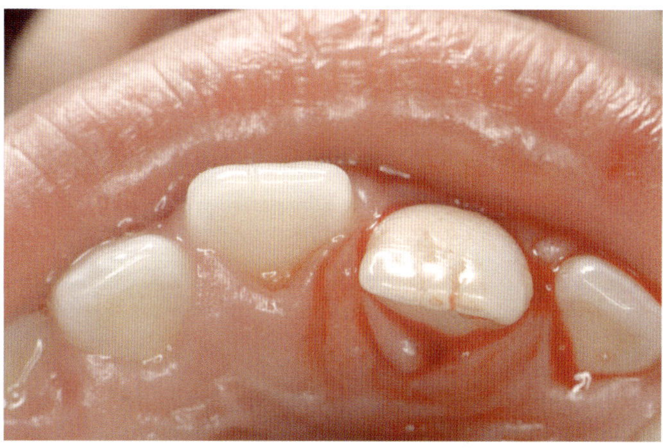

Abb. 4 Palatinale Dislokation Zahn 21

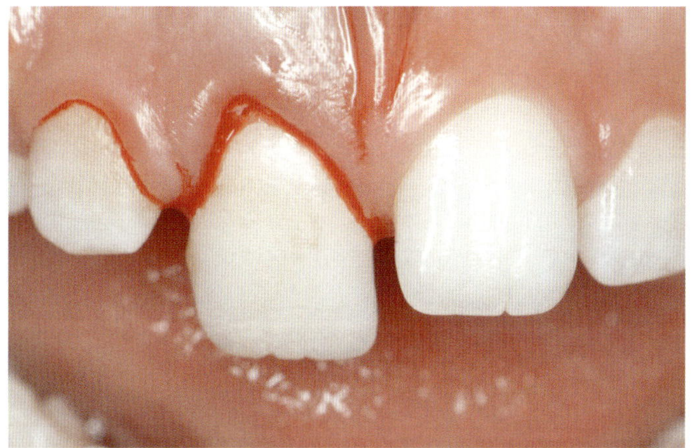

Abb. 5 Extrusion Zahn 11

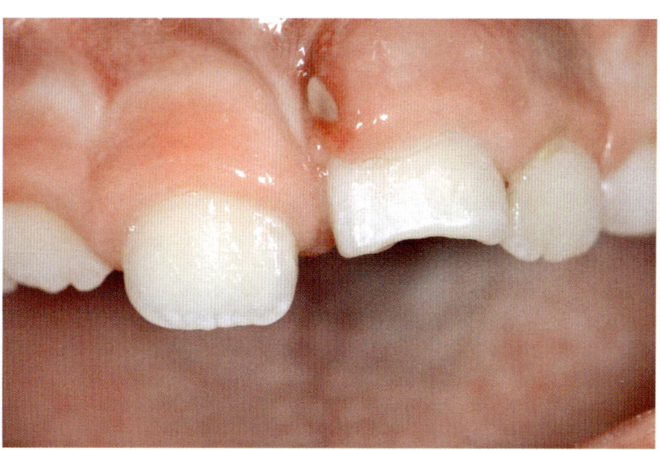

Abb. 6 Intrusion Zahn 21 mit begleitender Kronenfraktur

Epidemiologie

Aktuelle und risikoreiche Trendsportarten haben in den letzten Jahren immer wieder zu einem saisonalen Anstieg unfallbedingter Zahnverletzungen geführt. Besonders viele Zahnunfälle passieren beim Inlineskating, beim Kickboarding und in Schwimmbädern. Heute erleiden über 50 % aller Kinder und Jugendlichen ein Zahntrauma noch vor dem 17. Lebensjahr. Häufigkeitsmaxima finden sich zwischen dem 3. und 4. (Milchzähne) sowie dem 9. und 12. Lebensjahr und im Alter von 16 Jahren. Betroffen sind überwiegend die mittleren Schneidezähne im Ober-

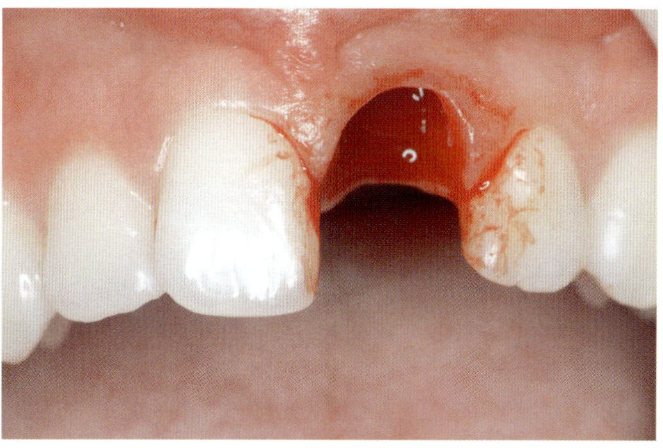

Abb. 7 Avulsion Zahn 21

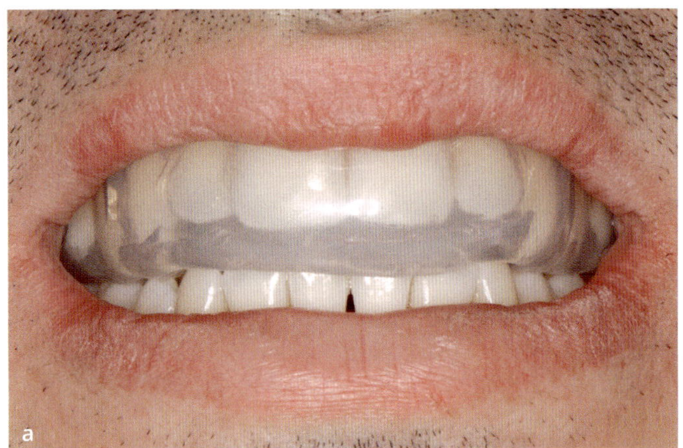

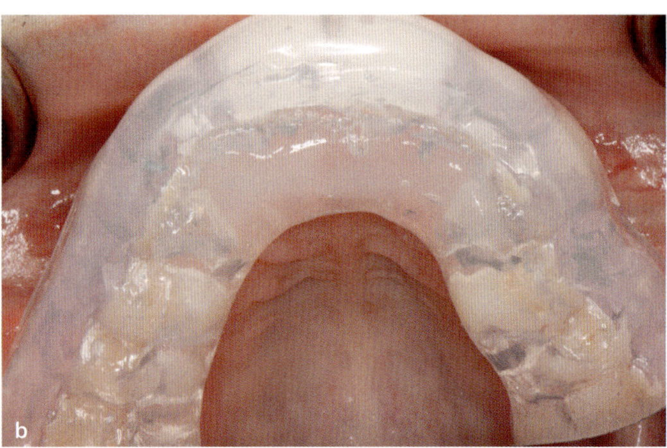

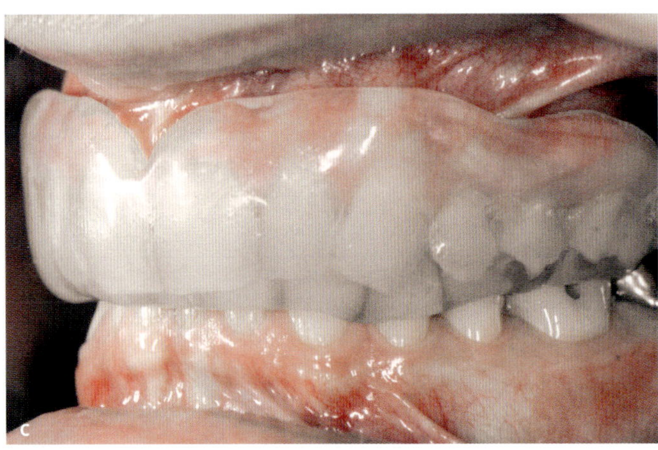

Abb. 8a bis c Professioneller, vom Zahnarzt in Zusammenarbeit mit einem zertifizierten Zahntechniker angefertigter Zahnschutz. Ansicht von bukkal (a), okklusal (b) und lateral (c)

kiefer. Laterale Inzisivi im Oberkiefer oder Schneidezähne im Unterkiefer werden deutlich seltener verletzt und Eckzähne, Prämolaren oder Molaren prozentual betrachtet so gut wie nie. Die häufigste Verletzung im bleibenden Gebiss ist die Kronenfraktur, während im Milchgebiss die Dislokation überwiegt. Etwa zwei Drittel aller Zahnunfälle passieren zu Hause oder an öffentlichen Sport- und Spielstätten.

Risikofaktoren

Nicht alle Kinder und Jugendlichen erleiden gleich häufig Zahnunfälle. Es gibt heute zahlreiche wissenschaftlich identifizierte Risikofaktoren, welche die Wahrscheinlichkeit eines Zahntraumas erhöhen[4,7-11]. Zu den „klassischen" Risikofaktoren gehören der große Overjet, die Protrusion der Oberkieferfrontzähne, der insuffiziente Lippenschluss, das männliche Geschlecht sowie das Ausüben von Risikosportarten. Neuere und daher nicht so bekannte Risikofaktoren sind das kindliche Übergewicht, Hyperaktivität bei Kindern und die sozioökonomische Umgebung. Zusätzlich scheint es ein gewisses genetisches Risiko zu geben.

Verantwortungsvolle und prophylaxeorientierte Zahnärzte evaluieren solche Risikofaktoren bei ihren Patienten und geben entsprechende Empfehlungen zur Prophylaxe von Zahnunfällen. Dies kann bei Zahnstellungsanomalien (großer Overjet, Protrusion der Oberkieferfrontzähne, insuffizienter Lippenschluss) eine frühzeitige kieferorthopädische Intervention sein. Bei so genannten Risikosportarten wie Eishockey, Handball, Basketball und vielen Kampfsportarten sollte das Tragen eines Zahnschutzes empfohlen werden (Abb. 8a bis c).

Literatur

1. Andreasen JO, Andreasen FM, Andersson L. Textbook and color atlas of traumatic injuries to the teeth. Copenhagen: Munksgaard, 2007.
2. Filippi A, Krastl G. Traumatologie im Milch- und Wechselgebiss. Quintessenz 2007;58: 739-752.
3. Filippi A, Tschan J, Pohl Y, Berthold H, Ebeleseder K. A retrospective classification of tooth injuries using a new scoring system. Clin Oral Investig 2000;4:173-175.
4. Forsberg CM, Tedestam G. Etiological and predisposing factors related to traumatic injuries to permanent teeth. Swed Dent J 1993; 17:183-190.
5. Kirschner H, Pohl Y, Filippi A, Ebeleseder K. Unfallverletzungen der Zähne. München: Elsevier, 2005.
6. Marcenes W, Alessi ON, Traebert J. Causes and prevalence of traumatic injuries to the permanent incisors of school children aged 12 years in Jaragua do Sul, Brazil. Int Dent J 2000;50:87-92.
7. Marcenes W, Zabot NE, Traebert J. Socio-economic correlates of traumatic injuries to the permanent incisors in schoolchildren aged 12 years in Blumenau, Brazil. Dent Traumatol 2001;17:222-226.
8. Petti S, Cairella G, Tarsitani G. Childhood obesity: a risk factor for traumatic injuries to anterior teeth. Endod Dent Traumatol 1997;13:285-288.
9. Petti S, Tarsitani G. Traumatic injuries to anterior teeth in Italian schoolchildren: prevalence and risk factors. Endod Dent Traumatol 1996;12:294-297.
10. Sabuncuoglu O. Traumatic dental injuries and attention-deficit/hyperactivity disorder: is there a link? Dent Traumatol 2007;23:137-142.
11. Wasmer C, Pohl Y, Filippi A. Traumatic dental injuries in twins: Is there a genetic risk for dental injuries? Dent Traumatol 2008;24:619-624.

Verhalten am Unfallort nach Zahntrauma

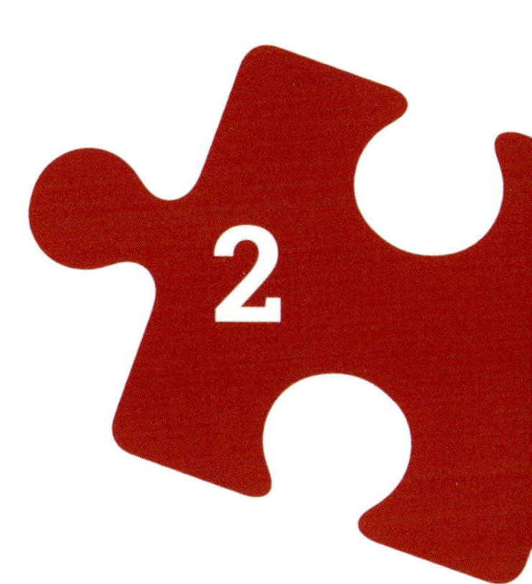

Andreas Filippi

Verhalten am Unfallort

Das Verhalten unmittelbar nach einem Zahnunfall kann für die Therapie und die Prognose des verletzten Zahnes entscheidend sein. Dies gilt vor allem für Kronenfrakturen und Avulsionen. Zähne oder deren Bruchstücke müssen sofort gesucht werden. Während koronale Fragmente lediglich feucht gelagert werden sollten, um ein Austrocknen und somit eine Verfärbung nach dem Wiederbefestigen (reattachment) zu verhindern, müssen avulsierte Zähne möglichst rasch in ein zellphysiologisches Medium eingebracht werden. Das Überleben der Zellen auf der Wurzeloberfläche (Zementoblasten, Parodontalfibroblasten) ist Voraussetzung für eine erfolgreiche Replantation mit parodontaler Heilung[2,3,6,8] (Abb. 1). Das Absterben dieser Zellen führt immer zum Zahnverlust durch Ankylose und externe Wurzelresorption (osseous replacement, bei unbehandelter Pulpanekrose: infection-related resorption), was bei Kindern einen Stopp des lokalen Kieferwachstums und somit kaum lösbare Probleme zur Folge hat[1,5].

Die hoch spezialisierten Zellen auf der Wurzeloberfläche können nur in einer Zahnrettungsbox (SOS Zahnbox, Fa. Hager & Werken, Duisburg; Dentosafe, Fa. Medice Arzneimittel Pütter, Iserlohn; EMT Tooth-Saver, Fa. SmartPractice, Phoenix, USA) nennenswerte Zeiträume überleben[8,12] (Abb. 2). Sie enthält sämtliche erforderlichen Nährstoffe sowie Aminosäuren und gewährleistet ein extraorales Überleben der Zellen und somit des Zahnes von mindestens 25 bis 30 Stunden (Abb. 3). Lassen die Umstände eine Replantation des Zahnes innerhalb dieser Zeit nicht zu, kann er in eine neue Rettungsbox umgelagert werden; Zeiträume von 2 bis 3 Tagen lassen sich problemlos überbrücken. Auf diese Weise können zunächst ggf. schwerwiegendere Verletzungen in der Unfallchirurgie oder im Kinderspital behandelt werden. Auch kann eine Replantation im nächtlichen Notfalldienst der zahnärztlichen Praxis auf den nächsten Tag mit besserer personeller Infrastruktur verschoben werden, ohne prognostische Kompromisse machen zu müssen.

Ein weiterer Vorteil der Zahnrettungsbox besteht darin, dass nach dem Unfall noch genügend Zeit für die zahnärztliche Diagnostik sowie die Information und Aufklärung der Eltern/Erziehungsberechtigten bleibt. Letzteres ist um so wichtiger, je schlechter sich die Prognose der verletzten Zähne darstellt. Die Zahnrettungsbox enthält einen Puffer, der in der Lage ist, den pH-Wert über die genannten Zeiträume hinweg konstant physiologisch zu halten, und einen Farbindikator, der das rosa Medium bei einem Absinken des pH-Wertes unter 6 gelb werden lässt (Abb. 4). Dies stellt einen wichtigen Anhaltspunkt für den behandelnden Zahnarzt dar.

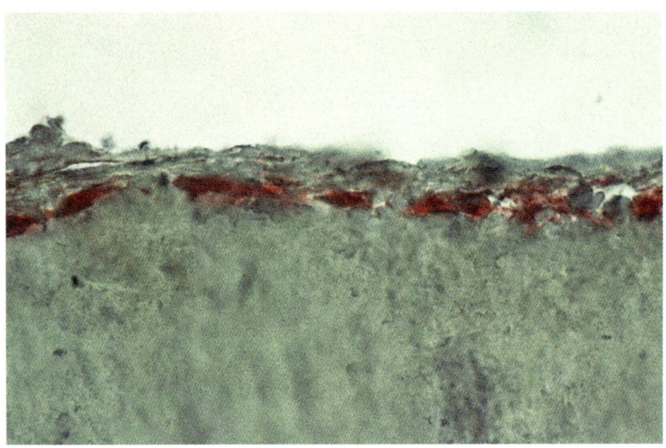

Abb. 1 Immunhistochemische Darstellung von Zementoblasten auf der Wurzeloberfläche

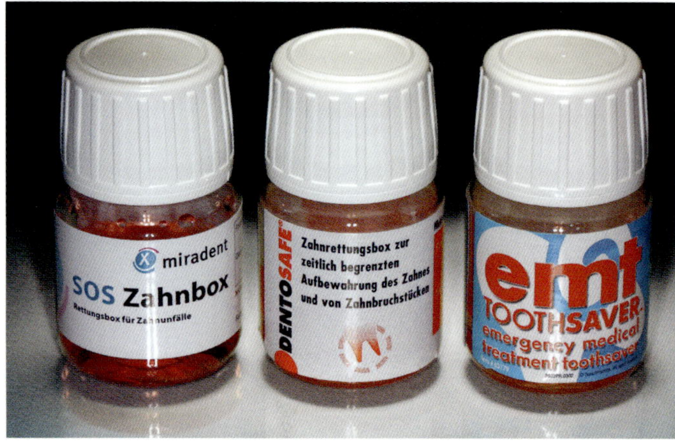

Abb. 2 Die verschiedenen, bezüglich des Inhalts identischen Zahnrettungsboxen. Von links nach rechts: SOS Zahnbox, Dentosafe und EMT ToothSaver

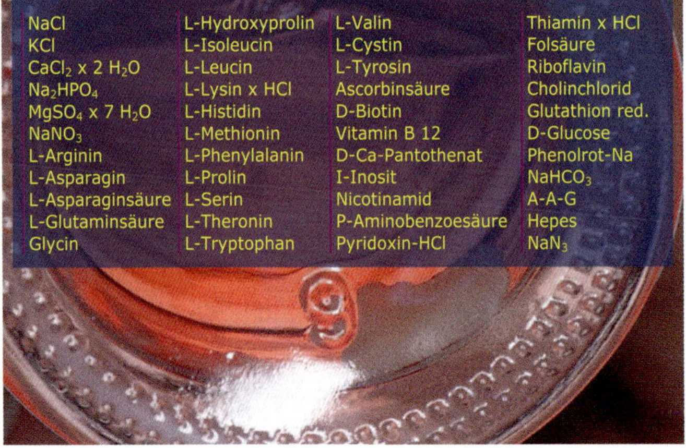

NaCl	L-Hydroxyprolin	L-Valin	Thiamin x HCl
KCl	L-Isoleucin	L-Cystin	Folsäure
$CaCl_2$ x 2 H_2O	L-Leucin	L-Tyrosin	Riboflavin
Na_2HPO_4	L-Lysin x HCl	Ascorbinsäure	Cholinchlorid
$MgSO_4$ x 7 H_2O	L-Histidin	D-Biotin	Glutathion red.
$NaNO_3$	L-Methionin	Vitamin B 12	D-Glucose
L-Arginin	L-Phenylalanin	D-Ca-Pantothenat	Phenolrot-Na
L-Asparagin	L-Prolin	I-Inosit	$NaHCO_3$
L-Asparaginsäure	L-Serin	Nicotinamid	A-A-G
L-Glutaminsäure	L-Theronin	P-Aminobenzoesäure	Hepes
Glycin	L-Tryptophan	Pyridoxin-HCl	NaN_3

Abb. 3 Inhaltsstoffe des Organtransplantationsmediums in der Zahnrettungsbox

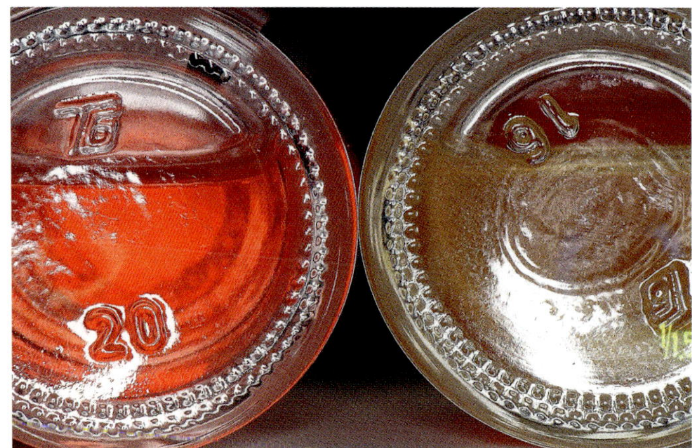

Abb. 4 Bei einem Absinken des pH-Wertes unter 6 verfärbt sich das rosa Medium (links) gelb (rechts)

Die Zahnrettungsbox ist 3 Jahre haltbar und sollte auch aufgrund der regressiven Veränderungen des Zellnährmediums darüber hinaus nicht verwendet werden. Die Box wird mit und ohne Zahn bei Raumtemperatur gelagert. Temperaturen über 40 °C zerstören das hoch komplexe Zellnährmedium, und Kühlschranktemperaturen verschlechtern die Prognose des Zahnes nach der Replantation. Für deutlich kürzere Zeiträume kommt als alternative Lagerungsmöglichkeit kalte und ultrahocherhitzte Milch in Frage. Nur wenn sie kalt und ultrahocherhitzt ist, können die meisten Zellen dort vorhersagbar etwa 2 Stunden überleben. Auch das Einwickeln des Zahnes in Frischhaltefolie kurz nach dem Unfall kann das Überleben der Zellen für etwa 2 Stunden ermöglichen. Medien wie sterile isotone Kochsalzlösung (vorhersagbares Überleben der meisten Zellen etwa 1 Stunde), Speichel oder Wasser führen rasch zum Zelltod. Sie sollten definitiv weder empfohlen noch verwendet werden.

Verhalten der Aufsichtspersonen

Realität ist, dass die wenigsten betroffenen Kinder und Jugendlichen wissen, wie man sich nach einem Zahnunfall richtig zu verhalten hat. Dies gilt aber auch für deren Aufsichtspersonen in Schulen und Freizeiteinrichtungen sowie Sporttrainer. Immer wieder werden Zahnfragmente oder ganze Zähne nicht gesucht oder

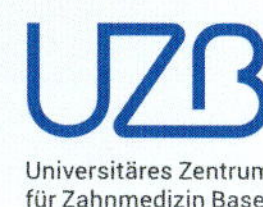

Zahnunfall

Zahnunfälle passieren zu Hause, in der Freizeit oder beim Sport – junge Menschen sind besonders betroffen. Richtig erkannt und behandelt, können auch schwer verletzte Zähne häufig erhalten werden. Deshalb:

1. **Ruhe bewahren – Zahnerhalt ist meistens möglich, wenn Sie richtig handeln!**
2. **Sofort Zahnarztpraxis oder Zahnklinik aufsuchen – bei jedem Zahnunfall!**

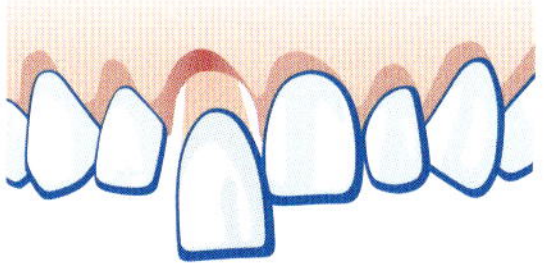

Zahn locker oder verschoben

Den Zahn in seiner Position belassen und umgehend einen Zahnarzt aufsuchen.

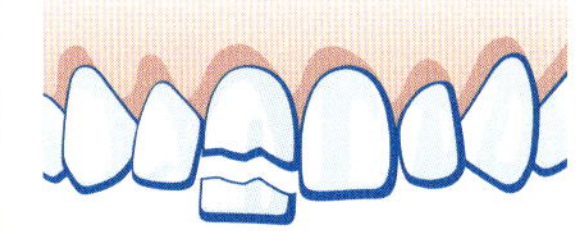

Zahn abgebrochen

Das abgebrochene Zahnstück suchen, in Wasser legen und damit zum Zahnarzt gehen.

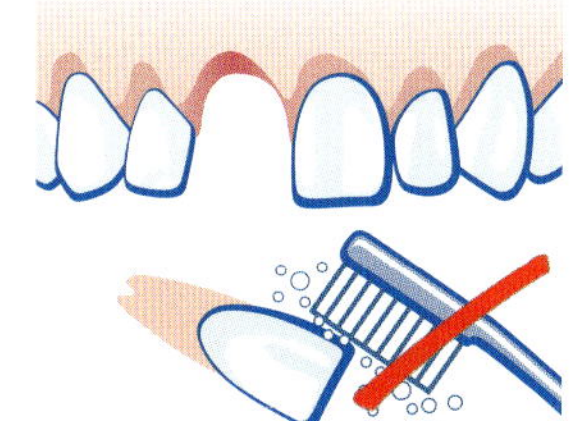

Zahn ausgeschlagen

Den ausgeschlagenen Zahn in eine Zahnrettungsbox legen (erhältlich in Apotheken oder Zahnarztpraxen). Falls nicht verfügbar, Zahn in kalte Milch legen oder in Frischhaltefolie einwickeln. Sofort den Zahnarzt oder eine Zahnklinik aufsuchen!

Niemals den Zahn reinigen oder trocken lagern!

www.uzb.ch
www.zahnunfallzentrum.ch

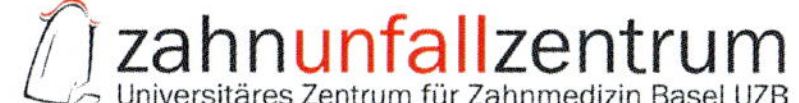

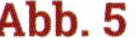

Abb. 5
Zahnunfallposter des Zahnunfallzentrums in Basel für die Unfallverletzungen bleibender Zähne

gar weggeworfen. Der Informationsgrad ist nicht nur bei Kindern und Jugendlichen, sondern auch bei den Verantwortlichen in Schulen, Sportclubs und öffentlichen Schwimmbädern sehr gering. Daher werden vom Zahnunfallzentrum in Basel immer wieder Informationsplakate für Kinder und Jugendliche entworfen, die heute von zahlreichen zahnärztlichen Gesellschaften und Institutionen in verschiedenen Sprachen vertrieben werden. Das aktuelle Poster (Abb. 5) macht insbesondere darauf aufmerksam, nach einem Zahnunfall sämtliche Bruchstücke zu suchen, die Zähne nicht zu reinigen, sie so schnell wie möglich in eine

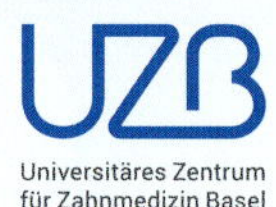

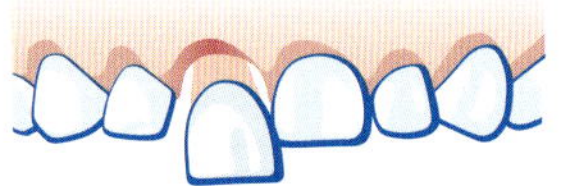

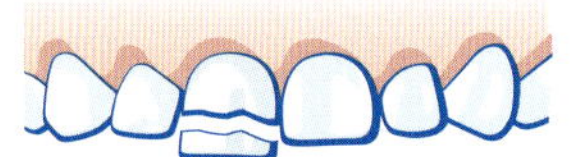

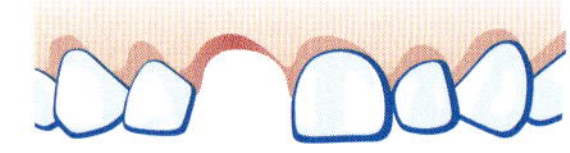

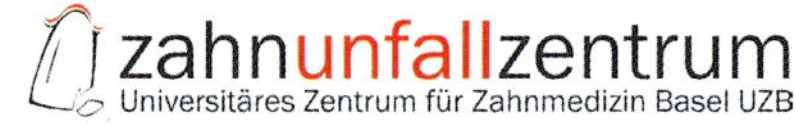

Abb. 6
Zahnunfallposter des Zahnunfallzentrums in Basel für die Unfallverletzungen von Milchzähnen

Zahnrettungsbox, Milch oder Frischhaltefolie zu lagern und immer sofort einen Zahnarzt bzw. eine Zahnklinik aufzusuchen. Dieses Poster sollte heute in allen Kindergärten, Grund- bzw. Primarschulen, Sporthallen, öffentlichen Schwimmbädern und auch in möglichst vielen Zahnarzt- und Kinderarztpraxen hängen. Es kann im Internet unter www.andreas.filippi.ch als PDF heruntergeladen werden. Neben dem Poster für die bleibenden Zähne gibt es noch eines für Milchzahnverletzungen (Abb. 6).

Die Zahnrettungsbox

Die Zahnrettungsbox sollte heute nicht nur aus medizinischer, sondern auch aus juristischer Sicht in jeder Zahnarztpraxis vorhanden sein. Kein Zahnarzt ist verpflichtet, einen avulsierten Zahn in seiner Praxis zu replantieren, aber er muss sicherstellen, dass sich durch die Nichtbehandlung die Prognose für den Zahn nicht verschlechtert. Die wenigsten beherrschen zudem die antiresorptiven und regenerationsfördernden Therapiekonzepte (ART) nach Avulsion oder haben die erforderlichen Medikamente (Tetrazykline, Steroide, Emdogain) vorrätig[4,9-11,13]. Das Einlegen eines avulsierten Zahnes in eine Zahnrettungsbox und das Überweisen an einen Spezialisten oder eine Universitätszahnklinik mit einer Expertise in zahnärztlicher Traumatologie (z. B. Zahnunfallzentrum) sind ebenfalls eine adäquate und zellphysiologische Behandlung. Dies verhindert auch, dass man ggf. dem Vorwurf unterlassener Hilfeleistung ausgesetzt werden kann.

Die Zahnrettungsbox sollte weiterhin in jeder unfallchirurgischen Klinik und in jedem Notarztwagen vorhanden sein. Außerdem sollte sie dort verfügbar sein, wo häufig Zahnunfälle passieren: in Sporthallen, Schulen und öffentlichen Schwimmbädern. In Österreich beispielsweise sind landesweit alle Primarschulen mit der Zahnrettungsbox ausgerüstet. In Deutschland und der Schweiz gibt es einige regional begrenzte Projekte. So sind etwa alle Zahnärzte in den Schweizer Kantonen Basel-Stadt und Basel-Landschaft flächendeckend mit der Zahnrettungsbox ausgestattet worden, wobei die Kosten auf den Jahresbeitrag der Mitgliedschaft in der kantonalen Zahnärztegesellschaft aufgeschlagen wurden. Alle öffentlichen Schwimmbäder in diesen beiden Kantonen besitzen eine Zahnrettungsbox und das Zahnunfallposter.

Das am längsten und besten dokumentierte Projekt ist jedoch das des Arbeitskreises Jugendzahnpflege in Frankfurt/ Main. Es konnte gezeigt werden, dass nach flächendeckender Verteilung in Grundschulen in Hessen im Haltbarkeitszeitraum der Zahnrettungsbox (3 Jahre) erstaunlich viele Boxen zur Rettung eines unfallverletzten Zahnes eingesetzt worden sind[7]. Befindet sich die Rettungsbox in der Schule und somit nahe am Unfallort, dauert es meist nur wenige Minuten, bis ein avulsierter Zahn in der Box gelagert wird[7]. Dies ist ein ganz entscheidender Faktor für die Prognose nach Replantation.

Literatur

1. Andersson L, Bodin I, Sorensen S. Progression of root resorption following replantation of human teeth after extended extraoral storage. Endod Dent Traumatol 1989;5: 38-47.
2. Andreasen JO, Andreasen FM, Andersson L. Textbook and color atlas of traumatic injuries to the teeth. Copenhagen: Munksgaard, 2007.
3. Andreasen JO, Borum M, Jacobsen HL, Andreasen FM. Replantation of 400 avulsed permanent incisors. 4. Factors related to periodontal ligament healing. Endod Dent Traumatol 1995;11:76-89.
4. Cvek M, Cleaton-Jones P, Austin J, Kling M, Lownie J, Fatti P. Effect of topical application of doxycycline on pulp revascularisation and periodontal healing in reimplanted monkey incisors. Endod Dent Traumatol 1990;6:170-176.
5. Filippi A, Arx T von, Buser D. Externe Wurzelresorptionen nach Zahntrauma: Diagnose, Konsequenzen, Therapie. Schweiz Monatsschr Zahnmed 2000;110:712-729.
6. Filippi A, Krastl G. Traumatologie im Milch- und Wechselgebiss. Quintessenz 2007;58:739-752.
7. Filippi C, Kirschner H, Filippi A, Pohl Y. Practicablitiy of a tooth rescue concept – the use of a tooth rescue box. Dent Traumatol 2008;24:422-429.
8. Kirschner H, Pohl Y, Filippi A, Ebeleseder K. Unfallverletzungen der Zähne. München: Elsevier, 2005.
9. Krastl G, Filippi A, Weiger R. German general dentists' knowledge of dental trauma. Dent Traumatol 2009;25:88-91.
10. Pohl Y, Filippi A, Kirschner H. Results after replantation of avulsed permanent teeth. II. Periodontal healing and the role of physiologic storage and antiresorptive-regenerative therapy (ART). Dent Traumatol 2005;21:93-101.
11. Pohl Y, Filippi A, Kirschner H. Is antiresorptive regenerative therapy working in case of replantation of avulsed teeth [letter to the editor]. Dent Traumatol 2005;21:347-352.
12. Pohl Y, Tekin U, Boll M, Filippi A, Kirschner H. Investigations on a cell culture medium for storage and transportation of avulsed teeth. Aust Endod J 1999;25:70-75.
13. Sae-Lim V, Metzger Z, Trope M. Local dexamethasone improves periodontal healing of replanted dogs' teeth. Endod Dent Traumatol 1998;14:232-236.

Primärversorgung nach Zahntrauma: MUSS – SOLL – KANN

3

Gabriel Krastl, Andreas Filippi, Roland Weiger

Einleitung

Die Prognose traumatisierter Zähne hängt sowohl vom Schweregrad der Verletzungen als auch von der durchgeführten Therapie ab. Neben dem Verhalten am Unfallort bestimmen insbesondere die durch den erstbehandelnden Zahnarzt eingeleiteten Sofortmaßnahmen maßgeblich den weiteren Heilungsverlauf[2]. Somit sind bereits im Rahmen der Primärtherapie schnelle und kompetente Entscheidungen bei vielfältigen Verletzungsmustern gefragt. Sie bilden die Basis für die nachfolgenden Behandlungsschritte. Diese müssen einerseits negative Auswirkungen auf das Kieferwachstum vermeiden und andererseits der hohen Lebenserwartung der zumeist jungen Patienten Rechnung tragen[13].

Der vorliegende Beitrag fokussiert ausschließlich auf die erforderlichen Sofortmaßnahmen im Rahmen der Erstvorstellung am Unfalltag. Da Patienten mit einem Zahnunfall gewöhnlich unangemeldet in die Praxis kommen und die freien Valenzen für die Behandlung von Notfällen in der Regel limitiert sind, gilt es zu entscheiden, was zwingend notwendig ist und worauf verzichtet werden kann, ohne die Prognose der verletzten Strukturen zu kompromittieren. Anhand eines Stufenschemas wird aufgezeigt, welche Maßnahmen unbedingt ergriffen werden müssen (MUSS), welche idealerweise erfolgen sollten (SOLL) und welche in der Priorität zwar nicht ganz oben stehen, aber vorgezogen werden können, sofern Zeit, Know-how und Ausstattung vorhanden sind (KANN) (Abb. 1).

Primärdiagnostik nach Trauma (Abb. 2)

Oberste Priorität im Rahmen der Primärdiagnostik hat der Ausschluss eines Schädel-Hirn-Traumas. Ferner sind Alveolarfortsatz-, Unterkiefer- und Mittelgesichtsfrakturen sowie andere möglicherweise schwerwiegendere nicht dentogene Verletzungen auszuschließen. Der Tetanus-Impfschutz muss überprüft werden. Aus forensischen Gründen ist zu dokumentieren, dass eine Abklärung dieser wichtigen allgemeinmedizinischen Aspekte tatsächlich stattgefunden hat. Noch bevor die weitere zahnärztliche Untersuchung erfolgt, muss sichergestellt werden, dass eventuell mitgebrachte avulsierte Zähne sofort in eine Zahnrettungsbox gelegt werden.

Bei einem dentoalveolären Trauma können fünf Gewebe potenziell verletzt sein: Zahnhartsubstanz, Pulpa, Parodont, angrenzender Alveolarknochen und Mundschleimhaut. Zur Gesamtbeurteilung des Verletzungsausmaßes und für eine adäquate Therapie ist eine ausführliche Diagnostik aller beteiligten Gewebe erforderlich[6,8].

Maßnahmen im Rahmen der Primärversorgung nach Traum

MUSS
- Minimalmaßnahmen, die zwingend sofort erforderlich sind und bei deren Unterlassung mit einem negativer Einfluss auf die Prognose zu rechnen ist

SOLL
- Maßnahmen, die idealerweise sofort erfolgen sollten, sofern Know-how und Ausstattung vorhanden sind

KANN
- Weiterführende Maßnahmen, die nicht zwingend im Rahmen der Sofortversorgung erforderlich sind, aber auch unverzüglich durchgeführt werden können, sofern Know-how, Ausstattung und Zeit vorhanden sind

Abb. 1 Stufenschema im Rahmen der Primärversorgung nach Trauma

Primärdiagnostik nach Trauma

MUSS
- Ausschluss eines Schädel-Hirn-Traumas
- Abklärung des Tetanus-Impfschutzes
- Ausschluss von Frakturen im Gesichtsbereich
- Ausschluss von nicht dentogenen Verletzungen
- Genaue Untersuchung (klinisch und radiologisch) aller potenziell verletzten Zähne (Pulpa, Parodont, Zahnhartsubstanzen) sowie möglicher Begleitverletzungen (orale Weichgewebe, Alveolarknochen)
- Dokumentation (Traumachart)

SOLL
- Fotodokumentation

KANN
- DVT bei speziellen Indikationen (strenge Indikation, kleines Volumen)

Abb. 2 Primärdiagnostik nach Trauma

Die klinische Untersuchung umfasst die Feststellung von Zahnlockerungen, Dislokationen, zirkulären Sondierungstiefen und Verletzungen der Weichgewebe sowie die Überprüfung von Sensibilität und Perkussion. Obwohl der Sensibilitätstest unmittelbar nach dem Trauma Hinweise auf den Schweregrad der Pulpaverletzung liefern kann, hat er zunächst keinen Einfluss auf die Wahl der Therapiemaßnahmen am Unfalltag.

An die klinische schließt sich die radiologische Untersuchung der potenziell betroffenen Zähne an. Die zweidimensionale Röntgendiagnostik in Form eines Zahnfilms ist in den meisten Fällen ausreichend. Bei Dislokationen besteht die Gefahr, eine traumatisch erweiterte Alveole als apikale Läsion fehlzuinterpretieren[18]. Eine digitale Volumentomographie (DVT) kann in komplexen Fällen wertvolle Informationen für den späteren Therapieentscheid liefern (z. B. Darstellung der Frakturverläufe bei subgingivalen Zahnfrakturen)[5], hat jedoch meistens keinen Einfluss auf die Primärversorgung am Unfalltag.

Da oftmals mit kombinierten Verletzungen zu rechnen ist, dürfen weniger offensichtliche Läsionen am gleichen Zahn, an Nachbarzähnen oder an antagonistischen Zähnen nicht übersehen werden. Aus der vollständigen Erfassung und der übersichtlichen Dokumentation sämtlicher Befunde leiten sich die Diagnose und alle notwendigen Therapieschritte ab.

Kronenfraktur ohne Pulpabeteiligung

MUSS
- Abdecken der Dentinwunde mit Calciumhydroxidzement
- Falls Zahnfragment vorhanden: Lagerung in Wasser
- Zeitnahe Weiterversorgung in die Wege leiten (idealerweise am Folgetag)

SOLL
- Adhäsiver Dentinwundverband* mit Adhäsiv und fließfähigem Komposit
- Weiterversorgung in die Wege leiten (innerhalb von 2 Wochen)

KANN
- Definitiver Kompositaufbau
- Sofortige Wiederbefestigung eines vorhandenen Fragments, sofern nicht ausgetrocknet

* Kein adhäsiver Wundverband im Rahmen der Primärversorgung bei vorhandenem Fragment, das adhäsiv wiederbefestigt werden soll; stattdessen Calciumhydroxidzement

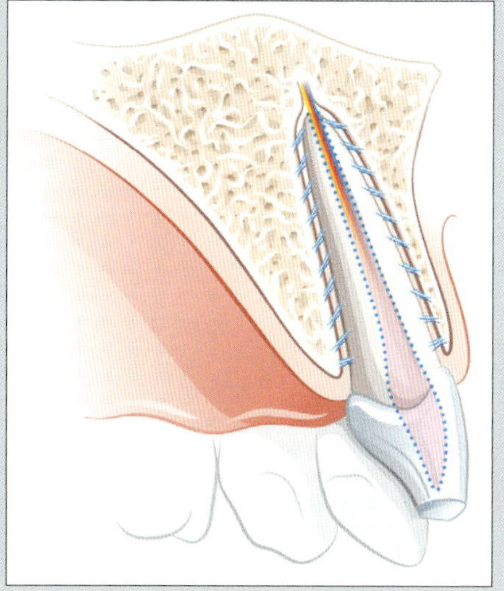

- Schmelz- oder Schmelz-Dentin-Fraktur ohne Freilegung der Pulpa

Abb. 3 Primärversorgung nach Kronenfraktur ohne Pulpabeteiligung

Primärversorgung nach Kronenfraktur ohne Pulpabeteiligung (Abb. 3)

Bei Kronenfrakturen ohne Pulpaexposition sind im Rahmen der Primärversorgung Maßnahmen zu ergreifen, die eine Infektion der Pulpa über offene Dentintubuli verhindern. Ein Abdecken der Dentinwunde mit einem Calciumhydroxidzement mag für kurze Zeiträume (wenige Tage) ausreichend sein. Bessere Voraussetzungen bietet hingegen ein adhäsiver Wundverband. Vorhandene Zahnfragmente können adhäsiv wiederbefestigt werden, sofern sie nicht ausgetrocknet sind. Bei ausgetrockneten Fragmenten wird das Wiederbefestigen auf den nächsten Tag verlegt und das Fragment bis dahin in Wasser gelagert. Die zwischenzeitliche Rehydrierung des Fragments verbessert sowohl die Farbanpassung als auch den Haftverbund zum Zahn[14]. Wenn die Fragmentwiederbefestigung am nächsten Tag erfolgen soll, ist im Rahmen der Erstversorgung von einem adhäsiven Wundverband der Dentinwunde abzusehen, da sich dieser nur schwer vollständig entfernen lässt und somit die Passgenauigkeit des Fragments reduziert ist. Stattdessen sollte die Dentinwunde mit einem einfacher zu entfernenden Calciumhydroxidzement versiegelt werden.

Primärversorgung nach Kronenfraktur mit Pulpabeteiligung (Abb. 4)

Bei Kronenfrakturen mit Pulpaexposition stehen – weitgehend unabhängig vom Patientenalter – vitalerhaltende Maßnahmen im Vordergrund[12]. Insbesondere die partielle Pulpotomie bietet eine hohe Erfolgssicherheit und kann im Gegensatz zur direkten Überkappung auch bei breitflächiger Exposition und nach längeren Expositionszeiten erfolgreich eingesetzt werden (vgl. den Beitrag Galler et al. „Vitalerhaltung der Pulpa nach Trauma" ab Seite 27 in diesem Buch). Die partielle Pulpotomie kann, muss aber nicht zwingend im Rahmen der Erstversorgung erfolgen. Es ist auch möglich, sie als Zweitmaßnahme innerhalb der ersten Tage nach initialer Abdeckung der Pulpa mit geeigneten Materialien durchzuführen[17].

Primärversorgung nach Kronen-Wurzel-Fraktur (Abb. 5)

Der langfristige Erhalt von Zähnen mit Kronen-Wurzel-Fraktur ist durch den oftmals tief subgingivalen Frakturverlauf stark eingeschränkt und erfordert

Kronenfraktur mit Pulpabeteiligung

MUSS
- Abdecken der Pulpa-Dentin-Wunde mit Calciumhydroxidzement
- Falls Zahnfragment vorhanden: Lagerung in Wasser
- Zeitnahe Weiterversorgung in die Wege leiten (idealerweise am Folgetag)

SOLL
- Abdecken der Pulpa mit Calciumhydroxidzement (z. B. Dycal), anschließend adhäsiver Dentinwundverband* mit Adhäsiv und fließfähigem Komposit
- Zeitnahe Weiterversorgung (> partielle Pulpotomie) in die Wege leiten (innerhalb weniger Tage)

KANN
- Sofortige partielle Pulpotomie und adhäsive Restauration (Kompositaufbau oder Fragmentwiederbefestigung)

* Kein adhäsiver Wundverband im Rahmen der Primärversorgung bei vorhandenem Fragment, das adhäsiv wiederbefestigt werden soll; stattdessen Calciumhydroxidzement

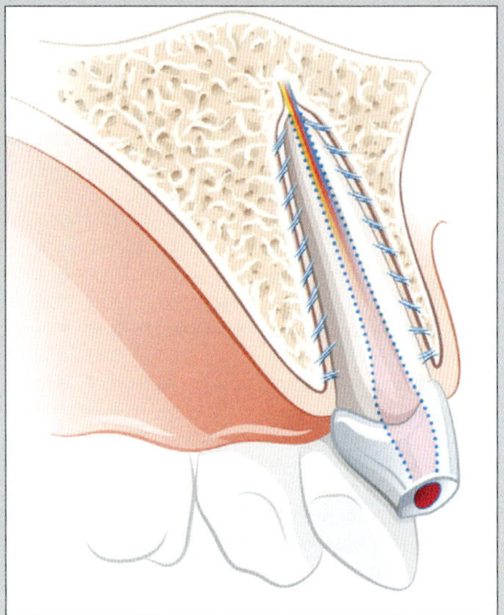

- Schmelz- oder Schmelz-Dentin-Fraktur mit Freilegung der Pulpa

Abb. 4 Primärversorgung nach Kronenfraktur mit Pulpabeteiligung

Kronen-Wurzel-Fraktur

MUSS
- Adhäsives Befestigen des gelockerten Fragments (eventuell Nachbarzähne einbeziehen) ohne vorherige Beurteilung des Frakturverlaufs, um Schmerzfreiheit zu erzielen
- Zeitnahe Weiterversorgung in die Wege leiten (idealerweise am Folgetag)

SOLL
- Entfernung des gelockerten Fragments, Beurteilung des Frakturverlaufs
- Abdecken der Pulpa mit Calciumhydroxidzement, anschließend Dentinwundverband* mit Adhäsiv und fließfähigem Komposit
- Weiterversorgung in die Wege leiten (innerhalb weniger Tage)

KANN
- Sofortige partielle Pulpotomie bei offener Pulpa und adhäsive Restauration (Kompositaufbau oder Fragmentwiederbefestigung), sofern Defekt ohne zusätzliche Maßnahmen (chirurgische Kronenverlängerung, kieferorthopädische Extrusion, intraalveoläre Transplantation) restaurierbar erscheint

* Kein adhäsiver Wundverband im Rahmen der Primärversorgung bei vorhandenem Fragment, das adhäsiv wiederbefestigt werden soll; stattdessen Calciumhydroxidzement

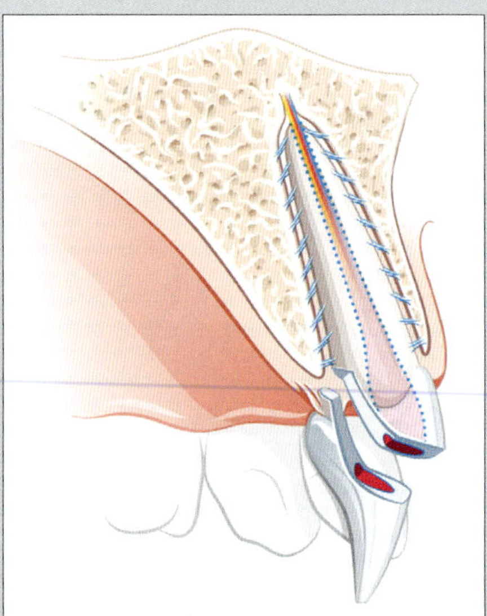

- Bis in die Wurzel extendierte Kronenfraktur. Mobiles Kronenfragment ist oftmals noch an der Gingiva befestigt. Eine Freilegung der Pulpa ist häufig, aber nicht zwingend

Abb. 5 Primärversorgung nach Kronen-Wurzel-Fraktur

Wurzelfraktur

MUSS
- Korrekte Reposition des koronalen Fragments (falls erforderlich) und Schienung
- Zeitnahe Weiterversorgung in die Wege leiten

SOLL
- –

KANN
- –

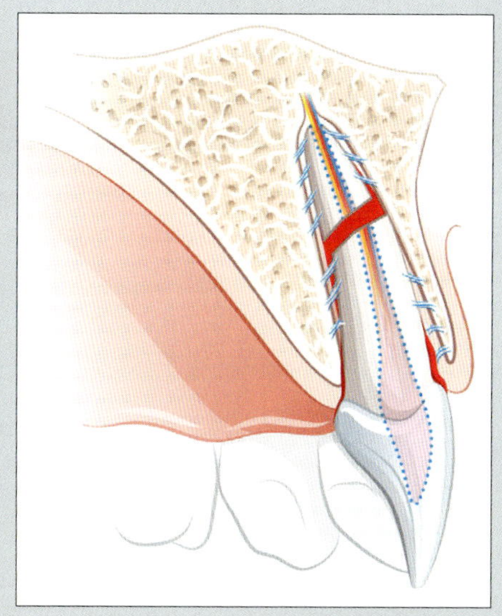

- Horizontale bzw. schräge Fraktur der Zahnwurzel
- Oftmals erhöhte Mobilität des koronalen Fragments, ggf. mit Dislokation. In Abhängigkeit von der Lokalisation des Frakturspalts ist eine Kommunikation zur Mundhöhle über den Sulkus möglich

Abb. 6 Primärversorgung nach Wurzelfraktur

meistens aufwendige Maßnahmen (vgl. den Beitrag Krug/Krastl „Therapieoptionen nach Kronen-Wurzel-Fraktur" ab Seite 45 in diesem Buch)[10]. Unabhängig davon orientiert sich die Primärversorgung dieser Zähne weitgehend am Vorgehen nach Kronenfraktur. Allerdings erfordert die Beurteilung des Frakturverlaufs die Entfernung des mobilen, aber häufig noch an der Gingiva befestigten koronalen Fragments. Dies provoziert in der Regel eine Blutung und erschwert somit die Primärversorgung. Als einfache und zeitsparende Alternative bietet sich das adhäsive Befestigen des gelockerten Fragments in der meist zugänglichen labialen Region an. Dieses Vorgehen lässt zwar die letzte Konsequenz in Bezug auf einen bakteriendichten Verschluss vermissen, sorgt aber in der Mehrzahl der Fälle für Beschwerdefreiheit. Da die Haltbarkeit dieser Restauration stark eingeschränkt ist, sollte eine zeitnahe Weiterversorgung – idealerweise am Folgetag – in die Wege geleitet werden.

Primärversorgung nach Wurzelfraktur (Abb. 6)

Die Primärversorgung von Zähnen mit intraalveolärer Wurzelfraktur ist einfach und beschränkt sich auf eine korrekte Reposition des koronalen Fragments mit anschließender Schienung[3,4]. Es sollte zügig eine Weiterversorgung erfolgen, die insbesondere dann wichtig ist, wenn im Rahmen der Primärdiagnostik kein sicherer Ausschluss einer Kommunikation zwischen Frakturspalt und Mundhöhle über den Sulkus gelingt.

Konkussion

MUSS
- –

SOLL
- –

KANN
- Flexible Schienung
- Weiterversorgung in die Wege leiten (innerhalb von 1 Woche)

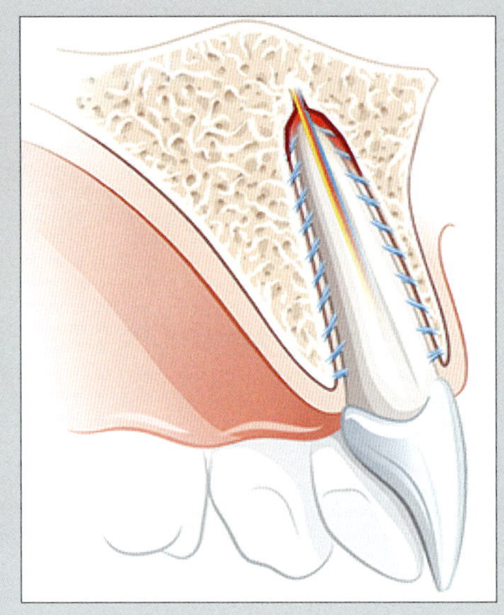

- Zahn berührungsempfindlich
- Keine erhöhte Mobilität
- Keine Dislokation
- Ödeme und Blutungen im Parodont und am Apex

Abb. 7 Primärversorgung nach Konkussion

Primärversorgung nach Konkussion (Abb. 7)

Zähne mit Konkussion müssen im Rahmen der Primärtherapie nicht behandelt werden, da kein Einfluss auf die ohnehin sehr gute Prognose zu erwarten ist. Dennoch bietet eine flexible Schienung für den Patienten Vorteile, weil sie die Berührungsempfindlichkeit der betroffenen Zähne reduziert und damit den Kaukomfort erhöht.

Primärversorgung nach Lockerung (Abb. 8)

Da eine traumatische Zahnlockerung immer mit einer gewissen Erweiterung der Alveole einhergeht, ist zur Reduktion der Mobilität eine Schienung sinnvoll.

Primärversorgung nach lateraler Dislokation (Abb. 9)

Zähne mit lateraler Dislokation müssen zeitnah reponiert und geschient werden. Viele dislozierte Zähne sind mit der Wurzelspitze im Alveolarknochen verkeilt, so dass es zunächst erforderlich ist, sie vorsichtig zu lockern. Die häufig als Begleiterscheinung der Zahndislokation auftretende Fraktur der labialen Knochenwand wird durch die Reposition und Zahnschienung mit therapiert. Verstreicht zu viel Zeit bis zur Erstversorgung, steht ein verfestigtes Blutkoagulum einer korrekten und schonenden Reposition möglicherweise im Wege.

Das vermutete Ausmaß der Pulpaverletzung am Apex entscheidet über deren Schicksal. Beträgt die traumatische Auslenkung des Zahnes aus seiner ursprünglichen Position mehr als 1 mm, kann bei abgeschlossenem Wurzelwachstum von einem Abriss der Pulpa am Apex (= Pulpanekrose) ausgegangen werden. Eine Regeneration der Pulpa ist bei geringem Durchmesser des Foramen apicale unwahrscheinlich und die Infektion des endodontischen Sys-

Lockerung

MUSS
- –

SOLL
- Flexible Schienung
- Weiterversorgung in die Wege leiten (innerhalb von 1 Woche)

KANN
- –

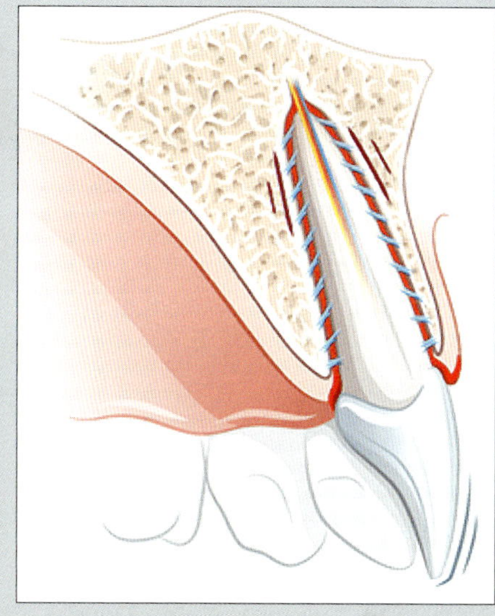

- Erhöhte Mobilität
- Parodontalfasern teils zerrissen
- Blutung aus dem Parodontalspalt
- Irritation der Pulpa am Apex

Abb. 8 Primärversorgung nach Lockerung

Laterale Dislokation

MUSS
- Korrekte Reposition und Schienung
- Zeitnahe Weiterversorgung in die Wege leiten (innerhalb weniger Tage)

SOLL
- –

KANN
- Bei Pulpaabriss nach Abschluss des Wurzelwachstums: Trepanation, Pulpaexstirpation und Einlage

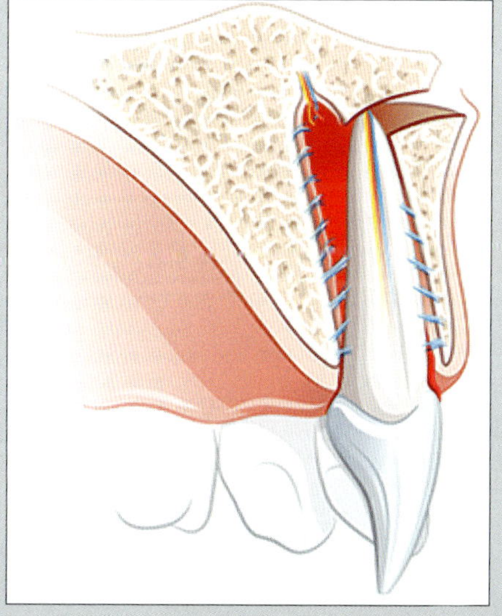

- Zahnkrone im Oberkiefer meist nach palatinal verlagert
- Eventuell Fraktur der bukkalen Knochenwand
- Oftmals „Verkeilung“ in dieser Position oder deutlich erhöhte Mobilität bei erweiterter Alveole
- Apikales Desmodont palatinal zerrissen und vestibulär komprimiert
- Pulpaabriss ab ca. 1 mm Dislokation

Abb. 9 Primärversorgung nach lateraler Dislokation

Extrusion

MUSS
- Korrekte Reposition und Schienung
- Zeitnahe Weiterversorgung in die Wege leiten (innerhalb weniger Tage)

SOLL
- –

KANN
- Bei Pulpaabriss nach Abschluss des Wurzelwachstums: Trepanation, Pulpaexstirpation und Einlage

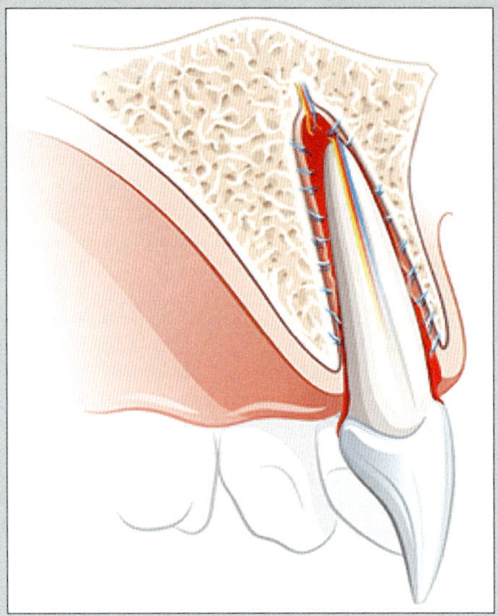

- Zahn elongiert und mobil
- Parodontalfasern weitgehend zerrissen
- Blutung aus Parodontalspalt
- Pulpa gedehnt/abgerissen

Abb. 10 Primärversorgung nach Extrusion

tems (über Dentintubuli) auch bei intakter Zahnkrone zu erwarten. Folglich empfiehlt es sich, die Entscheidung über die Notwendigkeit einer Wurzelkanalbehandlung am Unfalltag zu fällen, selbst wenn diese nicht zwingend sofort eingeleitet werden muss.

Primärversorgung nach Extrusion (Abb. 10)

Die Primärbehandlung unfallbedingt extrudierter Zähne entspricht im Wesentlichen der von Zähnen mit lateraler Dislokation. Die Reposition ist meistens deutlich einfacher, sofern sie rechtzeitig erfolgt und kein bereits festes Blutkoagulum die Reposition erschwert.

Primärversorgung nach Intrusion (Abb. 11)

Die intrusive Dislokation erfordert eine konsequente Primärversorgung. Aufgrund der ausgedehnten Zementschädigung und des daraus resultierenden hohen Resorptionsrisikos ist bei wurzelreifen Zähnen eine möglichst baldige Wurzelkanalbehandlung entscheidend für die Prognose. Um dies zu ermöglichen, empfiehlt es sich, der sofortigen chirurgischen statt der kieferorthopädischen Reposition des intrudierten Zahnes den Vorzug zu geben. Als frühzeitige intrakanaläre Einlage sind kortikoidhaltige Präparate geeignet. Das Warten auf eine Spontaneruption sollte – ein engmaschiges Recall vorausgesetzt – auf geringfügig intrudierte Zähne mit offenem Apex oder auf intrudierte Milchzähne beschränkt bleiben.

Intrusion

MUSS
- Nur dann keine sofortige Therapie, wenn man sich das selbst nicht zutraut!
- Sicherstellen, dass Weiterversorgung innerhalb der nächsten paar Stunden (durch erfahrenen Behandler) erfolgt

SOLL
- Sofortige chirurgische Reposition und Schienung (außer bei geringfügigen Intrusionen und offenem Apex)
- Meist auch Repositionen des Knochens und Weichgewebsversorgung erforderlich
- Orale Antibiotikagabe über 7 Tage (Doxycyclin)
- Weiterversorgung in die Wege leiten (Trepanation innerhalb weniger Tage bei wurzelreifem Zahn)

KANN
- Bei erheblichen Intrusionen antiresorptive Therapie durch Extraktion und Zwischenlagerung in Zahnrettungsbox (mit antiresorptivem Zusatz*) für 30 Minuten, Replantation mit Emdogain
- Bei Pulpaabriss nach Abschluss des Wurzelwachstums: sofortige Trepanation, Pulpaexstirpation und kortikoidhaltige Einlage (Odontopaste oder Ledermix)

* 1 mg Tetracyclin + 1 mg Dexamethason

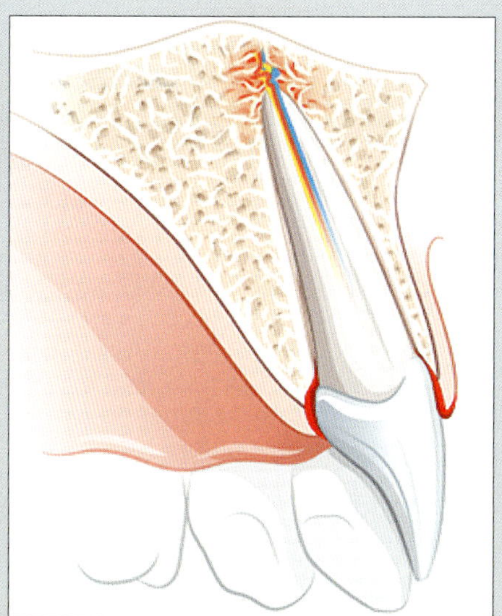

- Zahn erscheint verkürzt
- Verkeilung im Alveolarknochen bei metallischem Perkussionsschall
- Großflächige Quetschungen des Parodonts
- Radiologisch fehlender Parodontalspalt

Abb. 11 Primärversorgung nach Intrusion

Primärversorgung nach Avulsion (günstige extraorale Lagerung) (Abb. 12)

Grundsätzlich gilt, dass ein avulsierter Zahn – sofern nicht bereits erfolgt – umgehend nach Eintreffen des Patienten in der Praxis in eine Zahnrettungsbox gelegt werden soll, da in der Regel bis zur Replantation noch einige Zeit verstreicht (Diagnostik, Aufklärung, Vorbereitung des Patienten). Eine 30-minütige Lagerung im Zellkulturmedium der Zahnrettungsbox vor der Replantation bietet zudem gute Möglichkeiten für eine Regeneration der geschädigten Zellen. Antiresorptive Zusätze für die Zahnrettungsbox (1 mg Tetracyclin + 1 mg Dexamethason) sollen diesen Effekt verstärken und außerdem die Revaskularisation von Zähnen mit offenem Apex fördern. Die topische Applikation von Emdogain (ohne vorherige PrefGel-Konditionierung!) unmittelbar vor der Replantation kann als zusätzliche Maßnahme zur Förderung der parodontalen Heilung erfolgen, wobei jedoch angemerkt werden muss, dass die Evidenzlage in Bezug auf den tatsächlichen klinischen Vorteil nicht eindeutig ist.

Der Replantation sollte eine sorgfältige Spülung der Wurzeloberfläche mit physiologischer Kochsalzlösung vorausgehen. Das Absaugen eines bereits verfestigten Blutkoagulums, das Spülen mit physiologischer Kochsalzlösung und die Inspektion der Alveole schließen sich an. Hindernisse, die einer schonenden Replantation entgegenstehen, müssen erkannt werden. So kann eine Fraktur der (labialen) Alveolenwand eine vorsichtige Reposition unter Zuhilfenahme eines stumpfen Instruments erforderlich machen. Die Replantation erfolgt langsam und mit wenig Druck, um eine zusätzliche Schädigung des Wurzelzements zu vermeiden. Danach wird der Zahn geschient. Aktuelle antiresorptive regenerationsfördernde Therapiekonzepte sehen eine möglichst zeitnahe Trepanation und die Anwendung einer kortikoidhaltigen intrakanalären Einlage vor. Dies kann bereits am Unfalltag unmittelbar nach Replantation und Schienung erfolgen.

Avulsion (günstige extraorale Lagerung)

MUSS
- Lagerung des Zahnes in Zahnrettungsbox
- Sicherstellen, dass Weiterversorgung innerhalb der nächsten Stunden (durch erfahrenen Behandler) erfolgt

SOLL
- Zwischenlagerung in Zahnrettungsbox (mit antiresorptivem Zusatz*) für 30 Minuten
- Korrekte Replantation und Schienung, zusätzlich orale Antibiotikagabe über 7 Tage (Doxycyclin)
- Weiterversorgung in die Wege leiten (Trepanation innerhalb weniger Tage bei wurzelreifem Zahn)

KANN
- Zwischenlagerung in Zahnrettungsbox (mit antiresorptivem Zusatz*) für 30 Minuten
- Korrekte Replantation mit Emdogain und Schienung, zusätzlich orale Antibiotikagabe über 7 Tage (Doxycyclin)
- Bei abgeschlossenem Wurzelwachstum: sofortige Trepanation, Pulpaexstirpation und kortikoidhaltige Einlage (Odontopaste oder Ledermix)

* 1 mg Tetracyclin + 1 mg Dexamethason

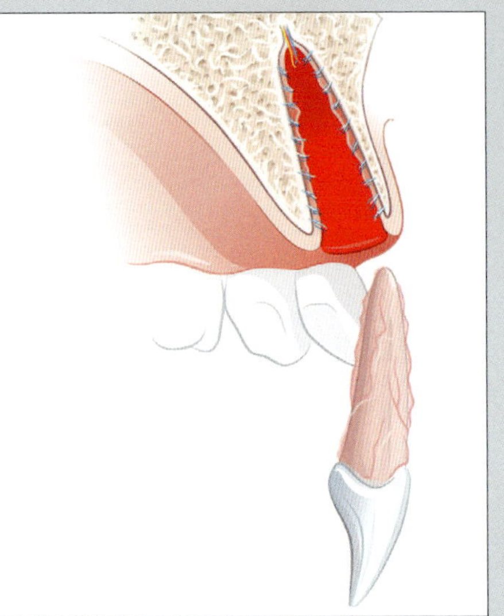

Beispiele für günstige Lagerung, bei der eine parodontale Heilung noch möglich erscheint:
- Sofortreplantation am Unfallort
- Zahnrettungsbox, Frischhaltefolie
- Kalte H-Milch
- (Physiologische NaCl-Lösung, Speichel)

Abb. 12 Primärversorgung nach Avulsion (günstige extraorale Lagerung)

Primärversorgung nach Avulsion (ungünstige extraorale Lagerung) (Abb. 13)

Ist die Rettungskette so ungünstig, dass mit Sicherheit keine parodontale Heilung mehr zu erwarten ist und stattdessen eine Ankylose in Kauf genommen werden muss, sollte der Zahn vor der Replantation vom nekrotischen Desmodont befreit (mechanische Entfernung mit Kürette) und in einer Fluoridlösung gelagert werden. Dies soll die resorptiven Vorgänge verlangsamen. Da nach ungünstiger Lagerung eine parodontale Heilung ausgeschlossen ist, kann auch die Verwendung von Emdogain diesbezüglich keinen positiven Effekt mehr bewirken. Allerdings gibt es Hinweise, dass die Applikation von Emdogain die als zusätzliche Komplikation möglicherweise auftretenden invasiven zervikalen Resorptionen an ankylosierten Zähnen zu verhindern vermag.

Die erforderliche Wurzelkanalbehandlung inklusive Wurzelkanalfüllung kann extraoral erfolgen, da durch die extraorale Manipulation – anders als bei noch vitalem Parodont – kein weiterer Schaden zu befürchten ist. Die Replantation wurzelunreifer Zähne mit ungünstiger Lagerung führt im Zuge der Ankylosierung auch zu einem Stopp des lokalen Kieferwachstums. Trotzdem werden zunächst die Replantation sowie der Zahnerhalt aus ästhetischen, funktionellen und psychologischen Gründen empfohlen, bis eine interdisziplinär abgestimmte Versorgungsstrategie für die nächsten Jahre vorliegt[1,16].

Primärversorgung nach Milchzahntrauma

Nach einem Milchzahntrauma gelten aus biologischer Sicht bis auf Avulsionsfälle (hier ist eine Replantation nicht indiziert) die gleichen Prinzipien für die Erstversorgung. Allerdings steht die individuelle Behandlungs- und Belastungsfähigkeit des betroffenen Kindes oftmals einer konsequenten Primärtherapie

Avulsion (ungünstige extraorale Lagerung)

MUSS
- –

SOLL
- Zwischenlagerung in Fluoridlösung für 20 Minuten
- Korrekte Replantation und Schienung

KANN
- Extraorale Wurzelkanalfüllung
- Zwischenlagerung in Fluoridlösung für 20 Minuten
- Korrekte Replantation und Schienung

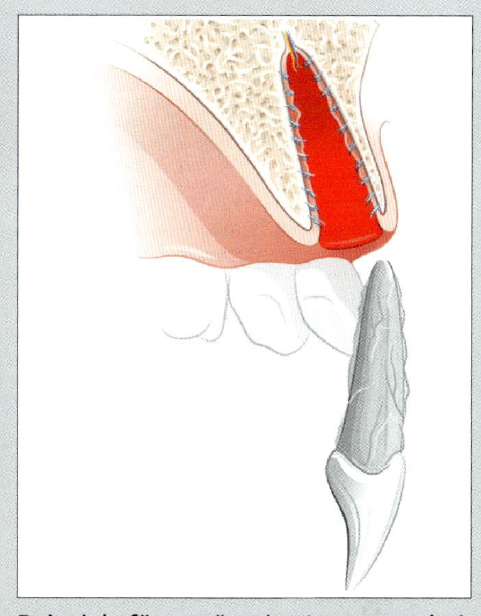

Beispiele für ungünstige Lagerung, bei der eine parodontale Heilung ausgeschlossen erscheint:
- Trockene Lagerung über 1 Stunde
- Lagerung für mehrere Stunden in suboptimalen Lagerungsmedien wie Leitungswasser

Abb. 13 Primärversorgung nach Avulsion (ungünstige extraorale Lagerung)

entgegen. Vor diesem Hintergrund und zur Verhinderung einer (weiteren) Schädigung des bleibenden Keims werden tief frakturierte, stark gelockerte oder dislozierte Zähne meistens entfernt[7].

Bei intrudierten Milchzähnen ist das Abwarten auf eine Reeruption gerechtfertigt, sofern es durch den Unfall zu einer Labialverlagerung in Relation zum bleibenden Zahnkeim kam und dieser damit voraussichtlich nicht in Mitleidenschaft gezogen wurde. Sollte der Keim jedoch von der Intrusion betroffen sein, ist die Extraktion als Maßnahme zur Schadensbegrenzung angezeigt[11,15].

Minimalausstattung für die Primärversorgung nach Zahntrauma (Abb. 14)

Zur Primärversorgung nach einem Zahnunfall sollte in jeder Praxis eine Minimalausstattung vorhanden sein. Diese beschränkt sich auf wenige Materialien, die größtenteils ohnehin zur Grundausstattung gehören. Entscheidend ist vor allem, dass eine Zahnrettungsbox zur Verfügung steht, um im Notfall schnell darauf zurückgreifen zu können.

Systemische Gabe von Doxycyclin

Bei schweren Dislokationsverletzungen bleibender Zähne (insbesondere Intrusion und Avulsion) wird ab dem 8. Lebensjahr aufgrund der antiresorptiven Eigenschaften die systemische Gabe von Doxycyclin empfohlen, obwohl die Datenlage in Bezug auf den tatsächlichen klinischen Vorteil nicht eindeutig ist[9]. Der Einsatz beginnt am Tag der Replantation und wird über 7 Tage beibehalten. Die Dosierung beträgt für Erwachsene und Jugendliche über 50 kg Körpergewicht 100 mg pro Tag und für Kinder ab 8 Jahre, die weniger als 50 kg wiegen, 2 mg/kg Körpergewicht, wobei jeweils am ersten Tag die doppelte Dosis einzunehmen ist. Tetracyclinverfärbungen sind ab dem

Minimalausstattung für Primärversorgung nach Zahntrauma

MUSS
- Zahnrettungsbox
- Nahtmaterial
- Calciumhydroxidzement
- Universaladhäsiv und fließfähiges Komposit
- Schiene (z. B. Titan-Trauma-Schiene TTS)

SOLL
- Kortikoidhaltige Wurzelkanaleinlage (z. B. Odontopaste oder Ledermix)

KANN
- Antiresorptive Zusatzmedikamente für die Zahnrettungsbox (1 mg Tetracyclin + 1 mg Dexamethason)
- Emdogain

Abb. 14 Minimalausstattung für die Primärversorgung nach Zahntrauma

8. Lebensjahr sehr unwahrscheinlich, da bei den Zahnkronen – bis auf diejenigen dritter und eventuell zweiter Molaren – bereits eine vollständige Mineralisierung stattgefunden hat. Darüber hinaus sind sichtbare Verfärbungen auch aufgrund der kurzen Gabedauer nicht zu erwarten.

Weiterversorgung

Trotz optimaler Primärversorgung kann der weitere Therapieerfolg durch eine suboptimale oder zu spät eingeleitete Weiterbehandlung kompromittiert werden. Dies betrifft vor allem das zügige Einleiten der Wurzelkanalbehandlung bei schweren Dislokationsverletzungen mit einem hohen Risiko für infektionsbedingte externe Resorptionen. Um den richtigen endodontischen Therapieentscheid fällen zu können, ist der Nachbehandler auf die im Rahmen der Primärdiagnostik erfassten Befunde (insbesondere Ausmaß der Dislokation) angewiesen. Daher muss der Erstbehandler so gut wie möglich sicherstellen, dass eine adäquate Weiterversorgung erfolgt und die wichtigen, therapierelevanten Informationen an den Patienten bzw. Nachbehandler weitergegeben werden.

Literatur

1. Andersson L, Andreasen JO, Day P et al. International Association of Dental Traumatology guidelines for the management of traumatic dental injuries: 2. Avulsion of permanent teeth. Dent Traumatol 2012;28: 88-96.
2. Andreasen JO, Andreasen FM, Andersson L. Textbook and color atlas of traumatic injuries to the teeth. Oxford: Wiley-Blackwell, 2007.
3. Cvek M, Tsilingaridis G, Andreasen JO. Survival of 534 incisors after intra-alveolar root fracture in patients aged 7-17 years. Dent Traumatol 2008; 24:379-387.
4. Diangelis, AJ, Andreasen JO, Ebeleseder KA et al. International Association of Dental Traumatology guidelines for the management of traumatic dental injuries: 1. Fractures and luxations of permanent teeth. Dent Traumatol 2012;28:2-12.
5. Dula K, Bornstein MM, Buser D et al. SADMFR guidelines for the use of cone-beam computed tomography/digital volume tomography. Swiss Dent J 2014; 124:1169-1183.
6. Ebeleseder K, Glockner K. Diagnostik des dentalen Traumas – Erstuntersuchung und Verletzungsarten. Endodontie 1999;2:101-111.
7. Filippi A, Krastl G. Traumatologie im Milch- und Wechselgebiss. Quintessenz 2007;58:739-752.
8. Filippi A, Tschan J, Pohl Y, Berthold H, Ebeleseder K. A retrospective classification of tooth injuries using a new scoring system. Clin Oral Investig 2000;4:173-175.
9. Hinckfuss SE, Messer LB. An evidence-based assessment of the clinical guidelines for replanted avulsed teeth. Part II: prescription of systemic antibiotics. Dent Traumatol 2009;25:158-164.
10. Krastl G, Weiger R. Kronen-Wurzel-Frakturen. Quintessenz 2009;60:573-582.
11. Krastl G, Weiger R. Milchzahntrauma. Quintessenz 2009;60:531-539.
12. Krastl G, Weiger R. Vital pulp therapy after trauma. Endodontic Practice Today 2014;8:293-300.
13. Krastl G, Filippi A, Weiger R. Therapie von Zahnunfällen bei Kindern und Jugendlichen: eine Übersicht. Wissen kompakt 2008;2:31-43.
14. Krastl G, Filippi A, Zitzmann NU, Walter C, Weiger R. Current aspects of restoring traumatically fractured teeth. Eur J Esthet Dent 2011;6:124-141.
15. Malmgren B, Andreasen JO, Flores MT et al. International Association of Dental Traumatology guidelines for the management of traumatic dental injuries: 3. Injuries in the primary dentition. Dent Traumatol 2012; 28:174-182.
16. Trope M. Avulsion of permanent teeth: theory to practice. Dent Traumatol 2011;27:281-294.
17. Wang G, Wang C, Qin M. Pulp prognosis following conservative pulp treatment in teeth with complicated crown fractures – A retrospective study. Dent Traumatol 2017;33:255-260.
18. Weiger R, Krastl G. Spätfolgen nach Zahntrauma. Quintessenz 2009;60:621-629.

Vitalerhaltung der Pulpa nach Trauma

Kerstin Galler, Till Dammaschke, Gabriel Krastl

Pulpadiagnostik nach Zahntrauma

Der sorgfältigen Diagnostik nach Zahntrauma kommt besondere Bedeutung zu, da die lückenlose Dokumentation, die korrekte Diagnosestellung, die adäquate Erstversorgung und Weiterbehandlung sowie die weitgehende Vermeidung von Komplikationen und Spätfolgen wesentlich von ihr abhängig sind. Obwohl sich Verletzungen nach Zahntrauma häufig als komplex präsentieren, können sie meist auf mehrere Einzelkomponenten heruntergebrochen werden. Hinsichtlich der Pulpadiagnostik stellt die Sensibilitätsprüfung ein wichtiges, jedoch nicht unproblematisches Element jeder Untersuchung dar. Mittels thermischer oder elektrischer Tests wird die Nervleitung überprüft, nicht aber der eigentlich diagnostisch relevante Faktor der Durchblutung. Sensibilitätstests erreichen hinsichtlich des Pulpastatus eine Sensitivität von etwa 90 %[24]. Insbesondere bei kleineren Kindern mag die Aussagefähigkeit eingeschränkt sein. Bei Zähnen mit nicht abgeschlossenem Wurzelwachstum ist die Reizschwelle erhöht[9], was zu Fehleinschätzungen verleiten kann. Des Weiteren erfolgt nach Verletzung des Gefäß-Nerven-Bündels, z. B. bei Kompression oder Dehnung nach Dislokationsverletzungen, häufig keine Reaktion auf die Sensibilitätstestung, obwohl das Gewebe nach wie vor vital ist und durchblutet wird[6]. Somit ist diese ausbleibende Reaktion nach Trauma nicht gleichbedeutend mit einer Pulpanekrose, jedoch ein Hinweis auf eine Gewebsschädigung mit prognostischer Konsequenz. Während der Heilung verläuft die neuronale Regeneration deutlich langsamer als die vaskuläre[36], wodurch eine korrekte Einschätzung des Pulpastatus weiter erschwert wird. Klinisch problemlos einsetzbare Verfahren zur Blutflussmessung in der Pulpa sind derzeit aber (noch) nicht verfügbar.

Versorgung von Schmelz- und Dentinverletzungen

Bei Frakturen der klinischen Krone mit Exposition von Dentin sollte die Dentinwunde grundsätzlich versorgt werden. Gerade bei Kindern und Jugendlichen besteht diese in Pulpanähe zu einem größeren Anteil aus freigelegten Dentintubuli, was zu einer hohen Permeabilität von frakturiertem Dentin führt[41]. Ein erhöhter Austritt von Dentinliquor als Abwehrmechanismus kann vorübergehend ein Eindringen von Mikroorganismen verhindern[47], jedoch können über die Zeit Bakterien sowie deren Stoffwechselprodukte Richtung Pulpa diffundieren und dort entzündliche Veränderungen verursachen[40]. Einer raschen bakteriendichten Versorgung des Dentins zur Vermeidung einer bakteriellen Besiedlung der Dentintubuli kommt daher entscheidende Bedeutung zu[39]. Ist eine definitive Füllung während der Notfallbehandlung nach Trauma nicht möglich, kann diese Maßnahme verschoben werden, wenn die Dentinwunde suffizient temporär versorgt wird. Am einfachsten gestaltet sich die sofortige Versiegelung mit einem selbstätzenden Dentinadhäsiv und einer Schicht fließfähigen Komposits. Die Abdeckung des Dentins mit einem erhärtenden Calciumhydroxid- oder einem Glasionomerzement ist weniger effektiv, kann aber durchgeführt werden, wenn die definitive Behandlung innerhalb der nächsten Tage erfolgt.

Ist das Zahnfragment vorhanden und unbeschädigt, kann es nach entsprechender Vorbehandlung adhäsiv wiederbefestigt werden[22]. Dies stellt eine relativ unkomplizierte Möglichkeit dar, die Dentinwunde zu versorgen und gleichzeitig traumatisch geschädigte Zähne ästhetisch zu restaurieren. Verläuft die Fraktur im Dentin pulpanah mit einer geschätzten Restdentinstärke von ca. 0,5 mm (rötliches Durchschimmern des Pulpagewebes ohne Blutung), sollten vitalerhaltende Maßnahmen im Sinne einer indirekten Überkappung durchgeführt werden[22]. Hier entspricht das Vorgehen dem bei der Versorgung nach Pulpaexposition.

Versorgung nach Pulpaexposition

Bei traumatischer Pulpaexposition eines zuvor unversehrten Zahnes kann meist von einer gesunden, regenerationsfähigen Pulpa ausgegangen werden. Günstige Voraussetzungen für die Vitalerhaltung sind insbesondere bei jungen Patienten ohne Vorschädigung durch Karies oder frühere Traumata gegeben, sofern die Blutversorgung nicht durch eine begleitende Dislokationsverletzung kompromittiert ist[35]. In tierexperimentellen Untersuchungen wurde gezeigt, dass eine traumatische Pulpaexposition zwar zu oberflächlichen entzündlichen Pulpaveränderungen führte[13], dass diese jedoch auch nach 7 Tagen auf die obersten 2 mm beschränkt blieben[17]. Somit erscheinen die Bedingungen für eine Vitalerhaltung der Pulpa innerhalb der ersten Tage nach Exposition günstig. Unabhängig von der Behandlungsstrategie ist darauf zu achten, vitalerhaltende Maßnahmen unter aseptischen Bedingungen durchzuführen[23].

Die direkte Überkappung zielt auf die Vitalität der gesamten Pulpa nach dem Auftragen eines Überkappungsmaterials auf das freigelegte Gewebe ab[23]. Die Wahl des Überkappungsmaterials hängt von dessen bioaktiven Eigenschaften ab, es sollten jedoch weitere Aspekte wie mechanische Stabilität, Löslichkeit und Verfärbungspotenzial berücksichtigt werden. Im Idealfall kommt es über dem überkappten Pulpagewebe zur Bildung einer Hartgewebsbrücke, was einen Hinweis auf den Heilungsprozess darstellt. Obwohl Tierstudien nahelegen, dass eine direkte Überkappung auch nach einer Expositionszeit von bis zu 24 Stunden erfolgreich sein kann[13], wird die direkte Überkappung nach Trauma nur für kleinflächige Pulpaexpositionen empfohlen, die kurz nach der Verletzung behandelt werden[35].

In der Mehrzahl der Fälle ist eine partielle Pulpotomie (Abb. 1a bis k) vorzuziehen, insbesondere dann, wenn die Pulpa breitflächig exponiert ist und die Behandlung nicht innerhalb der ersten Stunden nach Trauma durchgeführt werden kann. Bei der partiellen Pulpotomie wird die Kronenpulpa von der exponierten Stelle ausgehend um 2 mm hochtourig mit einer Diamantwalze – idealerweise unter kontinuierlicher Spülung mit physiologischer Kochsalzlösung – reduziert, um potenziell entzündete und irreversibel geschädigte Pulpaanteile zu entfernen[33]. Aus Gründen der Praktikabilität erfolgt die Amputation üblicherweise unter Wasserkühlung mit einem Winkelstück[25]. Nachteile im Sinne einer geringeren Erfolgssicherheit sind bei der Verwendung korrekt aufbereiteter Winkelstücke nicht belegt[19].

Die Blutstillung und Desinfektion wird vorzugsweise mit 1- bis 5 %igem Natriumhypochlorit oder 0,2- bis 2 %igem Chlorhexidin durchgeführt. Nachdem die Pulpa auf ein gesundes Niveau reduziert wurde, ist mit einem Sistieren der Blutung innerhalb von 5 Minuten zu rechnen. Wenn die Blutung innerhalb dieser Zeit nicht steht, kann eine zervikale Pulpotomie, also die Entfernung der gesamten Kronenpulpa, als Ultima Ratio zur Vitalerhaltung erwogen werden. Sofern sich die Entstehung eines Blutkoagulums verhindern lässt, sind nach Applikation des Überkappungsmaterials und bakteriendichtem Verschluss die gleichen Reparaturmechanismen zu erwarten wie nach der direkten Überkappung. Über dem Restpulpagewebe bildet sich unter Umständen eine Hartge-

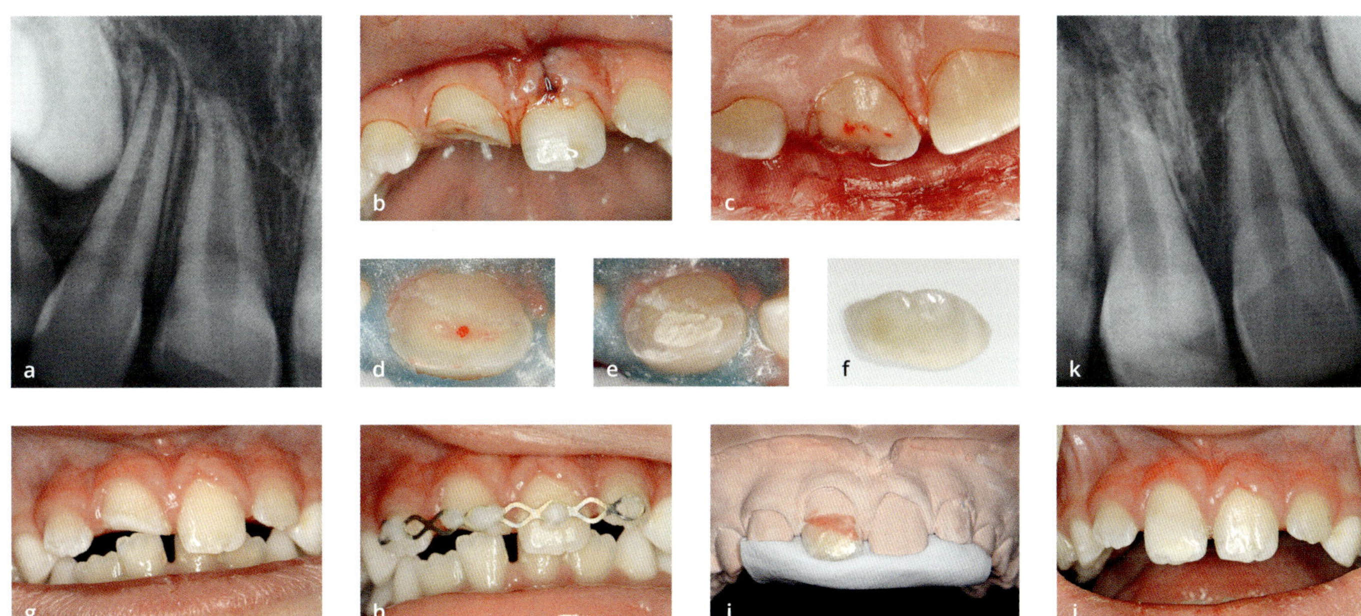

Abb. 1a bis k Partielle Pulpotomie nach Trauma. a: Am Unfalltag aufgenommener Zahnfilm: komplizierte Kronenfraktur und Wurzelfraktur im apikalen Drittel. b und c: Klinische Situation. d: Situation nach Mikropulpotomie. e: Aufbringen von hydraulischem Calciumsilikatzement (Biodentine). f: Zahnfragment. g: Abdecken der Dentinwunde mit fließfähigem Komposit. h: Flexible Schienung. i und j: Fragmentwiederbefestigung. k: Röntgenkontrolle nach 6 Monaten

websbrücke[46], was meist in Form eines fibroblasteninduzierten Reparaturprozesses ohne die Regeneration von Dentin erfolgt[19,51].

Das Überleben der Pulpa bei komplizierten Kronenfrakturen kann nach direkter Pulpaüberkappung in 43 bis 90 %[26,32,56] und nach partieller Pulpotomie in 86 bis 100 % der Fälle erreicht werden[16,25,32,56]. Angesichts der höheren Erfolgsraten der partiellen Pulpotomie im Vergleich zur direkten Überkappung ist erstere zumindest im Zweifelsfall vorzuziehen. Die partielle Pulpotomie nach Trauma zeigt sehr hohe Erfolgsraten bei wurzelunreifen Zähnen (90 bis 100 %), aber immer noch hohe Werte von 70 bis 100 % nach Abschluss des Wurzelwachstums[27,32,56]. Das Überkappungsmaterial (gleichgültig ob Calciumhydroxid oder hydraulische Calciumsilikatzemente) scheint bei der Behandlung der traumatisch exponierten Pulpa kein entscheidender prognostischer Faktor zu sein. Mit zunehmendem Alter können Pulpaveränderungen im Sinne einer zellärmeren und faserreicheren Pulpa die Regenerationsfähigkeit verringern[45]. Dennoch sollten vitalerhaltende Maßnahmen nach Pulpaexposition nicht nur Kindern und Jugendlichen vorbehalten sein. Als prognostisch einschränkend gelten begleitende Dislokationsverletzungen, die selbst bei geringem Ausmaß und insbesondere bei Zähnen mit vollständiger Wurzelbildung den Erfolg der vitalerhaltenden Maßnahmen erheblich beeinträchtigen können[50,52].

Überkappungsmaterialien

Calciumhydroxidhaltige Präparate

Als Überkappungsmaterial nach Trauma wird Calciumhydroxid auch heutzutage noch vielfach verwendet. In wässriger Suspension wirkt es bakterizid, was auf den hohen pH-Wert zurückzuführen ist, der zudem die Freisetzung von im Dentin gebundenen Wachstumsfaktoren ermöglicht[30]. Calciumhydroxid unterstützt die Hartgewebsbildung und die Ausheilung der Pulpa[54]. Nachteile sind die mechanische Instabilität, eine mögliche Resorption des Materials über die Zeit[29] sowie Porositäten („Tunneldefekte") im neu gebildeten Hartgewebe, welche als Eintrittspforten für Mikroorganismen dienen könnten[14]. Trotz dieser Nachteile sind wässrige Calciumhydroxidsuspensionen den erhärtenden Calciumhydroxidpräparaten (Calciumsalicylatester-Zemente, Liner) vorzuziehen[43], da sie in wesentlich geringerem Maße Hydroxylionen freisetzen[55]. Das zeigt sich in einer langsameren und weniger dichten Bildung von Hartgewebe[49] sowie einer kontinuierlichen Desintegration unter der Hauptfüllung[5]. Einige Zusätze, die für die Erhärtung der Materialien notwendig sind, wirken möglicherweise pulpatoxisch[38]. Auch neuere, lichthärtende Liner auf Kompositbasis mit Calciumhydroxid- bzw. MTA-Zusatz (z. B. Ultrablend Plus, Fa. Ultradent, South Jordan, USA, Calcimol LC, Fa. VOCO, Cuxhaven, und TheraCal LC, Fa. Bisco, Schaumburg, USA) sind kritisch zu sehen.

Hydraulische Zemente auf Calciumsilikatbasis

Hydraulische Calciumsilikatzemente wie Mineraltrioxidaggregat (MTA) ähneln werkstoffkundlich den aus der Bauindustrie bekannten Portlandzementen, bestehen hauptsächlich aus Di- und Tricalciumsilikat und werden mit Wasser angemischt. Man bezeichnet sie als hydraulisch, weil sie sowohl an der Luft als auch unter Wasser erhärten und beständig sind. Bei der Reaktion und Aushärtung wird über einen längeren Zeitraum Calciumhydroxid freigesetzt[8], wodurch sich die anhaltenden antibakteriellen Eigenschaften erklären[48]. Hydraulische Calciumsilikatzemente sind biokompatibel und fördern die Hartgewebsbildung durch Pulpazellen[57]. Zudem interagieren Mineralanteile aus dem Zement mit Dentin, woraus sich eine Haftung ähnlich der von Glasionomerzementen ergibt[34]. Der Vorteil im Vergleich zu Calciumhydroxidprodukten liegt in der höheren mechanischen Festigkeit, der geringeren Löslichkeit und dem dichteren Verschluss[18]. Somit erscheinen hydraulische Calciumsilikatzemente für die Überkappung der Pulpa besser geeignet als Calciumhydroxid[2,31]. Im Fall einer traumatisch exponierten Pulpa ohne Vorschädigung (z. B. durch pulpanahe Karies) ist die Erfolgssicherheit allerdings bereits bei Verwendung von Calciumhydroxid so hoch, dass Calciumsilikatzemente ihre unbestrittenen Vorteile kaum ausspielen können.

Calciumsilikatzemente können zu Zahnverfärbungen führen, was besonders bei Frontzähnen problematisch sein kann[7,44]. Ursache dafür sind Röntgenkontrastmittel wie Bismutoxid[21] oder auch Eisen[53], bei denen nach Kontakt mit Natriumhypochlorit eine allmähliche Oxidation erfolgt, oder die Aufnahme von Blutbestandteilen[10,37,53]. Besonders farbstabil erscheinen Calciumsilikatzemente, die Zirkonoxid oder Tantaloxid als Röntgenkontrastmittel enthalten[44]. Klinisch zeigte sich auch 7 Jahre nach direkter Überkappung mit einem zirkonoxidhaltigen Calciumsilikatzement (Biodentine, Fa. Septodont, Niederkassel) bei 245 Zähnen in keinem Fall eine Verfärbung der Krone[31]. In Anwesenheit von Blut wurden allerdings auch für diese Materialien in vitro Verfärbungen nachgewiesen[53]. Bei vitalerhaltenden Maßnahmen nach Trauma ist der Kontakt von Überkappungsmaterialien mit Blut unvermeidbar und bei Vitalamputationen ausgeprägter als bei direkter Überkappung, so dass in solchen Fällen ein Calciumsilikatzement mit Zirkon- bzw. Tantaloxid gewählt werden sollte.

Dentinadhäsive und Komposite

Vor einigen Jahren wurde auch die Verwendung von Dentinadhäsiven als Überkappungsmaterialien propagiert[15], dem Gedanken folgend, dass der bakteriendichte Verschluss ausschlaggebend für den Erfolg vitalerhaltender Maßnahmen sei[3,53]. Jedoch weisen Dentinadhäsive aufgrund der enthaltenen Monomere eine toxische Wirkung auf[12,20], die pulpanah durch die feuchtigkeitsbedingt unvollständige Polymerisation weitgehend bestehen bleibt[42]. Auch wurde bei Monomeren ein mineralisationshemmender Effekt auf Pulpazellen nachgewiesen[28]. Dentinadhäsive sind daher als Überkappungsmaterial abzulehnen[3].

Nachkontrollen und mögliche Komplikationen

Kontrollen sollten nach unkomplizierter oder komplizierter Kronenfraktur und anschließenden vitalerhaltenden Maßnahmen nach 6 bis 8 Wochen, nach 6 Monaten sowie nach 1 Jahr durchgeführt werden[22,23]. Je nach Ausmaß der traumatischen Schädigung können anfangs auch engmaschigere Kontrollen sinnvoll sein. Dabei sollten jeweils der Heilungsverlauf, die Reaktion auf Sensibilitätstest und Perkussion sowie die Mobilität untersucht und auch Zahnverfärbungen beobachtet werden. Nach traumatischer Schädigung kann die Reaktion auf den Sensibilitätstest eingeschränkt sein, und eventuell dauert es 1 bis 8 Wochen, bis diese wieder normal erfolgt[6]. Bei isoliert auftretenden komplizierten Kronenfrakturen ist nach adäquater Behandlung die Prognose für den Vitalerhalt sehr gut. Liegt jedoch zusätzlich eine Dislokationsverletzung vor, so fällt das Risiko einer nachfolgenden Pulpanekrose deutlich höher aus[50,52], weswegen bei kombinierter Dislokationsverletzung und Kronenfraktur empfohlen wird, zeitnah die Wurzelkanalbehandlung einzuleiten[1]. Die Prognose hinsichtlich der pulpalen Heilung ist bei Zähnen mit nicht abgeschlossenem Wurzelwachstum günstiger.

Literatur

1. Abbott PV. Prevention and management of external inflammatory resorption following trauma to teeth. Aust Dent J 2016;61(Suppl 1):82-94.
2. About I. Recent trends in tricalcium silicates for vital pulp therapy. Curr Oral Health Rep 2018;5:178-185.
3. Akhlaghi N, Khademi A. Outcomes of vital pulp therapy in permanent teeth with different medicaments based on review of the literature. Dent Res J (Isfahan) 2015;12:406-417.
4. Andreasen FM, Kahler B. Diagnosis of acute dental trauma: the importance of standardized documentation: a review. Dent Traumatol 2015;31:340-349.
5. Barnes IE, Kidd EA. Disappearing Dycal. Br Dent J 1979;147:111.
6. Bastos JV, Goulart EM, de Souza Côrtes MI. Pulpal response to sensibility tests after traumatic dental injuries in permanent teeth. Dent Traumatol 2014;30: 188-192.
7. Berger T, Baratz AZ, Gutmann JL. In vitro investigations into the etiology of mineral trioxide tooth staining. J Conserv Dent 2014; 17:526-530.
8. Berzins DW. Chemical properties of MTA. In: Toraninejad M (ed). Mineral trioxide aggregate – Properties and clinical applications. Ames: Wiley Blackwell, 2014:17-36.
9. Brandt K, Kortegaard U, Poulsen S. Longitudinal study of electrometric sensitivity of young permanent incisors. Scand J Dent Res 1988;96:334-338.
10. Camilleri J. Color stability of white mineral trioxide aggregate in contact with hypochlorite solution. J Endod 2014;40:436-440.
11. Cao Y, Bogen G, Lim J, Shon WJ, Kang MK. Bioceramic materials and the changing concepts in vital pulp therapy. J Calif Dent Assoc 2016;44:278-290.
12. Costa CA, Hebling J, Hanks CT. Current status of pulp capping with dentin adhesive systems: a review. Dent Mater 2000;16: 188-197.
13. Cox CF, Bergenholtz G, Fitzgerald M et al. Capping of the dental pulp mechanically exposed to the oral microflora – a 5 week observation of wound healing in the monkey. J Oral Pathol 1982;11:327-339.
14. Cox CF, Subay RK, Ostro E, Suzuki S, Suzuki SH. Tunnel defects in dentin bridges: their formation following direct pulp capping. Oper Dent 1996;21:4-11.
15. Cox CF, Subay RK, Suzuki S, Suzuki SH, Ostro E. Biocompatibility of various dental materials: pulp healing with a surface seal. Int J Periodontics Restorative Dent 1996;16: 240-251.
16. Cvek M. Partial pulpotomy in crown-fractured incisors –results 3-15 years after trauma. Acta Stomatol Croat 1993;27: 167-173.
17. Cvek M, Cleaton-Jones PE, Austin JC, Andreasen JO. Pulp reactions to exposure after experimental crown fractures or grinding in adult monkeys. J Endod 1982;8:391-397.
18. Dammaschke T, Camp JH, Bogen G. MTA in vital pulp therapy. In: Torabinejad M (ed). Mineral trioxide aggregate – Properties and clinical applications. Ames: Wiley Blackwell, 2014:71-110.
19. Dammaschke T, Galler KM, Krastl G. Aktuelle Empfehlungen zur Vitalerhaltung der Pulpa. Dtsch Zahnärztl Z 2019;74:40-49.
20. Dammaschke T, Stratmann U, Fischer RJ, Sagheri D, Schäfer E. A histologic investigation of direct pulp capping in rodents with dentin adhesives and calcium hydroxide. Quintessence Int 2010;41:e62-e71.
21. Dettwiler CA, Walter M, Zaugg LK, Lenherr P, Weiger R, Krastl G. In vitro assessment of the tooth staining potential of endodontic materials in a bovine tooth model. Dent Traumatol 2016;32:480-487.
22. Diangelis AJ, Andreasen JO, Ebeleseder KA et al. International Association of Dental Traumatoloy guidelines for the management of traumatic dental injuries: 1. Fractures and luxations of permanent teeth. Dent Traumatol 2012;28:2-12.
23. Duncan HF, Galler KM, Tomson PL et al. European Society of Endodontology position statement: Management of deep caries and the exposed pulp. Int Endod J 2019;52:923-934.
24. Evans D, Reid J, Strang R, Stirrups D. A comparison of laser Doppler flowmetry with other methods of assessing the vitality of traumatised anterior teeth. Endod Dent Traumatol 1999;15: 284-290.
25. Fong CD, Davis MJ. Partial pulpo-tomy for immature permanent teeth, its present and future. Pediatr Dent 2002;24:29-32.
26. Fuks AB, Bielak S, Chosak A. Clinical and radiographic assessment of direct pulp capping and pulpotomy in young permanent teeth. Pediatr Dent 1982;4:240-244.
27. Fuks AB, Cosack A, Klein H, Eidelman E. Partial pulpotomy as a treatment alternative for exposed pulps in crown-fractured permanent incisors. Endod Dent Traumatol 1987;3:100-102.
28. Galler KM, Schweikl H, Hiller KA et al. TEGDMA reduces mineralization in dental pulp cells. J Dent Res 2011;90:257-262.
29. Goracci G, Mori G. Scanning electron microscopic evaluation of resin-dentin and calcium hydroxide-dentin interface with resin composite restorations. Quintessence Int 1996;27:129-135.
30. Graham L, Cooper PR, Cassidy N, Nör JE, Sloan AJ, Smith AJ. The effect of calcium hydroxide on solubilisation of bio-active dentine matrix components. Biomaterials 2006;27:2865-2873.
31. Harms CS, Schäfer E, Dammaschke T. Clinical evaluation of direct pulp capping using a calcium silicate cement – treatment outcomes over an average period of 2.3 years. Clin Oral Investig 2018 Dec 11 [Epub ahead of print].

32. Hecova H, Tzigkounakis V, Merglova V, Netolicky J. A retrospective study of 889 injured permanent teeth. Dent Traumatol 2010;26:466-475.
33. Ilgenstein I, Weiger R, Krastl G. Minimalinvasive Endodontie nach Trauma: Maßnahmen zur Vitalerhaltung der Pulpa. Quintessenz 2014;65:573-579.
34. Kaup M, Dammann CH, Schäfer E, Dammaschke T. Shear bond strength of Biodentine, ProRoot MTA, glass ionomer cement and composite resin on human dentine ex vivo. Head Face Med 2015;11:14.
35. Krastl G, Weiger R. Vital pulp therapy after trauma. Endodontic Practice Today 2014;8:293-300.
36. Kvinnsland I, Heyeraas KJ, Byers MR. Effects of dental trauma on pulpal and periodontal nerve morphology. Proc Finn Dent Soc 1992;88(Suppl 1):125-132.
37. Lenherr P, Allgayer N, Weiger R, Filippi A, Attin T, Krastl G. Tooth discoloration induced by endodontic materials: a laboratory study. Int Endod J 2012;45:942-949.
38. Liard-Dumtschin D, Holz J, Baume LJ. Le coiffage pulpaire direct – essai biologique sur 8 produits. Schweiz Monatsschr Zahnmed 1984;94:4-22.
39. Love RM. Bacterial adhesins – their role in tubule invasion and endodontic disease. Aust Endod J 2002;28:25-28.
40. Love RM, Jenkinson HF. Invasion of dentinal tubules by oral bacteria. Crit Rev Oral Biol Med 2002;13:171-183.
41. Mjör I. Dentin permeability: The basis for understanding pulp reactions and adhesive technology. Braz Dent J 2009;20: 3-16.
42. Modena KC, Casas-Apayco LC, Atta MT et al. Cytotoxicity and biocompatibility of direct and indirect pulp capping materials. J Appl Oral Sci 2009;17:544-554.
43. Motsch A. Die Unterfüllung – eine kritische Diskussion der verschiedenen Zemente und Präparate. In: Akademie Praxis und Wissenschaft in der DGZMK (Hrsg). Neue Füllungsmaterialien: Indikation und Verarbeitung. München: Hanser, 1990:35-65.
44. Mozynska J, Metlerski M, Lipski M, Nowicka A. Tooth discoloration induced by different calcium silicate-based cements: a systematic review of in vitro studies. J Endod 2017;43:1593-1601.
45. Murray PE, Stanley HR, Matthews JB, Sloan AJ, Smith AJ. Age-related odontometric changes of human teeth. Oral Surg Oral Med Oral Pathol Oral Radiol Endod 2002; 93:474-482.
46. Nair PN, Duncan HF, Pitt Ford TR, Luder HU. Histological, ultrastructural and quantitative investigations on the response of healthy human pulps to experimental capping with mineral trioxide aggregate: A randomized controlled trial. Int Endod J 2008;41:128-150.
47. Olsburgh S, Jacoby T, Krejci I. Crown fractures in the permanent dentition: Pulpal and restorative considerations. Dent Traumatol 2002;18:103-115.
48. Parirokh M, Torabinejad M. Mineral trioxide aggregate: a comprehensive literature review – Part I: chemical, physical, and antibacterial properties. J Endod 2010;36:16-27.
49. Phaneuf RA, Frankl SN, Ruben MP. A comparative histological evaluation of three calcium hydroxide preparations on the human primary dental pulp. J Dent Child 1968;35:61-76.
50. Ravn JJ. Follow-up study of permanent incisors with enamel-dentin fractures after acute trauma. Scand J Dent Res 1981; 89:355-365.
51. Ricucci D, Loghin S, Lin LM, Spangberg LS, Tay FR. Is hard tissue formation in the dental pulp after the death of the primary odontoblasts a regenerative or a reparative process? J Dent 2014;42:1156-1170.
52. Robertson A, Andreasen FM, Andreasen JO, Norén JG. Long-term prognosis of crown-fractured permanent incisors. The effect of stage of root development and associated luxation injury. Int J Paediatr Dent 2000;10:191-199.
53. Shokouhinejad N, Nekoofar MH, Pirmoazen S, Shamshiri AR, Dummer PM. Evaluation and comparison of occurrence of tooth discoloration after the application of various calcium silicate-based cements: an ex vivo study. J Endod 2016;42: 140-144.
54. Smith AJ, Cassidy N, Perry H, Begue-Kirn C, Ruch JV, Lesot H. Reactionary dentinogenesis. Int J Dev Biol 1995;39:273-280.
55. Staehle HJ, Pioch T. Zur alkalisierenden Wirkung von kalziumhaltigen Präparaten. Dtsch Zahnärztl Z 1988;43:308-312.
56. Wang G, Wang C, Qin M. Pulp prognosis following conservative pulp treatment in teeth with complicated crown fractures-a retrospective study. Dent Traumatol 2017;33:255-260.
57. Zanini M, Sautier JM, Berdal A, Simon S. Biodentine induces immortalized murine pulp cell differentiation into odontoblast-like cells and stimulates biomineralization. J Endod 2012;38:1220-1226.

Restauration von Kronenfrakturen

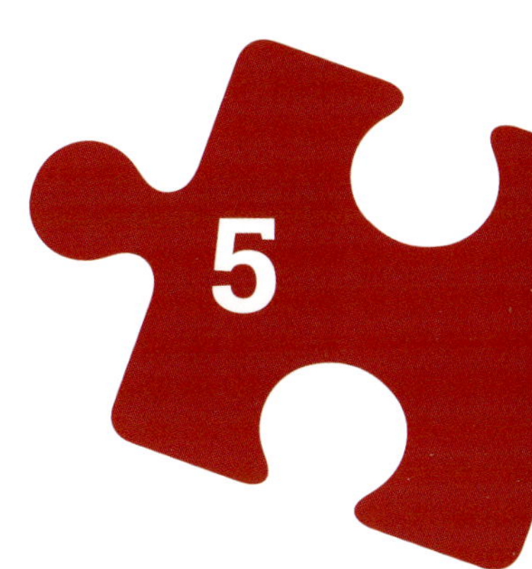

Gabriel Krastl, Julia Amato, Sebastian Soliman, Britta Hahn

Einleitung und Diagnostik

Traumabedingte Schäden der Zahnkrone schließen Infraktionen, Schmelzfrakturen sowie Schmelz-Dentin-Frakturen (mit und ohne Exposition der Pulpa) mit ein[6].

Frakturen der Zahnkrone gelten mit bis zu 50 % als die häufigste Verletzung der bleibenden Zähne; sie betreffen hauptsächlich den Schmelz und das Dentin. Die Pulpa ist bei etwa 25 % aller Kronenfrakturen exponiert[2].

Infraktionen sind die unauffälligsten Verletzungen der koronalen Zahnhartsubstanz. Es handelt sich hierbei um unvollständige Risse im Schmelz. In Einzelfällen kann sich die Risslinie jedoch auch bis ins Dentin erstrecken. Traumatisch bedingte Schmelzrisse zeigen unterschiedliche Frakturmuster. Die Risslinien sind schwer zu erkennen und werden häufig übersehen. Das Beleuchten des Zahns mit verschiedenen Lichtquellen aus verschiedenen Richtungen macht die feinen Diskontinuitäten im Zahnschmelz sichtbar und kann helfen, das Ausmaß der Verletzung abzuschätzen (Abb. 1). Eine genaue Einschätzung der Risstiefe und der Rissausbreitung ist jedoch nicht möglich.

Schmelzfrakturen sind häufig im Inzisalbereich lokalisiert und hinterlassen eine raue, scharfkantige Oberfläche. Sofern keine begleitende Dislokationsverletzung am selben Zahn vorliegt, ist nicht mit Symptomen zu rechnen. Bei Kronenfrakturen, die zusätzlich das Dentin oder die Pulpa (Abb. 2) betreffen, ist eine erhöhte Temperaturempfindlichkeit zu verzeichnen.

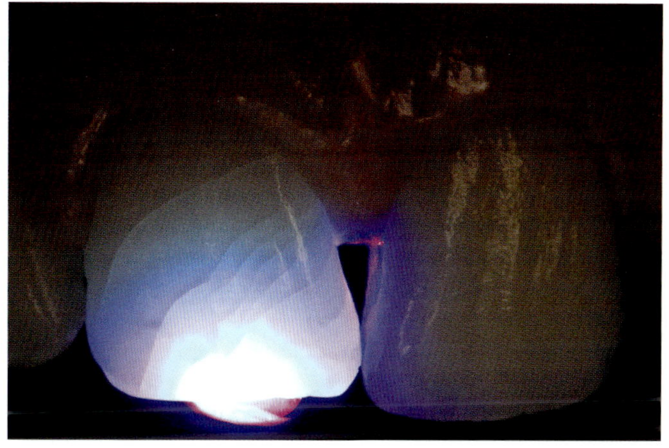

Abb. 1 Darstellung von Schmelzrissen mit SiroInspect-Lampe

Therapie von Schmelzrissen

Obwohl In-vitro-Studien Schmelzrisse als potenzielle Eintrittspforte für Mikroorganismen identifiziert haben, ist eine Infektion des endodontischen Systems bei gesunder Pulpa unwahrscheinlich. Das Risiko ei-

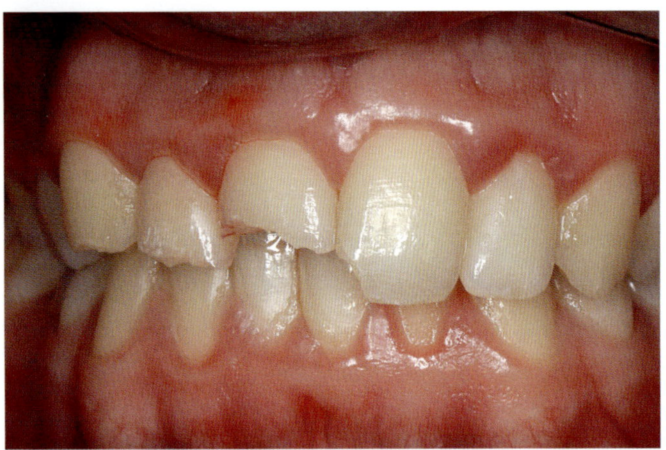

Abb. 2 Kronenfrakturen 13–21. An Zahn 11 kam es zu einer Pulpaexposition

ner Pulpanekrose bei Zähnen mit Schmelzrissen als einziger Traumafolge beträgt 3,5 %[16]. Schmelzrisse erfordern im Allgemeinen keine Behandlung. In ausgeprägten Fällen kann eine Versiegelung mit einem Adhäsivsystem erfolgen. Es gibt jedoch keine Evidenz, ob eine Versiegelung die Frakturresistenz der Krone erhöht oder einer Pulpanekrose vorbeugen kann. Auch zur Verhinderung einer Verfärbung der Risslinien durch die oberflächliche Versiegelung gibt es keine wissenschaftlichen Daten.

Therapie von Zahnfrakturen

Bei der Behandlung von Zahnfrakturen stehen endodontische und restaurative Aspekte im Vordergrund. Mehr als 40 % aller Verletzungen des bleibenden Gebisses treten vor dem 14. Lebensjahr auf, fast ein Viertel davon vor dem 9. Lebensjahr[2]. In diesem Alter sind die Wurzeln der betroffenen Zähne noch nicht vollständig entwickelt. Daher muss insbesondere in dieser Altersgruppe die Vitalerhaltung der Pulpa im Vordergrund stehen, um ein weiteres Wurzelwachstum zu gewährleisten.

Im Rahmen der Primärtherapie ist nicht unbedingt eine definitive Restauration erforderlich. Es reichen einfache Maßnahmen, die eine Vitalerhaltung des Zahns begünstigen, wie die Versiegelung vorhandener Dentinwunden. Unter dieser Voraussetzung können alle erforderlichen restaurativen Maßnahmen zu einem späteren Zeitpunkt erfolgen[11]. Vor der Applikation der definitiven adhäsiven Restauration wird der Wundverband sorgfältig entfernt und die Frakturfläche mit einem Bürstchen und Bimsmehl bearbeitet. Dieser Reinigungsschritt muss mit größter Sorgfalt erfolgen, um zu verhindern, dass die Adhäsion von Kompositmaterialien durch Rückstände des Wundverbandes beeinträchtigt wird. Wenn ein adhäsiver Wundverband entfernt wird, empfiehlt sich das Anfrischen der Klebefläche mit einem Feinkorndiamanten. Alternativ kann die Zahnoberfläche mit Hilfe eines Sandstrahlgeräts mit Aluminiumoxidpulver (Ø 25–50 µm) gereinigt und gleichzeitig angeraut werden. Dabei sollten die Nachbarzähne durch eine Metallmatrize vor den abrasiven Partikeln geschützt werden.

Glätten scharfer Kanten

Bei reinen Schmelzfrakturen ohne wesentliche ästhetische Beeinträchtigung ist eine restaurative Versorgung nicht zwingend erforderlich. In diesem Fall werden scharfe Kanten geglättet und poliert. Alternativ bietet sich die Versorgung mit Komposit an, wobei aufgelockerte Schmelzprismen im Sinne einer Abschrägung der Frakturgrenzen entfernt werden müssen. Erfahrungsgemäß ist die Haltbarkeit dieser minimalinvasiven Kompositrestaurationen aufgrund der geringen Klebefläche und der Defektlokalisation im funktionstragenden Inzisalbereich limitiert.

Adhäsive Fragmentbefestigung

Gute Voraussetzungen zur Wiederherstellung von Funktion und Ästhetik bietet das adhäsive Befestigen des koronalen Fragments. Bei multiplen Fragmenten sprechen auf den ersten Blick die Schwierigkeiten im Handling und ein eventuell beeinträchtigtes ästhetisches Ergebnis gegen eine adhäsive Fragmentbefestigung. Dennoch kann ein Ankleben mehrerer ausreichend großer Fragmente am selben Zahn sinnvoll sein (Abb. 3). Dies kann auch dann gelten, wenn fehlende Zahnanteile zusätzlich mit Komposit ergänzt werden müssen. Sind die Fragmente nach dem Unfall feucht gelagert worden, kann das adhäsive Befestigen prinzipiell schon im Rahmen der Primärversorgung erfolgen. Wurde das Fragment jedoch durch längere Trockenlagerung dehydriert, sind sowohl das

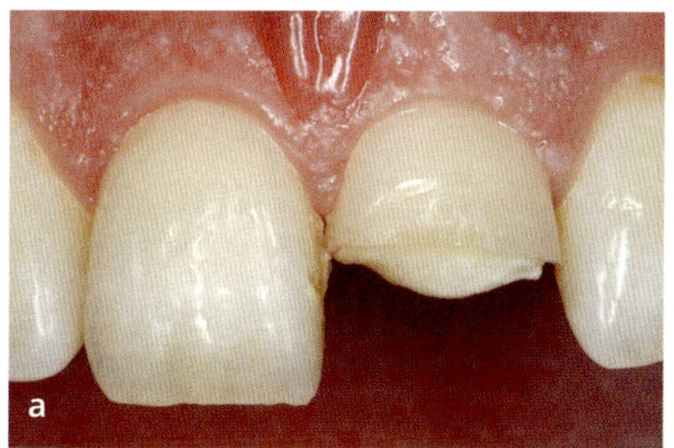

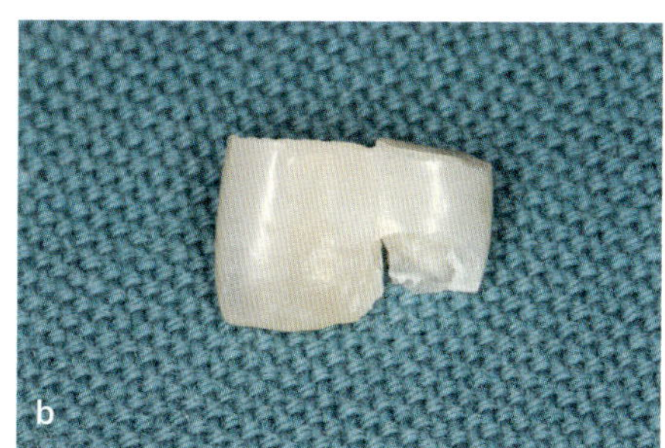

Abb. 3a Kronenfraktur mit Pulpaexposition 1 Tag nach Primärversorgung

Abb. 3b Die zwei existierenden Kronenfragmente wurden in der Zwischenzeit in Wasser gelagert

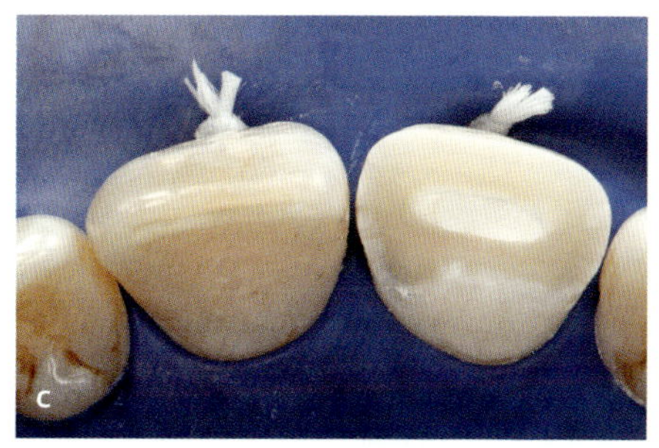

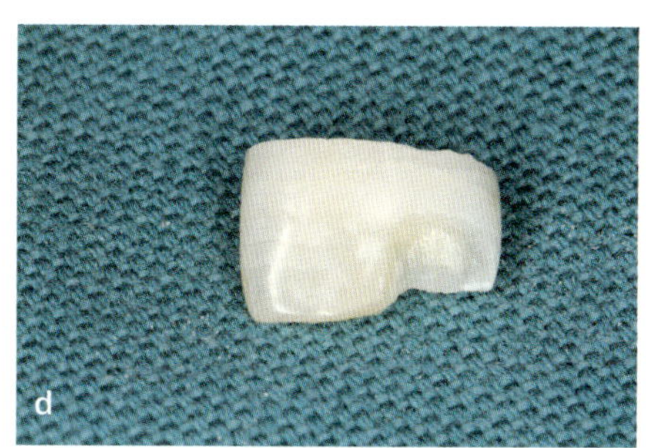

Abb. 3c Situation nach partieller Pulpotomie und Sandstrahlen der Adhäsivfläche

Abb. 3d Die beiden Fragmente wurden zunächst extraoral adhäsiv verbunden

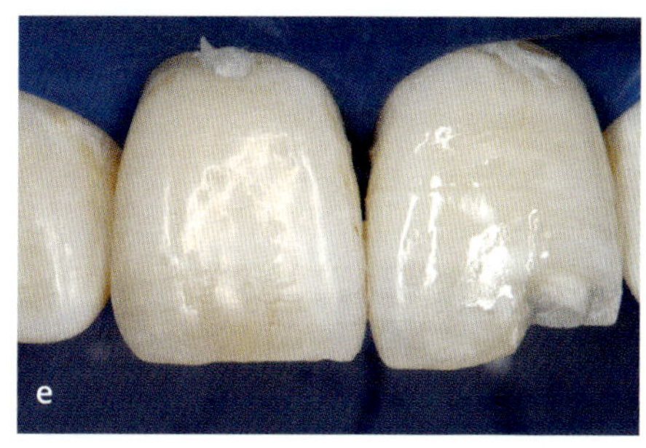

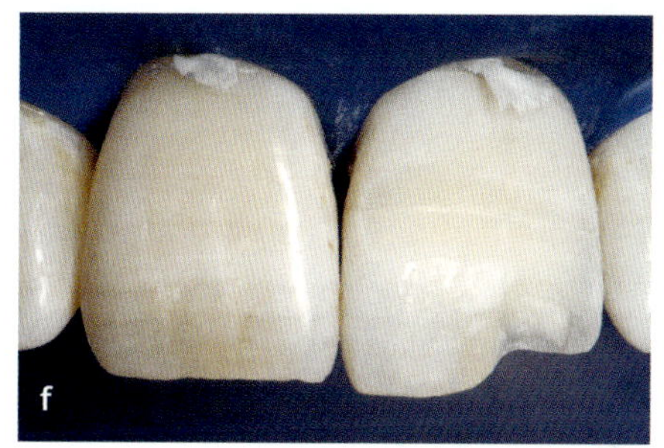

Abb. 3e Situation nach adhäsiver Fragmentbefestigung

Abb. 3f Die Abschrägung für den noch ausstehenden Eckenaufbau wurde auch in den Bereich der Klebefuge extendiert

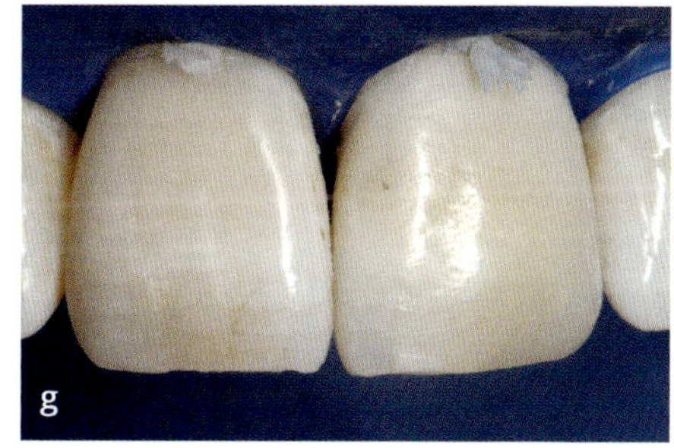

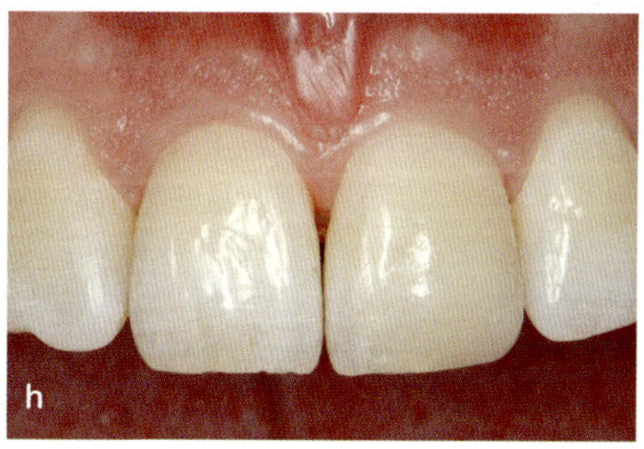

Abb. 3g Kompositaufbau

Abb. 3h Klinische Situation nach 6 Monaten

ästhetische Ergebnis als auch die Komposithaftung kompromittiert. In solchen Fällen wird eine Lagerung in physiologischer Kochsalzlösung oder Wasser für einen Tag empfohlen, um eine Rehydrierung des Fragmentes zu ermöglichen[5], während das Dentin in der Zwischenzeit mit einem leicht entfernbarem temporären Material bedeckt ist (z. B. Kalziumhydroxidzement). Die Rehydrierungszeit kann durch feuchte Lagerung des Fragments in einem sauberen Drucktopf verkürzt werden. Nach unserer klinischen Erfahrung scheint mit dieser Technik eine wirksame Rehydrierung im Sinne einer erneuten Farbanpassung zwischen Fragment und Zahn innerhalb von 30 bis 60 Minuten einzutreten. Obwohl keine Daten existieren, ist davon auszugehen, dass auch die Haftwerte nach diesen Lagerungsbedingungen wiederhergestellt sind. Darüber hinaus gibt es Hinweise, dass bei Verwendung mehrschrittiger Adhäsivsysteme kürzere Rehydrierungszeiten im Sinne einer Steigerung der Haftwerte ausgeglichen werden können[15]. Eine Rehydrierung von Kronenfragmenten in einem speziellen Zellkulturmedium (Zahnrettungsbox) ist nicht erforderlich, da Kronenfragmente keine vitalen Zellen enthalten. Wenn jedoch ein solches Medium für die Lagerung am Unfallort gewählt wurde, ist keine negative Auswirkung auf die Haftung zu erwarten. Weitere alternative Lagerungsmedien wie Milch, Eiweiß oder hypertonische Lösungen wurden in der Literatur vorgeschlagen. Es gibt jedoch nur wenige und teilweise widersprüchliche Belege für ihren Nutzen im Vergleich zu Kochsalzlösung oder Wasser[18,19,21]. Vor der adhäsiven Befestigung sollten sowohl Fragment als auch Zahn gründlich gereinigt werden. Sandstrahlen kann eine gute Option sein, um Reste von provisorischem Material zu entfernen, die während der Notfallbehandlung zur Versieglung des Dentins aufgebracht wurden. In Bereichen mit reduzierter Restdentinstärke ist jedoch höchste Vorsicht geboten, um keine Pulpaexposition zu riskieren. Zusätzliche Präparationen wie das Abschrägen der Schmelzränder oder das Präparieren einer inneren Rille im Dentin führen zu einer verbesserten Haftung, erschweren jedoch die exakte Repositionierung des Fragments. Dennoch kann im Einzelfall, bei offensichtlichen kohäsiven Schmelzrissen im Randbereich (aufgelockerte Schmelzprismen), eine vorsichtige Randpräparation sinnvoll sein, um eine qualitativ hochwertige Adhäsivfläche zu erzielen.

Zahnoberfläche und Fragment werden mit einem Adhäsivsystem vorbehandelt, wobei eine vorherige Schmelzätzung mit Phosphorsäure unabhängig vom verwendeten Adhäsivsystem sehr zu empfehlen ist. Das Vorhärten des Adhäsivs würde die Passung beeinträchtigen und sollte daher unterbleiben. Ein fließfähiges Komposit wird auf die Bruchflächen beider Teile aufgetragen und über die Oberfläche verteilt. Nach dem Repositionieren des Fragments wird überschüssiges Material entfernt und die Frakturlinie von labial und palatinal ausgehärtet. Leistungsfähige Polymerisationslampen und/oder längere Belichtungszeiten werden empfohlen, um sicherzustellen, dass über die Zahnstruktur genügend Energie an die gesamte Klebefläche abgegeben wird. Das Kühlen des Zahns mit Druckluft hilft, den Temperaturanstieg während der Polymerisation zu verringern, und kann somit hitzebedingten Pulpaschäden vorbeugen. Kompositüberschüsse, die nach der Polymerisation im Bereich der Frakturlinie verbleiben, können einfach mit einem Skalpell entfernt werden, so dass in der Regel der Einsatz rotierender Instrumente unterbleiben kann. Bei einer geringen Adhäsionsfläche kann die Frakturlinie nach der adhäsiven Wiederbefestigung hohlkehlartig ausgeschliffen und anschließend mit Komposit aufgefüllt werden.

Auch wenn nach einer Fragmentbefestigung die Festigkeit intakter Zähne in vitro nur zu etwa 50 % erreicht wird[17], spricht die Einfachheit der Durchführung und das optimale ästhetische Ergebnis klar für die adhäsive Befestigung als Mittel der Wahl, sofern das Fragment verfügbar ist. Dies wird durch eine große Anzahl an Fallberichten bestätigt. Dennoch bleibt die klinische Evidenz überschaubar. Die einzige klinische Langzeitstudie wurde vor 25 Jahren publiziert und gibt die Haltbarkeit adhäsiv befestigter Kronenfragmente mit 40 % nach 5 Jahren und 25 % nach 7,5 Jahren an[1]. Allerdings ist zu berücksichtigen, dass in über der Hälfte der Fälle kein Dentinadhäsiv zum Einsatz kam, sondern die Adhäsion allein auf der Schmelz-Ätz-Technik beruhte, was zu einer Debondingrate von 50 % innerhalb des ersten Jahres führte. Zum Vergleich: Unter Verwendung eines damaligen Dentinadhäsivs wurde die 50 %ige Debondingrate erst nach 3 Jahren erreicht. Ferner wurde ein erneutes Trauma als Hauptursache für einen Misserfolg (Debonding) identifiziert.

Somit spiegeln die verfügbaren Daten nicht das wahre Potenzial der adhäsiven Fragmentbefestigung wider, welches mit modernen Adhäsivsystemen auf perfekt gereinigten Dentinoberflächen und optimalen Schmelzrändern zu erreichen ist. Kommt es im Laufe der Zeit dennoch zu einem Debonding, ist ein erneutes Befestigen möglich. Allerdings ist darauf zu achten, sämtliche Adhäsiv- bzw. Kompositreste sowohl vom Fragment als auch vom Zahn zu entfernen. Dies ist erfahrungsgemäß durch Sandstrahlen der Oberflächen mit Aluminiumoxid sicher erreichbar.

Laut Andreasen et al.[1] war zum Zeitpunkt der Studie ein günstiges ästhetisches Langzeitergebnis nach adhäsiver Fragmentbefestigung in der Hälfte der Fälle zu erwarten. Als Hauptursachen für eine Beeinträchtigung der Ästhetik wurden damals Verfärbungen der Klebefuge und Farbveränderungen des Fragmentes angegeben. Während unter Verwendung moderner Materialien für die Adhäsivtechnik Verfärbungen der

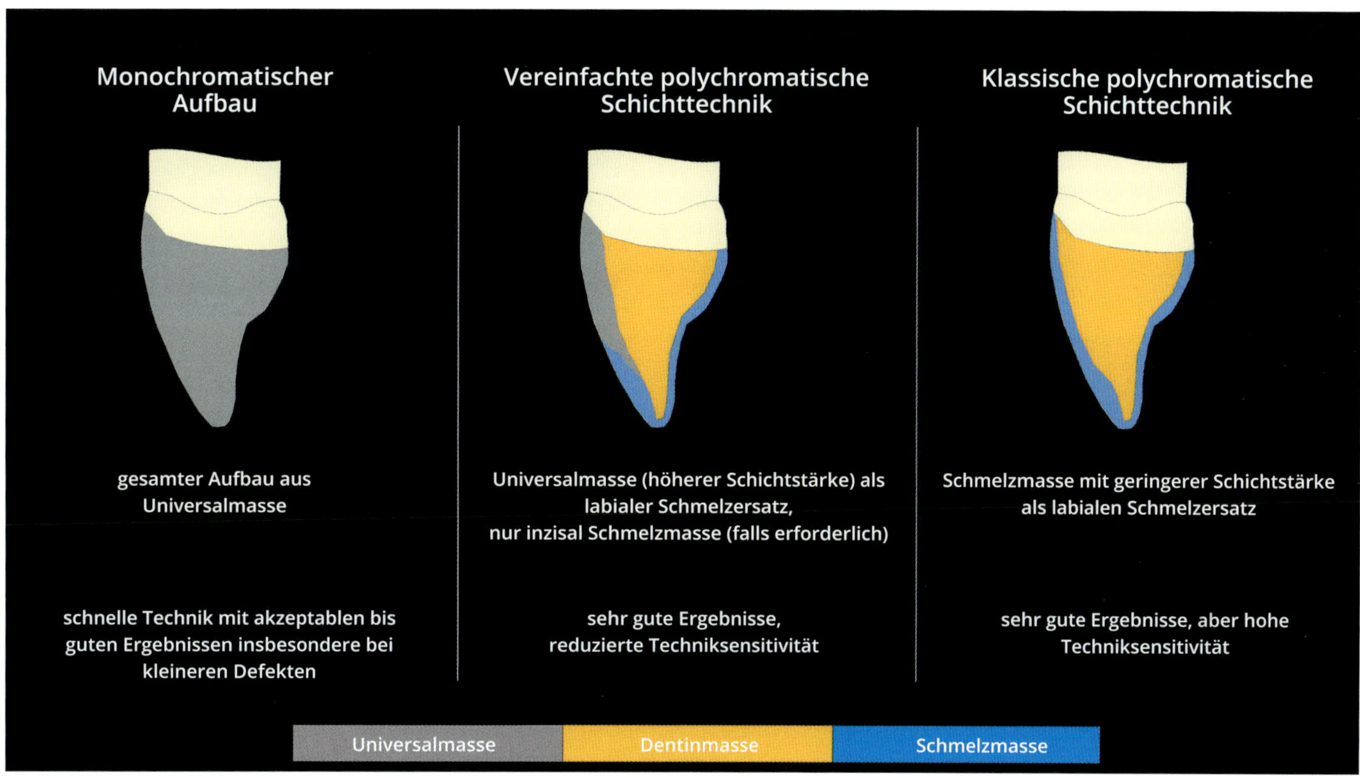

Abb. 4 Schichttechniken für Frontzahnaufbauten nach Kronenfraktur

Klebefuge heutzutage keine große Rolle mehr spielen, werden erfahrungsgemäß zunehmende Veränderungen des koronalen Fragmentes im Sinne einer verringerten Transluzenz gelegentlich beobachtet. Die Klebefuge fungiert als Diffusionsbarriere, die den Feuchtigkeitsaustausch zwischen Zahn und koronalem Fragment verhindert. Aktuelle Daten zur Häufigkeit dieser ästhetischen Limitation existieren nicht.

Direkte Kompositrestauration

Wenn die adhäsive Fragmentbefestigung aufgrund fehlender oder multipler schwer reponierbarer Fragmente nicht in Frage kommt, werden gängige Komposite routinemäßig für die Restauration frakturierter Zähne verwendet. Universalkomposite bieten eine vergleichsweise einfache Möglichkeit, frakturierte Zähne „freihändig" oder unter Verwendung einer durchsichtigen Strip-Krone mit einer einzigen farblich passenden Kompositmasse aufzubauen[10] (Abb. 4). Sie weisen eine mittlere Transluzenz auf und können daher als Kompromiss unabhängig von der Defektgröße eingesetzt werden. Als erste Versorgung nach Kronenfraktur leisten sie gute Dienste (Abb. 5). Der Aufbau ist monochromatisch ohne Unterscheidung in Schmelz und Dentin und ohne individualisierte Farbgestaltung. Die im Vergleich zum natürlichen Zahn oftmals höhere Transluzenz der Universalkomposite lässt die Mundhöhle dunkel durchschimmern, was den Frontzahnaufbau manchmal leicht gräulich erscheinen lässt.

Gerade bei größeren Aufbauten bieten Universalkomposite folglich selten perfekte ästhetische Resultate. Dennoch erfreuen sich Universalkomposite in vielen Praxen einer hohen Beliebtheit und werden auch im Frontzahngebiet häufig als Standardversorgung eingesetzt. In vielen Fällen erzielen sie aus Patientensicht völlig akzeptable Resultate, sofern die Zahnform korrekt umgesetzt wurde.

Bei hohem ästhetischem Anspruch sind aufwändigere polychromatische Schichttechniken mit ästhetischen Materialien erforderlich (Abb. 4 und 6). Ästhetikkomposite bieten Massen unterschiedlicher Opazität zur Wiederherstellung der Dentin- und Schmelzstrukturen und bilden somit die ideale Voraussetzung zur Nachahmung natürlicher Zähne.

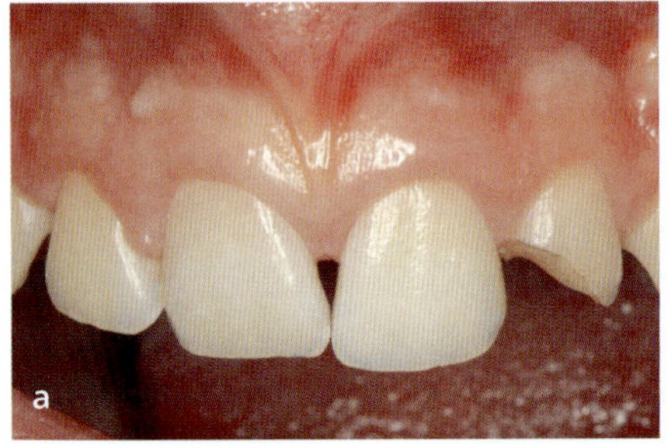
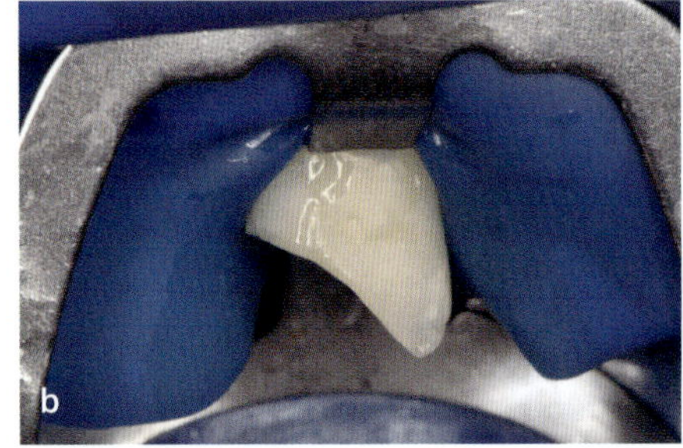
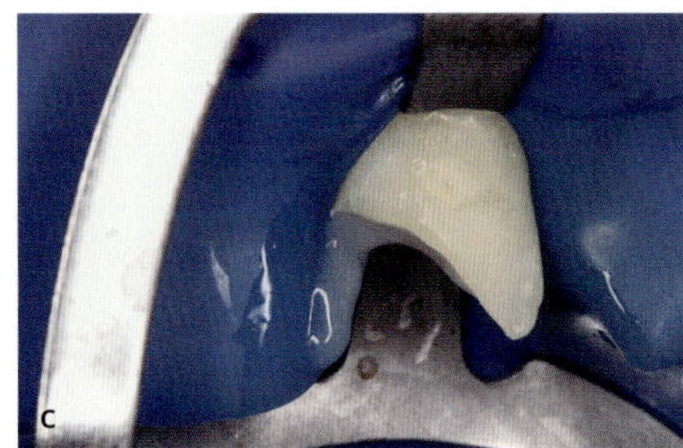
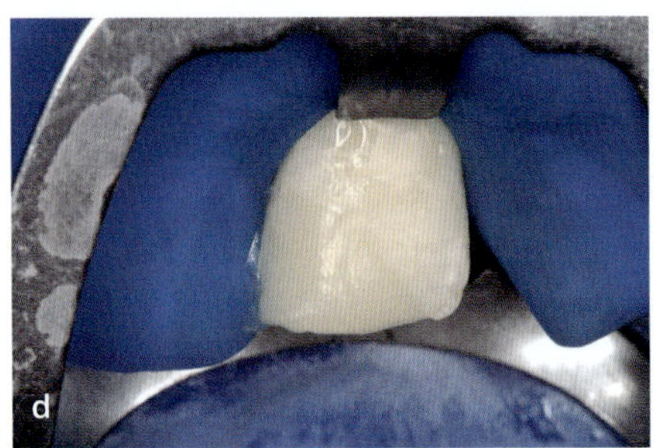
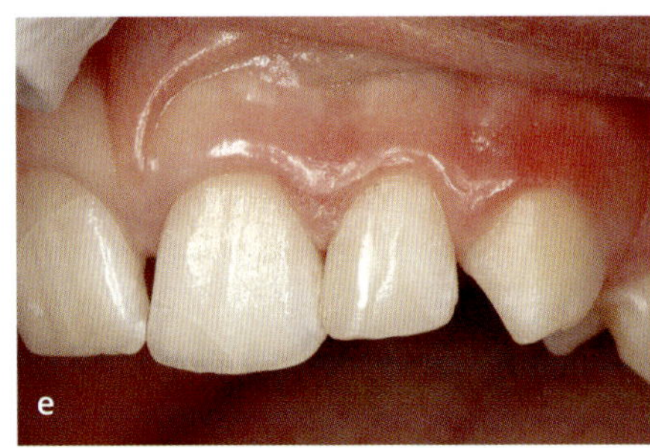
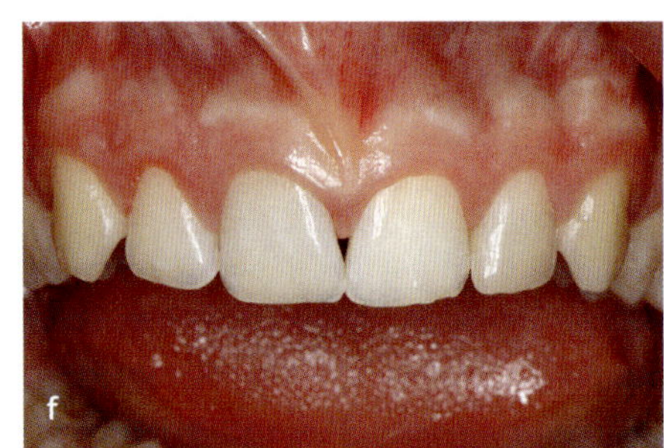

Abb. 5a Kronenfraktur 22
Abb. 5b Situation unter Kofferdam; ein einfacher Aufbau mit Universalmasse ist geplant
Abb. 5c Herstellung einer approximalen Wand aus Flowable-Komposit; der Kofferdam fungiert als Matrize
Abb. 5d Kompletter Aufbau in einer Schicht mit einer Universalmasse
Abb. 5e Politur
Abb. 5f Akzeptable ästhetische Situation der langzeitprovisorischen Restauration nach 2 Jahren

Allerdings hängt das Ergebnis von einer adäquaten Umsetzung der erforderlichen Schichttechnik und der präzisen Einhaltung der empfohlenen Schichtstärken der Kompositmassen ab.

Die Restauration beginnt mit der Beurteilung der Situation. Die üblicherweise als „Farbbestimmung“ umschriebene Maßnahme zur Wahl der zu verwendenden Kompositmassen entspricht eher einer Analyse im Sinne einer landkartenartigen Charakterisierung der Nachbarzähne und insbesondere des kontralateralen Zahnes. Die genaue Vorgehensweise bei der „Farbbestimmung“ kann je nach Hersteller und Kompositsystem variieren und würde den Rahmen dieses Beitrags sprengen.

Die erfasste Information, welche Masse in welchem Bereich eingesetzt werden soll, wird in einer Skizze festgehalten. Alternativ kann ein Foto der noch nicht dehydrierten Frontzähne zu Beginn der Behandlung diese Informationen während des Aufbaus bereitstellen.

Anschließend wird das Behandlungsergebnis mithilfe eines im Mund direkt hergestellten Mock-ups aus Komposit simuliert. Ein Wax-up aus dem zahntechnischen Labor erzielt zwar eine höhere Präzision, erhöht den Aufwand aber maßgeblich und ist bis auf Fälle mit multiplen Zahnfrakturen in der Regel nicht erforderlich. Das Mock-up wird ohne Konditionierung der Zahnhartsubstanzen meistens in einer einzigen Schicht zügig modelliert und ausgehärtet. Dazu eignen sich am besten hochvisköse, standfeste Materialien. Durch den Einsatz rotierender Instrumente kann der so hergestellte provisorische Aufbau ggf. in Form gebracht werden. Entscheidend ist dabei ausschließlich die korrekte Wiedergabe der oralen und inzisalen Kontur der Zahnkrone. Diese wird mit einer schnell abbindenden knetbaren Silikonmasse abgeformt. Der entstandene Silikonschlüssel wird anschließend mit einem Skalpell soweit beschnitten, dass die palatinale Kontur des Zahnes inklusive des patinalen Anteils der Inzisalkante erhalten bleiben.

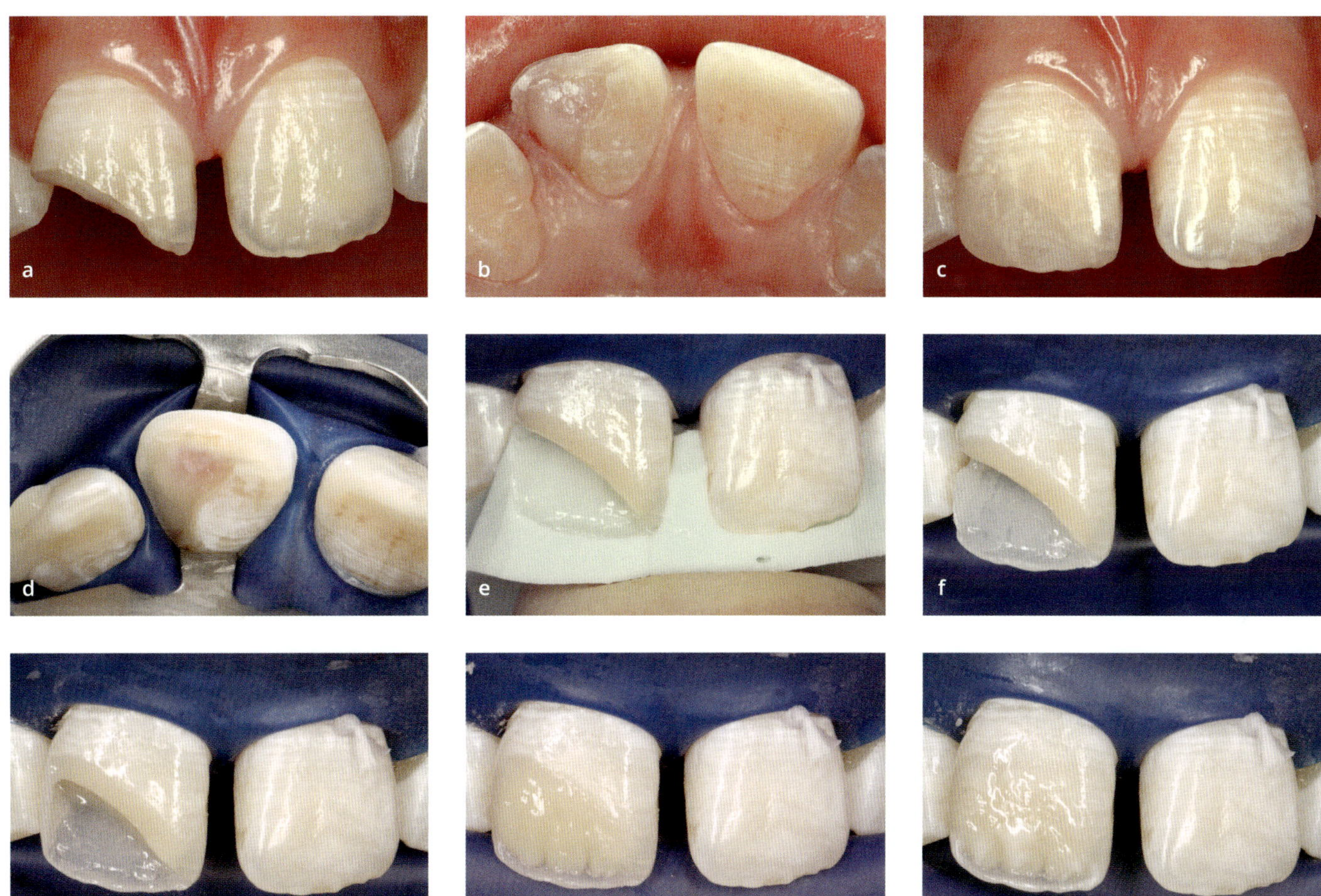

Abb. 6a Ausgangssituation: frakturierte Zahnkrone an Zahn 11
Abb. 6b Die Ansicht von palatinal zeigt die subgingivale Ausdehnung des Defektes
Abb. 6c Situation nach Herstellung eines Mock-ups aus Komposit
Abb. 6d Nach Elektrotomie distal gelingt die vollständige Darstellung des Defektes unter Kofferdam
Abb. 6e Die palatinale Wand wird unter Verwendung des zuvor hergestellten Silikonschlüssels mit einer Schmelzmasse modelliert
Abb. 6f Nach Polymerisation wird der Silikonschlüssel abgenommen. Die palatinale Wand gibt auch inzisal die Zahnform korrekt wieder
Abb. 6g Mit einer geeigneten Matrizentechnik wird die approximale Zahnkontur aufgebaut
Abb. 6h Der Dentinkern aus einer opaken Masse in geeigneter Farbe bedeckt die labiale Abschrägung etwa zur Hälfte. Inzisal sind Mammelonstrukturen erkennbar
Abb. 6i Weiße Malfarbe akzentuiert die Inzisalkante und wird auch in den Bereichen eingesetzt, in denen weißliche Opazitäten simuliert werden sollen

Nach der Entfernung des Mock-ups werden die Schmelzränder abgeschrägt. Im labialen Bereich sollte eine breitere Abschrägung von 1 bis 2 mm durchgeführt werden, um den Übergang zwischen Komposit und Zahn besser maskieren zu können. Der Kompositaufbau erfolgt vorzugsweise unter Kofferdam, wobei sich eine Isolierung aller Frontzähne von Prämolar zu Prämolar bewährt hat.

Ligaturen aus Zahnseide helfen dabei, den Kofferdam weiter nach apikal, unter den Äquator der Zähne, zu verdrängen. Dies ist nicht nur bei tieferen Defekten erforderlich, sondern auch generell bei umfangreicheren ästhetischen Restaurationen sehr hilfreich, da die gesamten Zahnkronen freigelegt werden und somit die Längen-Breiten-Verhältnisse, die Zahnachsen sowie die Proportionen der Front-

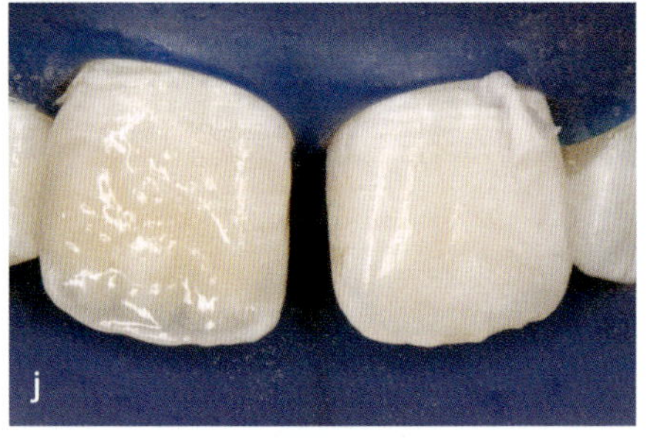

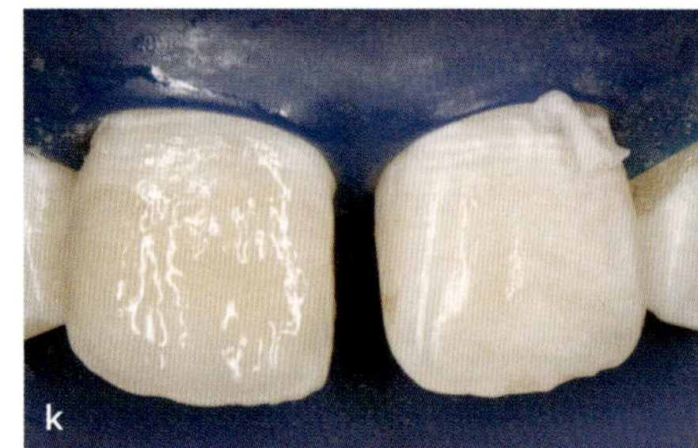

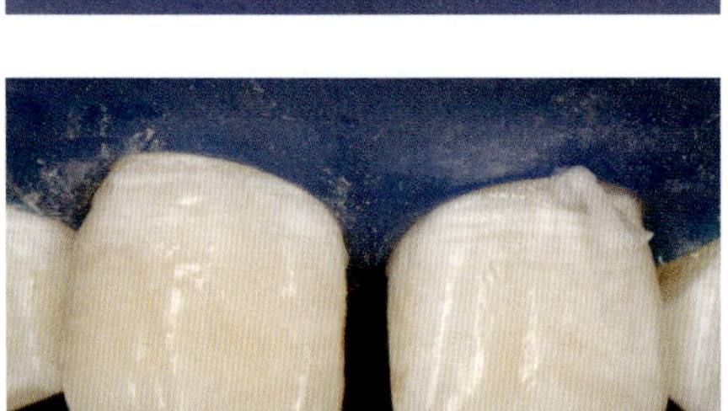

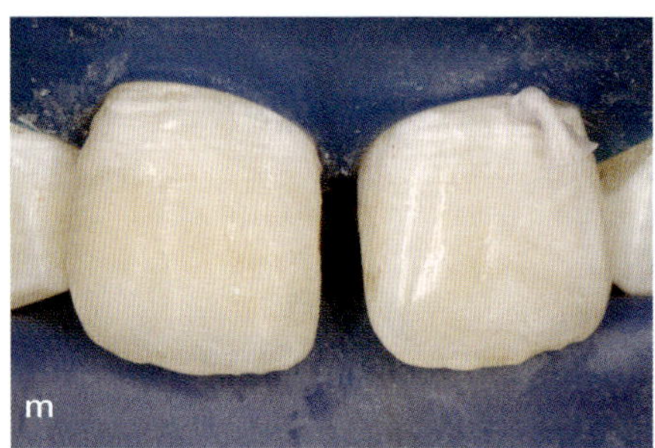

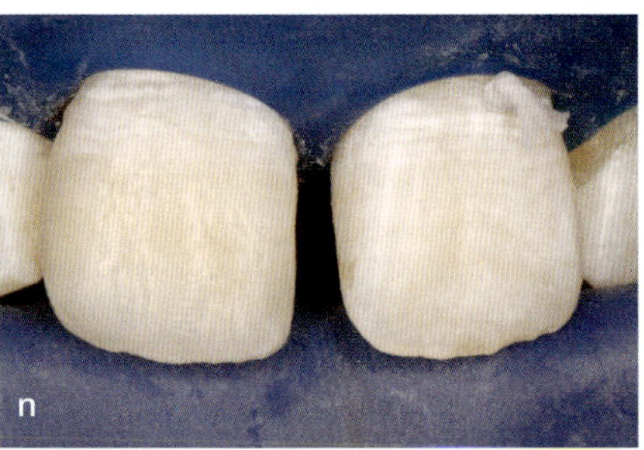

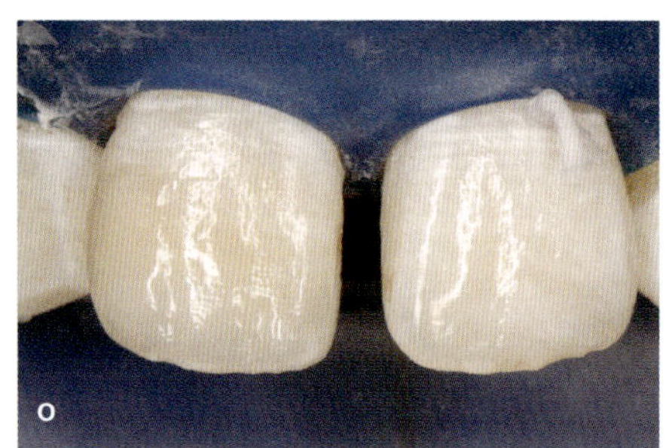

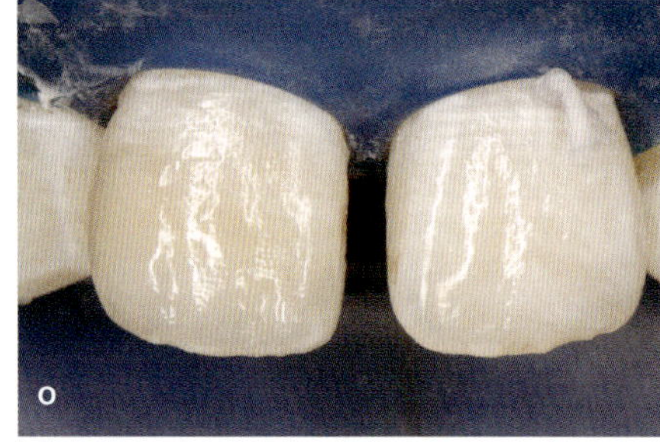

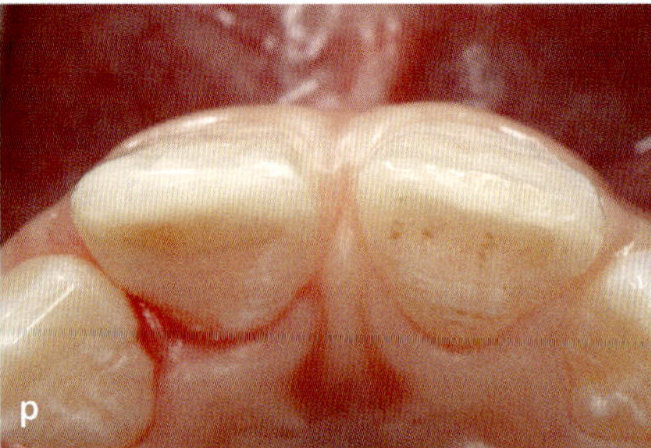

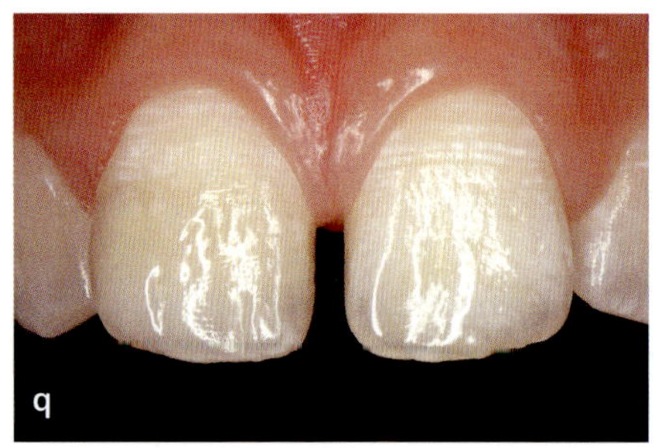

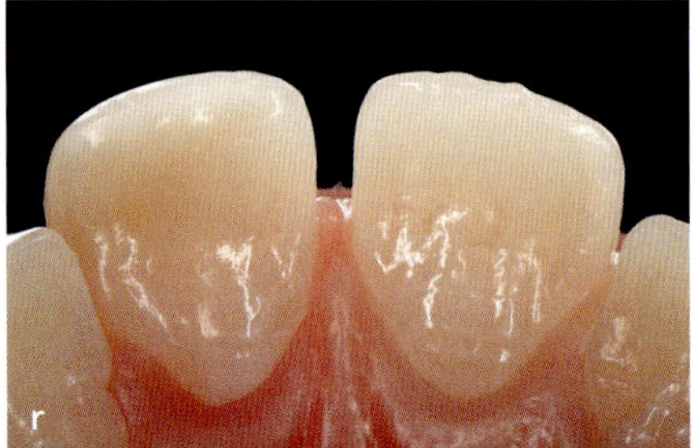

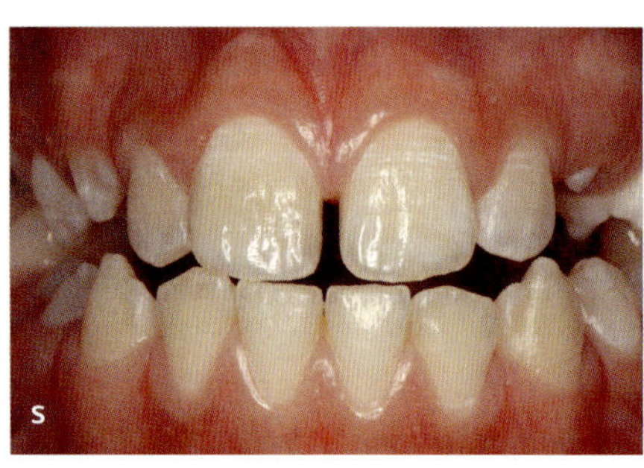

Abb. 6j Der inzisale Bereich zwischen den Mammelons wird mit hochtransparenter Kompositmasse gefüllt

Abb. 6k Die Restauration wird bukkal mit einer dünnen Schicht aus Schmelzmasse fertiggestellt. Die Gestaltung des Oberflächenreliefs gelingt mit einem kleinen Pinsel

Abb. 6l Flexible Scheibchen werden vor allem im Randbereich kurz eingesetzt, ohne jedoch das geschichtete Relief einzuebnen

Abb. 6m Um Perikymatien zu simulieren, wird ein grober Diamant langsamtourig horizontal über die Labialfläche geführt

Abb. 6n Nach kurzer Bearbeitung mit einer Ziegenhaarbürste und diamantierter Polierpaste (Enamel Plus Shiny A) ergibt sich ein seidig-mattes Aussehen der Oberfläche

Abb. 6o Die Hochglanzpolitur mit Wollschwabbel und einer Aluminiumoxidpolierpaste (Enamel Plus Shiny C) führt zu einem schmelzähnlichen Oberflächenglanz

Abb. 6p Die Ansicht von inzisal verdeutlicht das labiale Oberflächenrelief des restaurierten Zahnes

Abb. 6q Klinische Situation 6 Monate nach restaurativer Versorgung: Ansicht von labial

Abb. 6r Palatinale Ansicht nach 6 Monaten

Abb. 6s Der restaurierte Zahn 11 fügt sich harmonisch in das Gesamtbild ein

zähne zueinander während der Restauration deutlich besser beurteilt werden können.

Bei Zähnen im Durchbruch ist die Anwendung von Kofferdam jedoch nicht immer einfach. Hier kann es hilfreich sein, an den zu isolierenden Zähnen nach Konditionierung eine kleine Menge Flowable-Komposit palatinal in Gingivanähe zu applizieren. Durch die so generierten palatinalen Unterschnitte kann der Kofferdam unter Anwendung von Ligaturen besser nach zervikal verdrängt werden.

Alternativ zum Kofferdam kann die relative Trockenlegung mit Watterollen und dünnen Retraktionsfäden ggf. in Kombination mit speziellen Lippen-Wangen-Haltern einen akzeptablen Kompromiss darstellen, sofern eine Kontamination der Adhäsivflächen mit Speichel oder Sulkusfluid sicher vermieden wird.

Für die Nachbildung der Zahnsubstanz müssen unterschiedliche Kompositschichten appliziert werden. Zunächst werden mit einer dünnen Schicht transparenter Schmelzmasse, die in den Silikonschlüssel platziert und vor der Lichthärtung auf den Zahn übertragen wird, die palatinalen und inzisalen Zahnanteile (ohne Kontakt zu den Nachbarzähnen!) gebildet. In einem zweiten Schritt werden die approximalen Zahnkonturen hergestellt, wozu verschiedene Matrizentechniken eingesetzt werden können.

Klassische Matrizentechnik mit Keil

Für einfache, kleinere und deutlich supragingivale Defekte kann die Verwendung einer verkeilten Matrize ausreichend sein. Je nach Situation können auch vorkonturierte Matrizen eingesetzt werden.

Individuelle Matrizentechnik

Für schwierigere Fälle hat sich die von Hugo und Klaiber vorgeschlagene individuelle Matrizentechnik bewährt[8,9]. Eine Transparentmatrize wird hochkant in den Interdentalraum bis auf den Fundus des invertierten Kofferdams eingebracht, mit einem lichthärtenden Provisorienkunststoff (z. B. Telio CS Onlay, Ivoclar Vivadent, Schaan, Liechtenstein) am Nachbarzahn fixiert und vor dem Aushärten mit einem Heidemann-Spatel so bearbeitet, dass eine optimal konturierte „Approximal-Verschalung" entsteht. Diese präzise Negativform erleichtert die nachfolgende Herstellung der approximalen Wand[8].

Dynamische Matrizentechnik

Bei der dynamischen Matrizentechnik wird ein ausreichend langes, transparentes Matrizenband horizontal in den Interdentalraum gelegt. Das Komposit für den Aufbau der approximalen Wand (Schmelzmasse oder besser Universalmasse) wird zwischen Zahn und Matrize eingebracht und gegen die Matrize adaptiert. Anschließend wird die Matrize nach palatinal durchgezogen, während die zuvor hergestellte palatinale Wand als Widerlager dient. Während des Durchziehens ist darauf zu achten, die Matrize im zervikalen Bereich auf Kontakt zum Zahn zu halten, um in diesem Bereich keine Überschüsse zu generieren. Vor der Polymerisation kann die so hergestellte approximale Wand noch vorsichtig mit einem Instrument bearbeitet und auf Kontakt zum Nachbarzahn gebracht werden. Materialien, die keine ausreichende Standfestigkeit haben, sind für die dynamische Matrizentechnik nicht geeignet. Die dynamische Matrizentechnik erfordert etwas Übung, ermöglicht aber bei korrekter Durchführung die Herstellung optimaler approximaler Wände mit reduziertem approximalem Nachbearbeitungsbedarf.

Nach Fertigstellung der approximalen Wände erfolgt die weitere Schichtung mit opakeren Dentinmassen, die den Dentinkern aufbauen. Die Ausdehnung des Dentinkerns nach inzisal richtet sich nach dem Abrasionsgrad der Frontzähne und damit nach dem Patientenalter. Bei jugendlichen Zähnen ist es oft erforderlich, ausreichend Platz für die spätere Simulation eines transluzenten Inzisalbereichs zu belassen. Art und Ausdehnung von Dentinmamelons richten sich nach dem kontralateralen Zahn. Im zervikalen Bereich ist der Dentinkern im Vergleich zum natürlichen Zahn ausgedehnter und bedeckt teilweise die Schmelzabschrägung. Er lässt im labialen Bereich nur noch wenig Platz für eine ca. 0,5 mm dünne Schicht aus Schmelzmasse. Entsprechend der vorherigen Zahnanalyse und Farbauswahl kann der Inzisalbereich durch hochtransluzente Massen charakterisiert werden, um vorhandene Mamelonstrukturen des Dentinkerns optisch deutlicher hervortreten zu lassen. Wenn nötig können diverse Kompositmalfarben (meist weiß oder ocker) gezielt auf den Dentinkern aufgebracht werden, um die Restauration der vorhandenen Bezahnung anzupassen. Abschließend wird die dünne Schmelzmasse

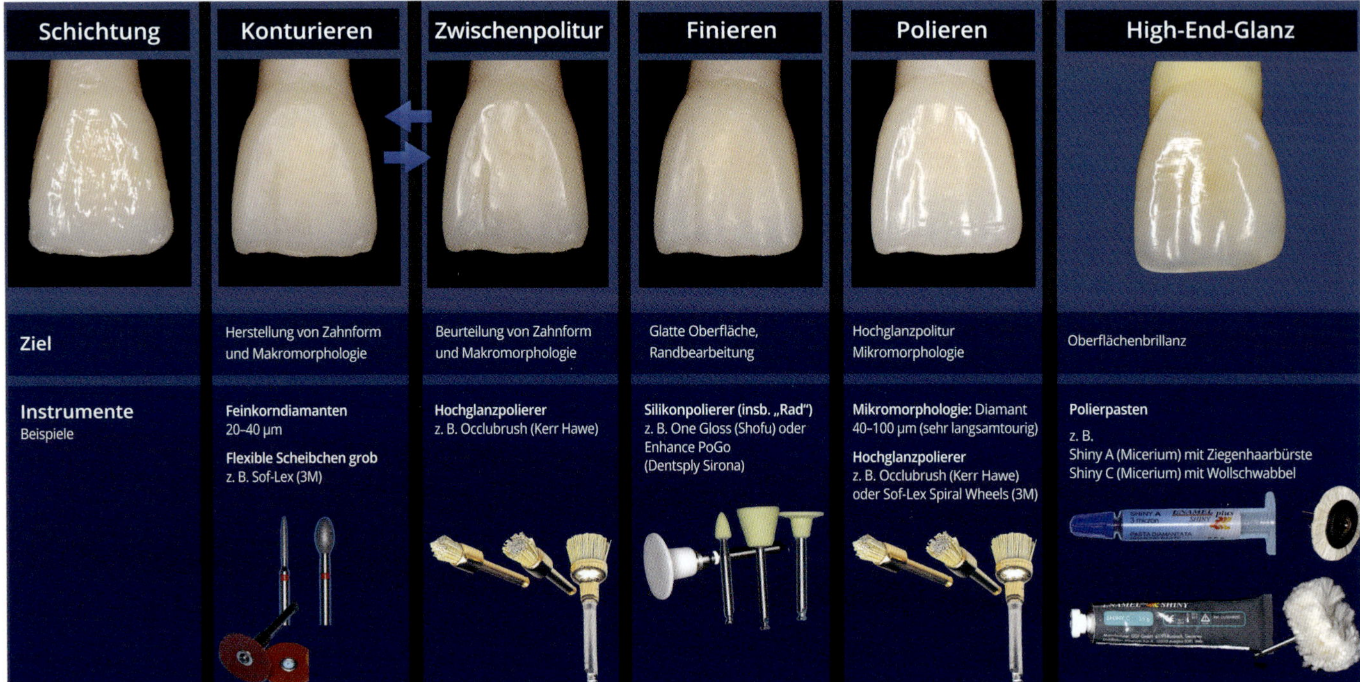

Abb. 7 Ausarbeitung und Politur

aufgetragen, ohne die Restauration zu überkonturieren.

Die präzise Einhaltung einer möglichst dünnen Schmelzschicht ist nicht einfach, aber bei den meisten Ästhetikkompositen erforderlich, um optimale Resultate zu erzielen. Um die Schichtung zu vereinfachen, kann die etwas opakere Universalmasse anstelle der Schmelzmasse als labialer Schmelzersatz verwendet werden. Dieses Vorgehen verzeiht auch größere Variationen in der Dicke der künstlichen Schmelzschicht, ohne sich negativ auf das Ergebnis auszuwirken. Die Schmelzmasse kann dann auf das inzisale Kronendrittel beschränkt bleiben, sofern in diesem Bereich transluzente Zahnstrukturen reproduziert werden müssen.

Nach Polymerisation der letzten Schicht können Überschüsse an den Restaurationsrändern mit einem Skalpell entfernt werden. Oberflächenglanz und Mikromorphologie lassen sich – in Abhängigkeit vom verwendeten Material – mit geeigneten Finier- und Poliertechniken nahezu perfekt an die Nachbarzähne anpassen. Abbildung 7 gibt einen Überblick der möglichen Arbeitsschritte und Materialien.

Während die initial mit Komposit erreichbaren ästhetischen Resultate unbestritten sind, wird die Langzeitprognose direkter Kompositaufbauten nach Zahntrauma kontrovers diskutiert[13]. Einer aktuellen Metaanalyse zufolge beläuft sich die Prognose von Klasse-IV-Restaurationen nach 10 Jahren auf rund 90 %[7]. Allerdings ist gerade bei jungen Patienten mit einer deutlich höheren Misserfolgsrate zu rechnen. Als Ursache werden vor allem Folgetraumata angegeben[20].

Indirekte Keramikversorgungen

Vollkeramische Restaurationen in Form von Keramikveneers, Teilkronen oder Kronen ermöglichen hervorragende ästhetische und funktionelle Resultate und können daher immer als Alternative zur direkten Komposittechnik gesehen werden. Die hohen Überlebensraten minimalinvasiver Keramikveneers von bis zu 95 % nach 10 Jahren werden vor allem unter idealen Bedingungen, in denen die Präparationen fast ausschließlich im Zahnschmelz liegen, erreicht[12]. Dementsprechend haben Veneerversorgungen in vielen Studien das Ziel, Zahnform- und Zahnstellungskorrekturen herbeizuführen. Zähne mit frakturbedingt größerer Dentinexposition sind nicht die typische Indikation für Keramikveneers und daher in den publizierten klinischen Studien kaum vertreten. Eine unzureichende Schmelzunterstützung zählt jedoch neben Bruxismus und dem Vorhandensein einer Wurzelkanalfüllung nach wie vor zu den Hauptrisikofaktoren von Keramikveneers[3,4]. Daher dürfen die verfügbaren prognostischen Daten für Veneers nicht vorbehaltlos auf die Versorgung nach Kronenfraktur übertragen werden.

Weiterhin bleibt die ästhetisch perfekte indirekte Versorgung eines Einzelzahnes im Frontzahnbereich auch für erfahrene Zahntechniker eine Herausforderung. Je nach Wahl der Restaurationsart kann die Zahnpräparation im Vergleich zu einer direkten Kompositrestauration zudem deutlich invasiver sein und insbesondere bei jungen Zähnen mit ausgedehntem Pulpalumen einen zusätzlichen Stressor für die Pulpa bedeuten. Ferner ist zu berücksichtigen, dass Restaurationsränder an Frontzähnen, die zum Zeitpunkt der Eingliederung para- oder leicht subgingival liegen, im Zuge der passiven Eruption exponiert werden. Letztere wird als apikale Migration der gingivalen Gewebe beschrieben, die auch in den Jahren nach dem Zahndurchbruch zu einer Zunahme der klinischen Kronenlänge führt und erst mit Erreichen des Erwachsenenalters allmählich sistiert[14]. Daher sollte die Indikation für indirekte Restaurationen eher auf ausgedehnte Defekte bei erwachsenen Patienten beschränkt bleiben.

Literatur

1. Andreasen FM, Noren JG, Andreasen JO, Engelhardtsen S, Lindh-Stromberg U. Long-term survival of fragment bonding in the treatment of fractured crowns: a multicenter clinical study. Quint Int 1995;26:669-681.
2. Borum MK, Andreasen JO. Therapeutic and economic implications of traumatic dental injuries in Denmark: an estimate based on 7549 patients treated at a major trauma centre. Int J Paediatr Dent 2001;11:249-258.
3. Burke FJ. Survival rates for porcelain laminate veneers with special reference to the effect of preparation in dentin: a literature review. Journal Esthet Restor Dent 2012;24:257-265.
4. Edelhoff D, Prandtner O, Saeidi Pour R, Liebermann A, Stimmelmayr M, Güth JF. Anterior restorations: The performance of ceramic veneers. Quint Int 2018;49:89-101.
5. Farik B, Munksgaard EC, Andreasen JO, Kreiborg S. Drying and rewetting anterior crown fragments prior to bonding. Endod Dent Traumatol 1999;15:113-116.
6. Hahn B, Soliman S, Krastl G. Restaurative Versorgung von Kronenfrakturen im bleibenden Gebiss. Wissen Kompakt 2017:11:29-40.
7. Heintze SD, Rousson V, Hickel R. Clinical effectiveness of direct anterior restorations - A meta-analysis. Dent Mater 2015;31:481-495.
8. Hugo B. Ästhetik mit Komposit. Grundlagen und Techniken. Quintessenz, Belin 2008.
9. Klaiber B, Hugo B, Hofmann N, Wilson N, Roulet F, Fuzzi M. Improving Outcome: Anterior Restorations. In: Advances in Operative Dentistry Chalenges of the Future. Berlin: Quintessence, 2001:185-196.
10. Krastl G, Weiger R. Frontzahnrestaurationen: Brauchen wir überhaupt Keramik? Quintessenz 2010;61:511-520.
11. Krastl G, Filippi A, Zitzmann NU, Walter C, Weiger R. Current aspects of restoring traumatically fractured teeth. Eur J Esthet Dent 2011;6:124-141.
12. Layton DM, Clarke M, Walton TR. A systematic review and meta-analysis of the survival of feldspathic porcelain veneers over 5 and 10 years. Int J Prosthodont 2012;25:590-603.
13. Macedo G, Raj V, Ritter AV. Longevity of anterior composite restorations. J Esthet Restor Dent 2006;18:310-311.
14. Morrow LA, Robbins JW, Jones DL, Wilson NH. Clinical crown length changes from age 12-19 years: a longitudinal study. J Dent 2000;28:469-473.
15. Poubel DLN, Almeida JCF, Dias Ribeiro AP, Maia GB, Martinez JMG, Garcia FCP. Effect of dehydration and rehydration intervals on fracture resistance of reattached tooth fragments using a multimode adhesive. Dent Traumatol 2017;33: 451-457.
16. Ravn JJ. Follow-up study of permanent incisors with enamel cracks as result of an acute trauma. Scand J Dent Res1981;89:117-123.
17. Reis A, Loguercio AD, Kraul A, Matson E. Reattachment of fractured teeth: a review of literature regarding techniques and materials. Oper Dent 2004;29:226-233.
18. Sharmin DD, Thomas E. Evaluation of the effect of storage medium on fragment reattachment. Dent Traumatol 2013;29:99-102.
19. Shirani F, Sakhaei Manesh V, Malekipour MR. Preservation of coronal tooth fragments prior to reattachment. Aust Dent J 2013;58:321-325.
20. Spinas E. Longevity of composite restorations of traumatically injured teeth. Am J Dent 2004;17:407-411.
21. Yilmaz Y, Guler C, Sahin H, Eyuboglu O. Evaluation of tooth-fragment reattachment: a clinical and laboratory study. Dent Traumatol 2010;26:308-314.

Therapieoptionen nach Kronen-Wurzel-Fraktur

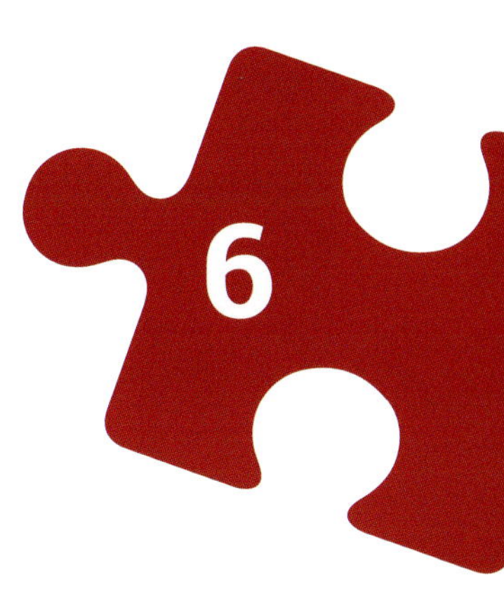

Ralf Krug, Gabriel Krastl

Einleitung

Die Therapie von Kronen-Wurzel-Frakturen, die in beiden Dentitionen unter den Frakturen einen Anteil von etwa 12 % ausmachen, gehört zu den komplexen, oft mit großem Aufwand verbundenen zahnärztlichen Maßnahmen[3]. Kronen-Wurzel-Frakturen zeichnen sich dadurch aus, dass nicht nur Schmelz und Dentin, sondern auch Wurzelzement exponiert ist, und zwar meist in einem sehr schrägen Frakturverlauf von einem supragingivalen Areal nach oral krestal (Abb. 1a und b). Eine Beteiligung bzw. Eröffnung der Pulpa tritt nicht zwingend auf[2]. Kronen-Wurzel-Frakturen betreffen am häufigsten die Frontzähne im Oberkiefer, können aber auch im Seitenzahngebiet vorkommen. Hier werden beispielsweise bevorzugt infolge eines indirekten Traumas (Sturz auf das Kinn) oft multiple Höckerabsprengungen an Prämolaren oder Molaren verursacht[2].

Die vorliegende Arbeit basiert auf dem in einer früheren „Quintessenz"-Ausgabe erschienenen Beitrag Krastl/Weiger[10] und beleuchtet insbesondere die

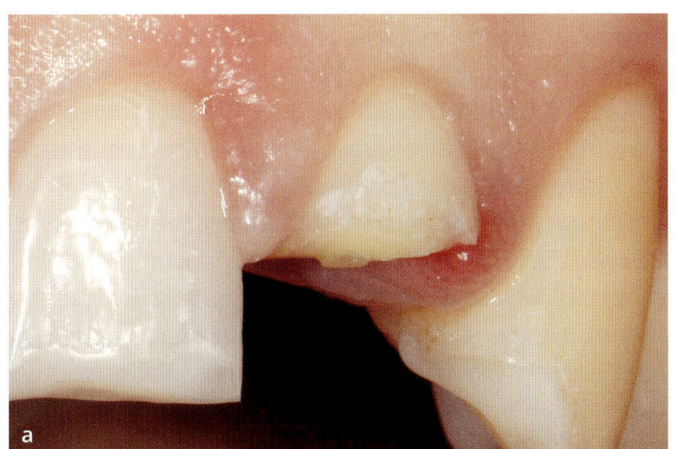

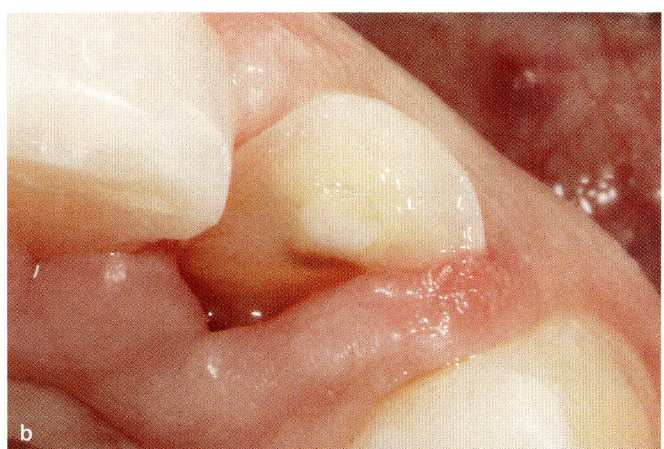

Abb. 1a und b Situation im Anschluss an die Entfernung eines mobilen koronalen Fragments an Zahn 12 nach Kronen-Wurzel-Fraktur in labialer (a) und palatinaler (b) Ansicht

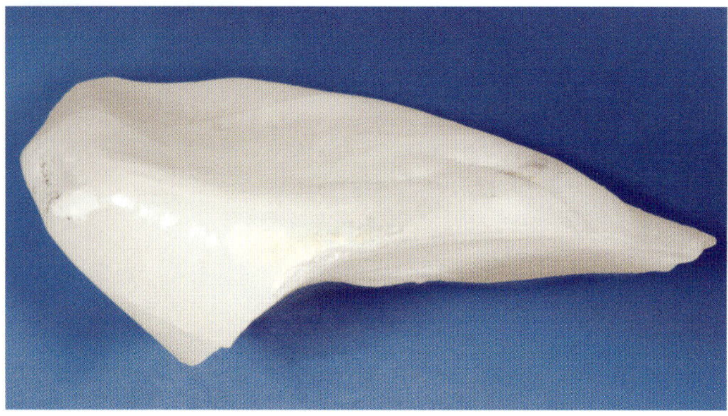

Abb. 2 Typischer Frakturverlauf einer Kronen-Wurzel-Fraktur mit Ausdehnung nach palatinal in den Wurzelbereich

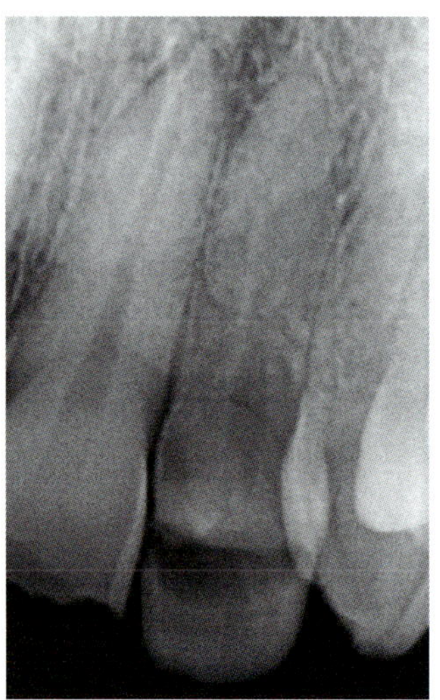

Abb. 3 Im Zahnfilm stellt sich das noch an der palatinalen Gingiva befestigte koronale Fragment disloziert dar

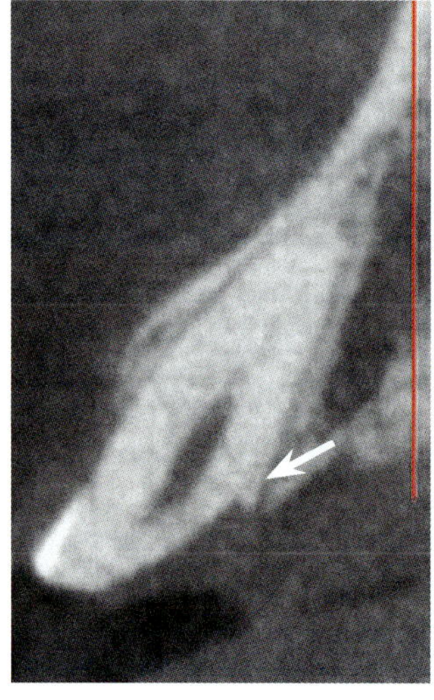

Abb. 4 In der DVT-Aufnahme zeigt sich nach Entfernung des koronalen Fragments in der sagittalen Ebene der Frakturverlauf mit typischer Frakturkante palatinal (Pfeil)

Entscheidungsfindung sowie die Therapie von Zähnen mit Kronen-Wurzel-Frakturen im bleibenden Gebiss.

Diagnostik

Bei Kronen-Wurzel-Frakturen sind in situ befindliche Fragmente sehr häufig noch mit dem tief frakturierten Anteil an die angrenzende Gingiva angeheftet. Wenn nur eine geringfügige Dislokation des Fragments vorliegt, bemerken manche Patienten zuerst eine Mobilität unter Funktion und/oder eine durch thermische Reize ausgelöste Hypersensibilität der Pulpa. Der Behandler sollte in solchen Fällen eine akribische Diagnostik durchführen, wie sie ohnehin nach jedem Zahntrauma notwendig ist. Hierbei müssen sowohl die offensichtlich verletzten Zähne als auch potenziell mitbeteiligte Nachbarzähne und Antagonisten untersucht werden. Klinisch sind Zahnlockerungen, Dislokationen, zirkuläre Sondierungstiefen, Verletzungen der Weichgewebe sowie die Sensibilität und die Perkussionsempfindlichkeit zu erfassen.

Kronen-Wurzel-Frakturen in der Oberkieferfront erstrecken sich gewöhnlich von labialen Schmelzarealen para- oder supragingival häufig nach palatinal bis in den Wurzelbereich (Abb. 2). Die Frakturverläufe folgen typischen Spannungslinien, die zwischen der Region der Krafteinleitung und der Zahnabstützung in der Alveole entstehen[25]. Noch in situ befindliche mobile Fragmente sind fast immer weiterhin über den Faserapparat befestigt.

Im Zahnfilm lässt sich bei den oberen Inzisivi meist nur eine Frakturlinie erkennen, die dem labialen Frakturverlauf entspricht. Die palatinal tiefer gelegene Frakturgrenze wird bedingt durch die koronale Schrägfläche der Fraktur und die fehlende Diastase zwischen den Fragmenten nur selten erkannt (Abb. 3). Das Röntgenbild ist zwar aus forensischen Gründen notwendig, kann aber das eigentliche Frakturausmaß bei einer Kronen-Wurzel-Fraktur kaum wiedergeben. Hierzu muss zunächst die klinische Inspektion nach Entfernung des koronalen Fragments erfolgen.

Eine Besonderheit stellen kleinere Teilfragmente im wurzelnahen Defektbereich dar. Diese sind erst nach Begutachtung des Defekts ohne das koronale Fragment einsehbar und sollten ebenfalls entfernt werden. Eine dreidimensionale Bildgebung mit idealerweise auf die betroffene Zahnregion fokussierter kleinvolumiger digitaler Volumentomographie (DVT) hilft unter Umständen dabei, vor operativen Maßnahmen den Verlauf derartiger Teilfragmente und mitunter zusätzliche Wurzelfrakturen im apikalen Bereich zu erkennen (Abb. 4). Eine DVT-Aufnahme kann die klinische Befundung unterstützen.

Therapie

Die Versorgung von Zähnen mit Kronen-Wurzel-Fraktur gehört zu den technisch anspruchsvollsten Behandlungen in der dentalen Traumatologie. Interdisziplinäre Überlegungen müssen einbezogen werden. Während bei Erwachsenen stark kompromittierte Zähne mit etablierten Konzepten entfernt und beispielsweise durch Implantate oder Klebebrücken ersetzt werden können, sollte bei Patienten im Wachstum ein Erhalt mit möglicherweise eingeschränkter Prognose eher favorisiert werden. Auch hier wären im Fall eines per se nicht erhaltungswürdigen Zahnes Alternativen wie die Zahntransplantation oder der kieferorthopädische Lückenschluss denkbar. Verfrühte bzw. unbedachte Therapien im Rahmen der Primärbehandlung erscheinen selten zweckmäßig.

Sofern der Zahnerhalt prinzipiell indiziert ist, gibt es verschiedene Behandlungsoptionen, die im Folgenden aufgezeigt und diskutiert werden. Eindeutige Vorteile für eine bestimmte Therapieart lassen sich aus der Literatur bisher nicht ableiten.

Eine komplette Fassung der ursprünglichen Defektgrenzen durch die Restauration ist insbesondere bei steilem Frakturverlauf nicht zwingend erforderlich. In vielen Fällen setzt jedoch eine adäquate Versorgung einen guten Zugang zum Defekt voraus. Dies kann durch chirurgische oder kieferorthopädische Maßnahmen erreicht werden (Tab. 1).

Option 1: Restaurative Versorgung des gesamten Defekts

Bei supra- oder paragingivalen Defektgrenzen richtet sich die restaurative Versorgung nach den Möglichkeiten, die auch für Kronenfrakturen zur Verfügung stehen, was ein Wiederbefestigen des Fragments, eine Kompositrestauration und bei Erwachsenen auch laborgefertigte Restaurationen einschließt. Leicht subgingival liegende Defekte werden zuvor mittels Elektrotomie freigelegt oder durch das Legen eines Retraktionsfadens dargestellt.

Adhäsive Fragmentbefestigung

Bei Kronenfrakturen hat sich die adhäsive Fragmentbefestigung als Möglichkeit zur Wiederherstellung von Funktion und Ästhetik bewährt, sofern das Fragment vorhanden ist und keine Teilfragmente im Wurzelbereich gefunden werden können. Derartige Kleinstfragmente sollten stets entfernt werden. Zwar lässt sich mit einer adhäsiven Fragmentbefestigung nicht die Festigkeit intakter Zähne erreichen, aber sie kann eine sehr gute vorübergehende Versorgung darstellen. Die bisher einzige klinische Langzeituntersuchung zu dem Thema, die kürzlich von der Arbeitsgruppe der Autoren des vorliegenden Beitrags abgeschlossen wurde, zeigt bei Zähnen mit Kronen-Wurzel-Fraktur eine funktionelle Überlebenswahrscheinlichkeit des adhäsiv wiederbefestigten Fragments von 66,7 % (26 von 39 Zähnen) nach im Mittel 9,8 Jahren[12].

Vor dem Wiederbefestigen werden die freigelegte Zahnoberfläche und die Bruchfläche des Fragments mit einem Adhäsivsystem vorbehandelt. Dafür kommen generell sowohl Mehr- als auch Ein-Schritt-Sys-

Tab. 1 Übersicht über die Möglichkeiten zur restaurativen Versorgung von Kronen-Wurzel-Frakturen in Abhängigkeit von der Defektlage

Klinische Situation	Optionen zur restaurativen Versorgung
Defekt zugänglich (eventuell nach Elektrotomie)	Option 1: Restaurative Versorgung des gesamten Defekts
Defekt nicht zugänglich	Option 2: Restaurative Versorgung ausschließlich der zugänglichen Bereiche (meist supragingival) Option 3: Gezielte chirurgische Kronenverlängerung + Restauration Option 4: Kieferorthopädische Extrusion + Restauration Option 5: Chirurgische Extrusion (intraalveoläre Transposition) + Restauration
Zahn nicht restaurierbar	Option 6: Extraktion + Lückenversorgung

teme mit Phosphorsäureätzung in Frage. Eine separate Vorpolymerisation des Bondings würde die Passung beeinträchtigen und wird deshalb nicht durchgeführt. Als Befestigungsmedium eignen sich Komposite mittlerer Konsistenz („Flowables"), die zusätzlich eventuelle Inkongruenzen im Randbereich ausgleichen können. Präparative Maßnahmen zur Vergrößerung der Adhäsionsfläche wie beispielsweise durch Schmelzanschrägung scheinen zwar die Haftkraft verbessern zu können, erschweren aber die eindeutige Reposition des Fragments.

Direkte oder laborgefertigte Restauration

Fehlen Fragmente und/oder liegen mehrere Fragmente vor, die schwer oder nicht reponierbar sind, kann die direkte Technik mit Kompositmaterialien eine hervorragende Möglichkeit der restaurativen Versorgung darstellen. Man findet in der Literatur allerdings nur wenig Evidenz zum Langzeitverhalten von Kompositaufbauten nach Zahntrauma[5,14]. Aufgrund hoher Verlustraten bei jungen Patienten werden Kompositrestaurationen häufig als langzeitprovisorische Lösung angesehen[20,23]. Die Hauptursache für ein Versagen bei Kindern scheint jedoch ein erneutes Zahntrauma zu sein[23]. Als laborgefertigte Restaurationen kommen in den meisten Fällen eher Vollkronen (Voll- oder Metallkeramik) mit zusätzlich intrakanalär verankertem Stift im koronalen Aufbau in Frage. Laborgefertigte Versorgungen erscheinen eher für erwachsene Patienten mit ausgedehnten Substanzdefekten geeignet.

Option 2: Restaurative Versorgung der zugänglichen Bereiche

Bei weit subgingival liegender Defektgrenze und steilem Frakturverlauf kann es in Einzelfällen sinnvoll sein, die Restauration auf die zugänglichen Bereiche zu begrenzen. Scharfe Kanten im zervikalen Wurzelbereich lassen sich mit Küretten oder oszillierenden Feilen glätten. Die definitive Restauration wird idealerweise nach ca. 2 bis 3 Wochen durchgeführt. Bis dahin sollte die Gingiva in diesem Bereich abgeheilt sein. Erscheint das Wiederbefestigen des Fragments sinnvoll und durchführbar, können die nach subgingival reichenden Anteile bis in paragingivale Bereiche zurückgeschliffen werden. Diese Behandlungsart wird eher als Kompromisslösung angesehen, da subgingival exponiertes Dentin verbleibt. Ein mögliches Infektionsrisiko des Endodonts mag hier insbesondere bei jungen Patienten mit noch relativ weit offenen Dentintubuli bestehen.

Option 3: Lokalisierte chirurgische Kronenverlängerung

Spielen ästhetische Belange oder geringfügige Veränderungen eine untergeordnete Rolle (z. B. palatinal in der Oberkieferfront), stellt die chirurgische Kronenverlängerung eine Option dar, den Defekt restaurativ primär zugänglich zu machen. Dies muss unter Erhalt der biologischen Breite erfolgen, um physiologische parodontale Verhältnisse herzustellen[6]. Das Ziel ist unabhängig von der Art der Restauration die Schaffung eines Abstandes von 2 bis 3 mm zwischen Limbus alveolaris und Restaurationsrand[1]. Die erforderliche Resektion des Alveolarknochens in der betroffenen Region muss in Kauf genommen werden und erschwert eine später möglicherweise notwendige Implantatversorgung.

Option 4: Kieferorthopädische Extrusion

Die kieferorthopädische Extrusion ist eine eher zeit- und kostenaufwendige Option zur Restauration von Zähnen mit subgingival liegendem Frakturverlauf. Dabei kann eine koronale Verlagerung des Zahnes durch verschiedene kieferorthopädische Behandlungsvarianten erreicht werden.

Im Vergleich zur chirurgischen Extrusion bleibt die Pulpavitalität relativ vorhersagbar erhalten. Um Zugkräfte auf den Zahn zu übertragen, sollte auf die sonst üblicherweise verwendeten intrakanalären Stifte oder Schrauben als Kraftangriffspunkte verzichtet werden. Vielmehr eignen sich kieferorthopädische Klebeattachments, die im Bereich der supragingival liegenden Zahnanteile befestigt werden. Die extrusive Kraft wird über elastische Ketten oder Gummiringe auf den Zahn übertragen. Alternativ ist die Verwendung spezieller Magnetsysteme möglich[15].

Es gilt als gesichert, dass bei der langsamen Extrusion stark kompromittierter Zähne der Alveolarknochen der Richtung der angelegten Kraft folgt[8]. Dabei stimuliert die Spannung, die während der Zahnbewegung über den parodontalen Faserapparat

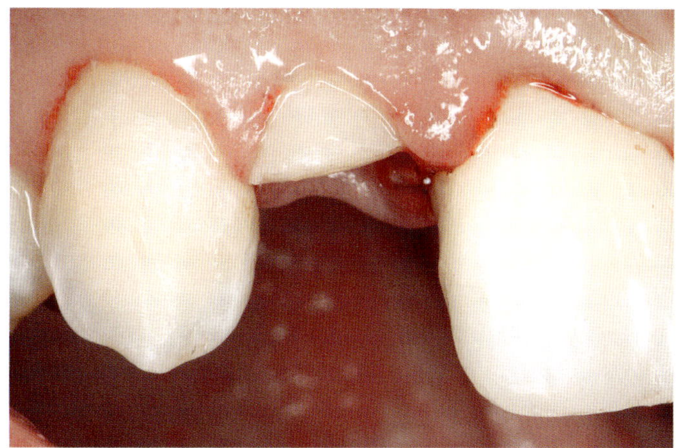

Abb. 5 Tiefe Kronen-Wurzel-Fraktur an Zahn 12

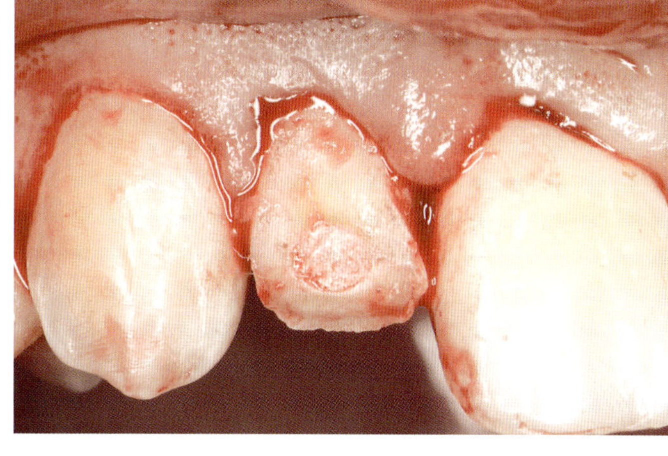

Abb. 6 Situation nach chirurgischer Extrusion mit Drehung des Zahnes um 180°

übertragen wird, Knochenablagerungen am Alveolarkamm[22]. Gleichzeitig wirkt sich die Extrusion auf den mukogingivalen Komplex. Außer der Breitenzunahme der keratinisierten Gingiva wird in manchen Fällen auch eine Wanderung der mukogingivalen Linie nach koronal beobachtet[19]. Dieser Effekt ist zwar zur Verbesserung der Weich- und Hartgewebearchitektur für ein späteres Implantat von Vorteil[16,17,21], aber unerwünscht, wenn der Zahn erhalten werden soll. Deshalb hat sich vorrangig die forcierte kieferorthopädische Extrusion durchgesetzt[7].

Um die Notwendigkeit späterer parodontalchirurgischer Eingriffe zur Korrektur des Gingivaverlaufs zu vermeiden, ist eine regelmäßige Fibrotomie zur Durchtrennung der supraalveolären Fasern ratsam. Des Weiteren kommen bei dieser forcierten Extrusion auch höhere Kräfte zur Anwendung als bei der konventionellen langsamen Technik[9]. Als Behandlungsdauer für eine Extrusion von 3 bis 5 mm werden 3 bis 4 Wochen angegeben. Eine angemessene (mindestens gleich lange) Retentionsphase ist einzuhalten, um Rezidive zu vermeiden[15].

Bei der anschließenden restaurativen Versorgung muss berücksichtigt werden, dass aufgrund der konischen Wurzelform der Zahndurchmesser auf Höhe der Gingiva geringer ist als am kontralateralen Zahn. Um eine natürliche Erscheinung im Bereich der Durchtrittsstelle („Emergenzprofil") zu erreichen, empfiehlt sich daher eine leicht subgingivale, das Weichgewebe unterstützende (direkte oder indirekte) Restauration.

Option 5: Chirurgische Extrusion

Die chirurgische Extrusion stellt eine weitere Option dar, um bei Zähnen mit Kronen-Wurzel-Fraktur mittels einer „Koronalverlagerung" der Zahnwurzel eine sichere restaurative Versorgung zu ermöglichen. Diese Technik eignet sich insbesondere für Zähne mit weitgehend abgeschlossenem Wurzellängen- und -dickenwachstum sowie in Fällen, in denen eine Vitalerhaltung des Zahnes weder machbar noch entscheidend ist. Bei der auch als intraalveoläre Transposition bekannten Methode wird die Wurzel extrahiert, replantiert und in einer weiter koronal gelegenen Position geschient[4] (Abb. 5 und 6).

Bei Oberkieferfrontzähnen ist aufgrund des Niveauunterschiedes zwischen palatinalem und bukkalem Verlauf von Gingiva und Alveolarknochen meist eine Drehung der zu replantierenden Wurzel um 180° vorteilhaft. Dadurch muss der Zahn nicht so weit extrudiert werden, bis die Defektgrenzen supragingivale Bereiche erreichen. Dies gilt ebenfalls als ein Vorteil gegenüber einer kieferorthopädischen Extrusion. Wird die Zahnwurzel möglichst schonend mobilisiert und atraumatisch extrudiert, ergibt sich kaum ein mechanischer Schaden für die Wurzelzementschicht. Daher darf mit einer parodontalen Heilung ohne Zeichen einer Ankylose gerechnet werden (Abb. 7). Allerdings beträgt die Schienungszeit aufgrund der Inkongruenz zwischen Alveole und Wurzelverlauf des koronal replantierten Zahnes etwa 6 bis 8 Wochen und dauert damit deutlich länger als

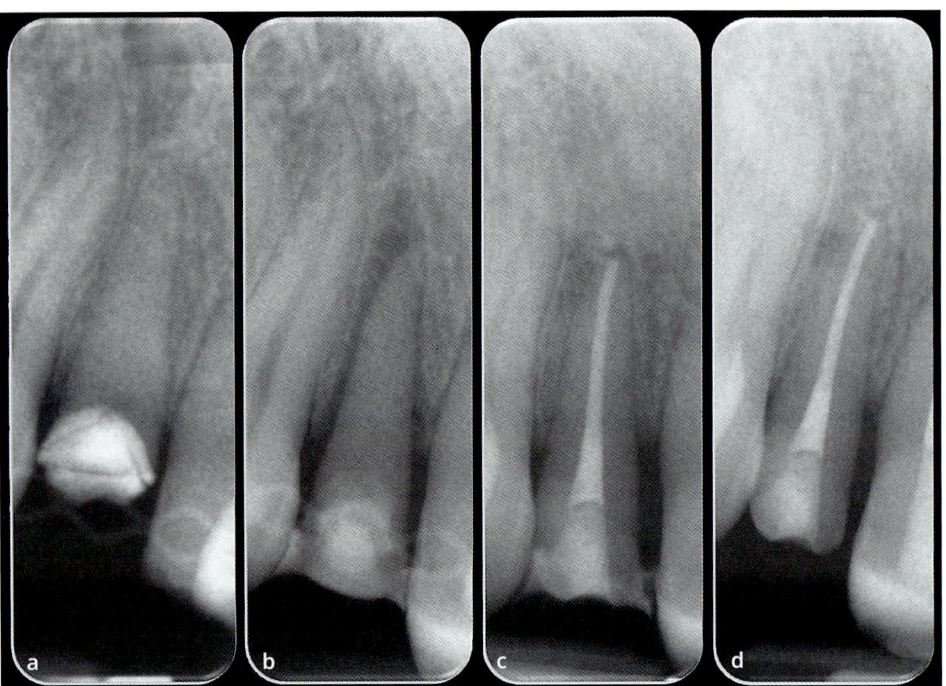

Abb. 7 Röntgenbilder vor (a) und unmittelbar nach (b) chirurgischer Extrusion sowie 3 (c) und 6 Monate (d) post operationem

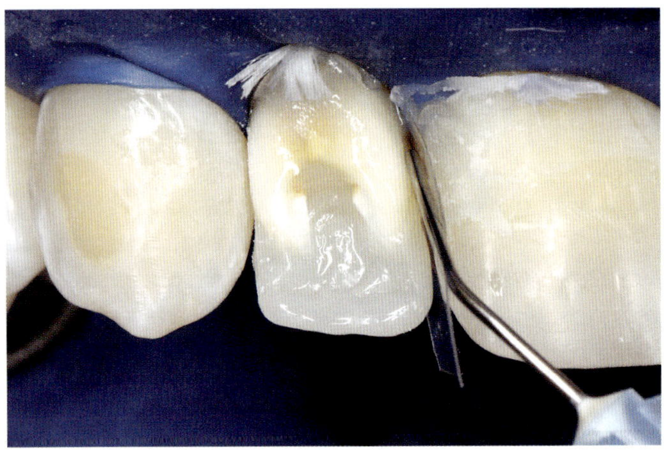

Abb. 8 Aufbau der approximalen Wand mit fließfähigem Komposit nach individueller Matrizentechnik mit Transparentmatrize und Systemp Onlay (Fa. Ivoclar Vivadent, Ellwangen)

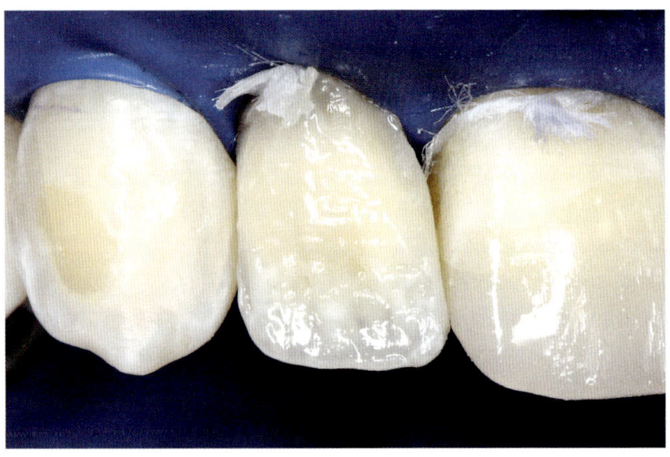

Abb. 9 Aufbau des Dentinkerns mit opaker Kompositmasse sowie inzisale Charakterisierung mit Transparentmasse und Malfarben

bei einer Avulsion unter Idealbedingungen. Bei der chirurgischen Extrusion muss zeitnah eine Wurzelkanalbehandlung erfolgen, um das Auftreten von infektionsbedingten Resorptionen auszuschließen. In klinischen Studien konnte die gute Prognose dieser Technik aufgezeigt werden[4,11,24]. Restaurativ sind für die extrudierte Zahnwurzel alle Varianten vom direkten Kompositaufbau bis hin zur Überkronung denkbar (Abb. 8 bis 11).

Sowohl die kieferorthopädische als auch die chirurgische Extrusion ermöglicht eine „Koronalverlagerung" der verbliebenen Zahnwurzel. Um welchen Betrag (in mm) extrudiert werden soll, ist individuell in Abhängigkeit von der Defekttiefe zu entscheiden. Einerseits soll bei Überkronung das sogenannte Ferrule-Design vorhersagbar hergestellt werden können. Andererseits wäre ein Kronen-Wurzel-Verhältnis von mindestens 1:1 wünschenswert. Zieht man einen

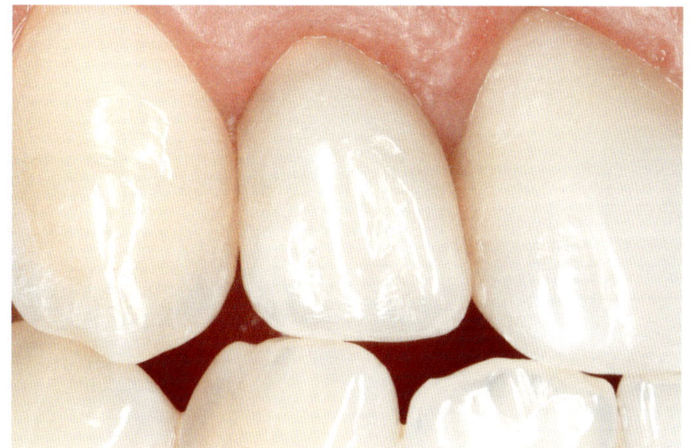

Abb. 10 Situation 4 Monate nach restaurativer Versorgung mit Komposit

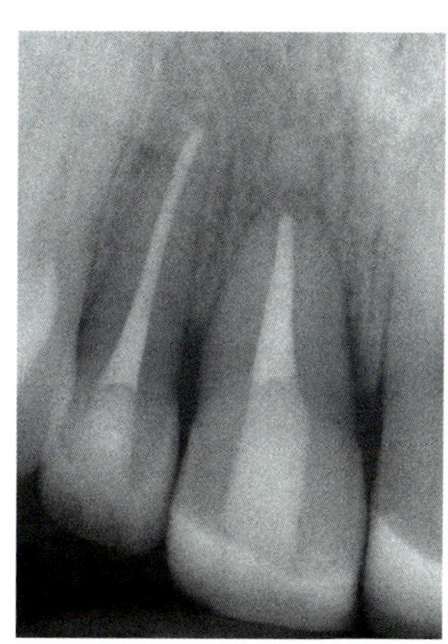

Abb. 11 Das Röntgenbild verdeutlicht die parodontale Heilung nach chirurgischer Extrusion an Zahn 12. Nebenbefund: Wurzelquerfaktur an Zahn 11 mit Wurzelkanalbehandlung bis zum Frakturspalt

Vergleich zu parodontal geschädigten Zähnen, die der Literatur zufolge nach Parodontaltherapie trotz geringen Restattachments eine relativ hohe Erfolgsquote aufweisen[13,18], erscheint es denkbar, dass eine extrusionsbedingt reduzierte Wurzellänge den üblicherweise in der Mundhöhle auftretenden Kräften widersteht, zumal aufgrund des weiter koronal lokalisierten Attachments ein geringerer Hebel bei Scherkräften zu erwarten ist.

Option 6: Extraktion

Die Extraktion gilt als Ultima Ratio bei tief frakturierten Zähnen, die nicht mit einer der o. g. Techniken behandelt und somit erhalten werden können. Häufig stellen hier zusätzliche, sich nach apikal fortsetzende (In-)Frakturen Gründe für die Zahnentfernung dar. Im Fall von noch im Wachstum befindlichen Patienten sollte selbst bei eventuell mäßiger Prognose ein höherer Aufwand für den Zahnerhalt erwogen werden. Der (wenn auch meist temporären) Erhalt des Zahnes führt dazu, dass auch Alveolarknochen und Weichgewebe erhalten bleiben, was die Ausgangssituation für eine mögliche spätere Implantation (idealerweise ab dem 25. Lebensjahr) verbessert. Hingegen können in prognostisch unsicheren Grenzfällen schwer traumatisierte Zähne bei Erwachsenen eher extrahiert und oftmals sicherer durch Alternativen wie eine zeitnahe Implantatversorgung ersetzt werden.

Schlussfolgerungen

Die Therapie von Zähnen mit Kronen-Wurzel-Fraktur setzt fast immer eingehende parodontale, endodontische und insbesondere restaurative Überlegungen voraus. Tiefe (wurzelnahe) Defekte müssen sicher dargestellt oder ggf. etwa durch Extrusion in restaurativ zugängliche Bereiche verlagert werden. Dem Behandler stehen zahlreiche, meist eher aufwendige Techniken zur Verfügung, schwer traumatisierte Zähne gerade bei jungen Patienten weitgehend vorhersagbar zu erhalten.

Literatur

1. Amiri-Jezeh M, Rateitschak E, Weiger R, Walter C. Der Einfluss von Restaurationsrändern auf die parodontale Gesundheit – eine Übersicht. Schweiz Monatsschr Zahnmed 2006;116: 606-613.
2. Andreasen JO, Andreasen FM, Tsukiboshi M. Crown-root fractures. In: Andreasen JO, Andreasen FM, Andersson L (eds). Textbook and color atlas of traumatic injuries to the teeth. 4. ed. Copenhagen: Munksgaard, 2007:314-336.
3. Borum MK, Andreasen JO. Therapeutic and economic implications of traumatic dental injuries in Denmark: an estimate based on 7549 patients treated at a major trauma centre. Int J Paediatr Dent 2001;11:249-258.
4. Caliskan MK, Turkun M, Gomel M. Surgical extrusion of crown-root-fractured teeth: a clinical review. Int Endod J 1999;32:146-151.
5. Dietschi D. Optimising aesthetics and facilitating clinical application of free-hand bonding using the 'natural layering concept'. Br Dent J 2008;204:181-185.
6. Gargiulo AW, Wentz FM, Orban B. Dimensions and relations of the dentogingival junction in humans. J Periodontol 1961;32:261-267.
7. Heithersay GS. Combined endodontic-orthodontic treatment of transverse root fractures in the region of the alveolar crest. Oral Surg Oral Med Oral Pathol 1973;36:404-415.
8. Ingberg JS. Forced eruption: part II. A method of treating nonrestorable teeth – Periodontal and restorative considerations. J Periodontol 1976;47:203-216.
9. Klein F, Eickholz P. Glossar der Grundbegriffe für die Praxis: Die chirurgische Kronenverlängerung. Parodontologie 2004;15:239-244.
10. Krastl G, Weiger R. Kronen-Wurzel-Frakturen. Quintessenz 2009;60:573-582.
11. Krug R, Connert T, Soliman S, Syfrig B, Dietrich T, Krastl G. Surgical extrusion with an atraumatic extraction system: A clinical study. J Prosthet Dent 2018;120:879-885.
12. Lang L-M, Krastl G, Soliman S. Langzeitprognose nach adhäsiver Fragmentbefestigung bei Zähnen mit Kronen-Wurzel-Fraktur. Abstract, Kurzvortrag. Düsseldorf: 8. Jahrestagung der DGET, 2018.
13. Lang NP, Tonetti MS. Periodontal diagnosis in treated periodontitis. Why, when and how to use clinical parameters. J Clin Periodontol 1996;23:240-250.
14. Macedo G, Raj V, Ritter AV. Longevity of anterior composite restorations. J Esthet Restor Dent 2006;18:310-311.
15. Malmgren O, Malmgren B. Orthodontic management of the traumatized dentition. In: Andreasen JO, Andreasen FM, Andersson L (eds). Textbook and color atlas of traumatic injuries to the teeth. 4. ed. Copenhagen: Munksgaard, 2007:669-715.
16. Mantzikos T, Shamus I. Forced eruption and implant site development: soft tissue response. Am J Orthod Dento-facial Orthop 1997;112:596-606.
17. Mantzikos T, Shamus I. Forced eruption and implant site develop-ment: an osteophysiologic response. Am J Orthod Dento-facial Orthop 1999;115:583-591.
18. McGuire MK, Nunn ME. Prognosis versus actual outcome. III. The effectiveness of clinical parameters in accurately predicting tooth survival. J Periodontol 1996;67:666-674.
19. Pasler G, Löst C. Auswirkungen der Wurzelextrusion auf den mukogingivalen Komplex – Eine klinische, biometrische Studie. Dtsch Zahnärztl Z 1987;42:494-498.
20. Robertson A, Robertson S, Noren JG. A retrospective evaluation of traumatized permanent teeth. Int J Paediatr Dent 1997;7:217-226.
21. Salama H, Salama M. The role of orthodontic extrusive remodeling in the enhancement of soft and hard tissue profiles prior to implant placement: a systematic approach to the management of extraction site defects. Int J Periodontics Restorative Dent 1993;13:312-333.
22. Simon JH, Lythgoe JB, Torabinejad M. Clinical and histologic evaluation of extruded endodontically treated teeth in dogs. Oral Surg Oral Med Oral Pathol 1980;50:361-371.
23. Spinas E. Longevity of composite restorations of traumatically injured teeth. Am J Dent 2004; 17:407-411.
24. Tegsjö U, Valerius-Olsson H, Frykholm A, Olgart K. Clinical evaluation of intra-alveolar transplantation of teeth with cervical root fractures. Swed Dent J 1987;11:235-250.
25. Van Waes HJM, Stöckli PW. Kinderzahnmedizin. Farbatlanten der Zahnmedizin Bd. 17. Stuttgart: Thieme, 2001.

Wurzelfrakturen

Florin Eggmann, Roland Weiger

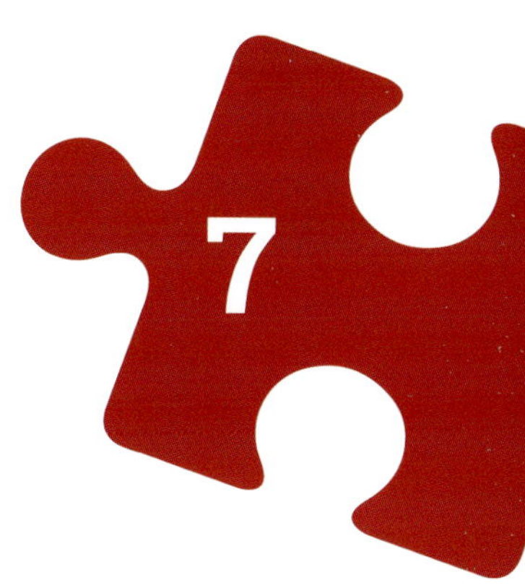

Ätiopathogenese und Häufigkeit

Wurzelfrakturen resultieren nach hoher traumatischer Krafteinwirkung, welche die Zähne meist von frontal trifft. In der Regel verlaufen diese Frakturen entlang der typischen Spannungslinien, die sich zwischen dem traumatischen Krafteinfluss und der Zahnabstützung in der Alveole ergeben.

Wurzelfrakturen sind von Kronen-Wurzel-Frakturen und Wurzellängsfrakturen abzugrenzen. Innerhalb der Zahntraumata ist die Wurzelfraktur eine seltene Verletzungsart, denn sie macht bei den bleibenden Zähnen nur 0,5 bis 7 % aller Fälle aus[1]. Am meisten kommen Wurzelfrakturen an den zentralen und lateralen Schneidezähnen im Oberkiefer vor (68 bzw. 27 %), während sie bei Unterkieferfrontzähnen deutlich weniger oft auftreten (5 %)[4]. Der Altersgipfel liegt zwischen dem 11. und dem 20. Lebensjahr, und das männliche Geschlecht ist häufiger als das weibliche betroffen[4]. Im Milchgebiss werden Wurzelfrakturen nur vereinzelt beobachtet, was einerseits am elastischeren Alveolarfortsatz kleiner Kinder und andererseits an einer wahrscheinlichen „Unterdiagnostik" bei dieser Patientengruppe liegen mag.

Diagnostik

Wurzelfrakturen werden gemäß dem Niveau der Fraktur und der Dislokationsverletzung des kronentragendenden Segments eingeteilt. Die ggf. unter Lokalanästhesie durchzuführende klinische Untersuchung umfasst die Bestimmung des Lockerungsgrades und das vorsichtige zirkuläre Austasten des Sulkus, um eine eventuelle Kommunikation zwischen der Mundhöhle und dem Frakturspalt zu detektieren. Während der Sensibilitäts- und der Perkussionstest in der Verlaufsbeurteilung unerlässlich sind, ist ihre Aussagekraft unmittelbar nach dem Unfallereignis eingeschränkt, und zu diesem Zeitpunkt lassen sich daraus keine therapeutische Konsequenzen ableiten.

Klinisch kann das Bild einer Wurzelfraktur jenem einer Konkussion oder Lockerung entsprechen. Allerdings zeigen Zähne mit einer Wurzelfraktur häufig eine geringfügige Extrusion und/oder Dislokation nach palatinal bzw. lingual, und die Mobilität der Zahnkrone ist oft erhöht[11]. Eine ausgeprägte Dislokation des koronalen Segments tritt in ca. 15 % der Fälle auf[1]. Zur Diagnosesicherung ist zwingend eine röntgenologische Untersuchung erforderlich. Ein orthoradiales Einzelzahnröntgenbild erlaubt die Darstellung horizontal verlaufender Frakturen. Zur Wiedergabe schräger Frakturverläufe sind zusätzliche kranial und/oder kaudal exzentrische Einzelzahnröntgenbilder hilfreich[10]. Trifft der Zentralstrahl den Bruchspalt nicht parallel, werden der vestibuläre und der palatinale/linguale Bruchspalt versetzt abgebildet, was eine Stückfraktur vortäuschen kann. Gewisse Wurzelfrakturen lassen sich allerdings röntgenologisch erst darstellen, wenn es im Verlauf durch Gewebeproliferation zu einer Erweiterung des Frakturspalts kommt.

Im Einzelfall gilt es zu prüfen, ob aufgrund der limitierten Sensitivität der zweidimensionalen Bildgebung ein digitales Volumentomogramm (DVT) angezeigt ist. Neben der höheren sogenannten Korrektklassifikationsrate erlaubt das DVT eine genaue Beurteilung des Frakturverlaufs[3] (Abb. 1a bis c). So werden Frakturen, die im zervikalen Wurzeldrittel enden, im DVT deutlich häufiger als auf Einzelzahnröntgenbildern detektiert[3]. Für die DVT-Diagnostik ist es aus Strahlenschutzgründen und für die diagnostische Wertigkeit sinnvoll, ein kleines Bildvolumen mit kleiner Voxelgröße zu wählen[9].

Da die Gewebe von Kindern und Jugendlichen inhärent eine höhere Strahlensensitivität haben und eine lange Lebensspanne das Risiko stochastischer Folgen ionisierender Strahlung erhöht, ist dem Strahlenschutz bei jungen Patienten besonders hohe Bedeutung beizumessen[12]. So gilt es bei der Indikationsstellung jeder DVT-Bildgebung, den therapeutisch relevanten Nutzen und das Strahlenrisiko kritisch abzuwägen.

Therapie

Die Lokalisation des Frakturspalts ist für die Therapie entscheidend. Wenn eine Verbindung zwischen dem gingivalen Sulkus und dem Frakturspalt besteht, kann das koronale Segment nicht erhalten werden, und die Erhaltungswürdigkeit bzw. -fähigkeit des apikalen Segments ist zu prüfen.

Die Primärtherapie intraalveolärer Wurzelfrakturen bei bleibenden Zähnen umfasst die Reposition des kronentragenden Segments und dessen Schienung. Eventuelle begleitende Alveolarfortsatzfrakturen sind zu reponieren. Die Schienungsdauer richtet sich nach der Art und dem Ausmaß der Dislokationsverletzung des koronalen Segments. Während früher zu langen Schienungszeiten geraten wurde, wird heute in der Regel eine Schienungsdauer von 4 Wochen empfohlen, welche sich bei erhöhtem Lockerungsgrad auf 8 bis 12 Wochen ausdehnen lässt. Die Schiene sollte atraumatisch appliziert werden und eine gewisse Flexibilität zulassen[2].

Bei einer schwerwiegenden Dislokationsverletzung des koronalen Segments (Auslenkung > 2 mm) kombiniert mit ungünstigen Chancen für eine Regeneration bzw. Revaskularisation (geringer Wurzelkanaldurchmesser und lange Revaskularisationsstrecke) ist eine endodontische Behandlung gemäß den unten aufgeführten Therapieprinzipen sinnvoll. Wenn es bei dem Unfall zur Avulsion des kronentragenden Segments kam, sind die Behandlungsrichtlinien für avulsierte Zähne zu berücksichtigen.

Wurzelfrakturen an Milchzähnen erfordern keine Therapiemaßnahmen, sofern keine Lockerung des kronentragenden Segments vorliegt. Bei stark erhöhter Mobilität und/oder Dislokation des kronentragenden Segments empfiehlt es sich, dieses zu extrahieren, während das apikale Segment der physiologischen Resorption überlassen werden kann (Abb. 2a bis c).

Verlauf und Nachsorge

Röntgenologisch zeigen sich einige Monate nach dem Unfall häufig transiente interne Resorptionen des koronalen Segments im Bereich des Frakturspalts. In seltenen Fällen beobachtet man kurz nach dem Unfall eine rötliche Verfärbung der Krone, welche auf eine Diffusion von pulpalen Blutbestandteilen ins Dentin zurückzuführen ist. Solche Verfärbungen können transient oder permanent sein.

Die Heilungsvorgänge nach einer Wurzelfraktur werden durch vier mögliche Verlaufsmuster beschrieben[1]:

1. Verbindung der Fragmente über eine Hartgewebsbrücke,
2. Interposition von Bindegewebe im Frakturspalt,
3. Interposition von Hart- und Bindegewebe sowie
4. Interposition von Granulationsgewebe.

Die ersten drei Heilungsmuster sind als günstig zu bewerten, wohingegen die Interposition von Granulationsgewebe im Bereich des Bruchspalts die Folge

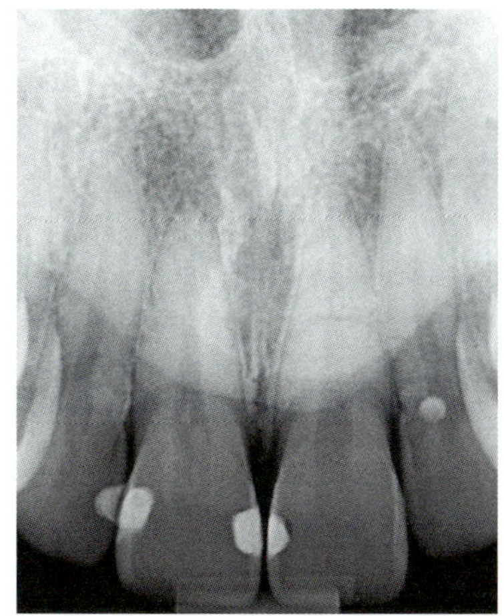

Abb. 1a Einzelzahnröntgenbild des Zahnes 21 mit Wurzelfraktur

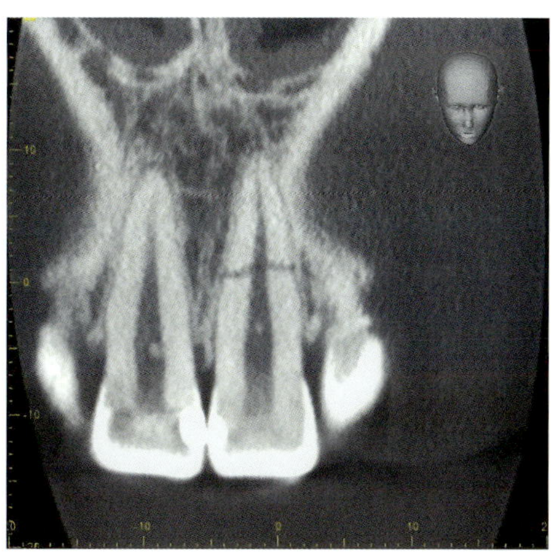

Abb. 1b Koronales DVT-Schnittbild der zentralen Schneidezähne. Der Frakturspalt liegt labial im mittleren Wurzeldrittel

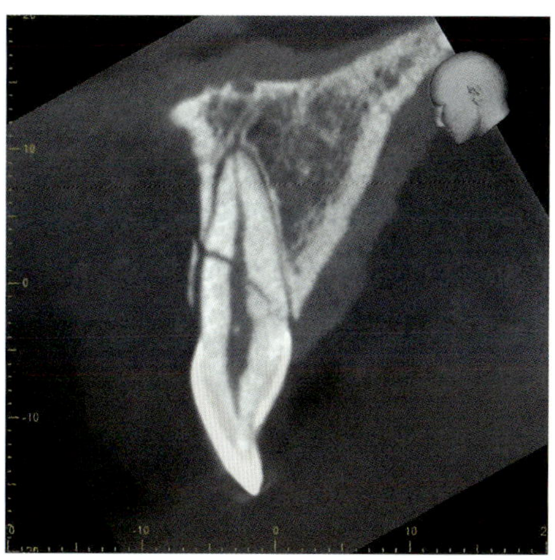

Abb. 1c Im sagittalen DVT-Schnittbild wird der schräge Frakturverlauf ersichtlich, der palatinal sehr nahe der Schmelz-Zement-Grenze endet. Weiter ist die labiale Fraktur des Alveolarfortsatzes erkennbar

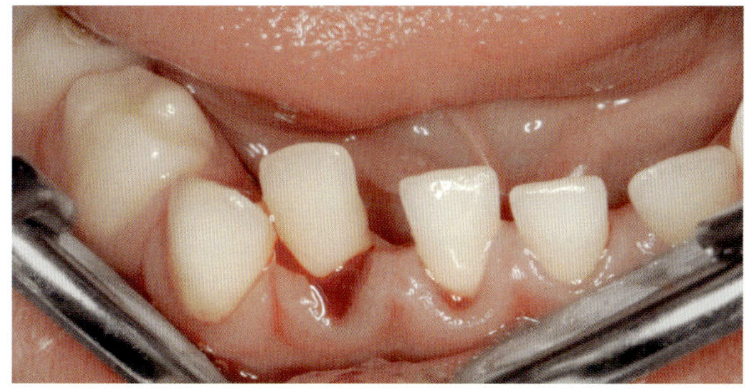

Abb. 2a Klinischer Befund bei einem 2 11/12-jährigen Mädchen nach Frontzahnunfall (Sturz mit dem Laufrad): Dislokation des Zahnes 82 nach distolingual und leichte Extrusion, geringfügige Dislokation des Zahnes 81 nach lingual und Lockerung des Zahnes 71

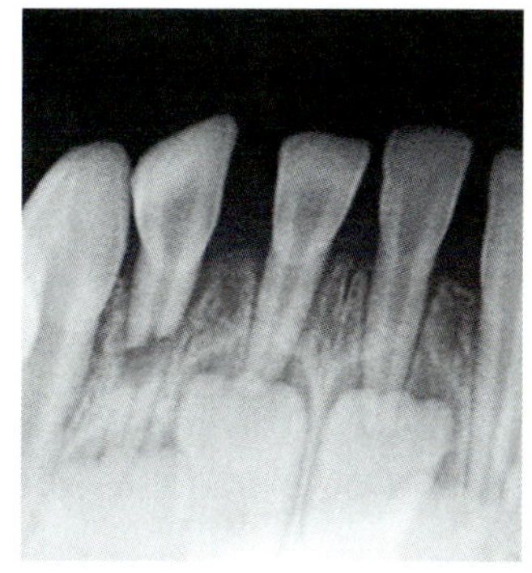

Abb. 2b Auf dem Zahnfilm war eine Wurzelfraktur des Zahnes 82 sichtbar. Die Keime der bleibenden Schneidezähne erschienen in ortsgerechter Position

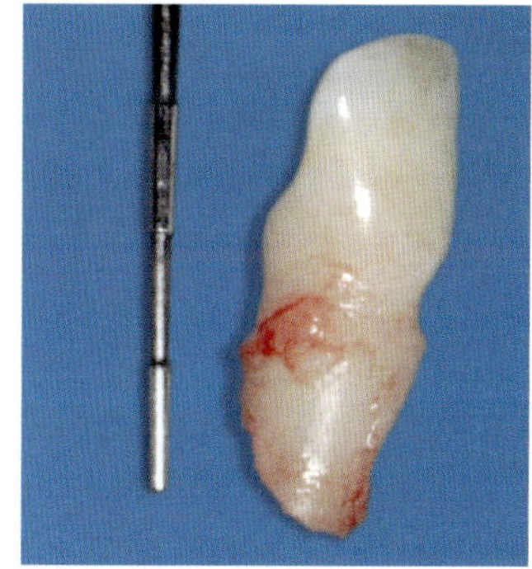

Abb. 2c Das koronale Segment des Zahnes 82 wurde in Lokalanästhesie extrahiert. Es zeigt den typischen schrägen Frakturverlauf, der lingual im zervikalen Wurzeldrittel endet

einer infizierten Pulpanekrose des koronalen Segments darstellt.

Eine frühzeitige Erkennung eventueller Komplikationen ist für den Erhalt und die Prognose von Zähnen mit Wurzelfraktur entscheidend. Symptome und Zeichen einer infizierten Pulpanekrose treten meist innerhalb von 3 bis 6 Monaten nach dem Unfallereignis auf. Klinische und röntgenologische Kontrollen sind daher 6 Wochen, 12 Wochen, 6 Monate und 12 Monate nach dem Unfall sinnvoll. Für das Vorliegen einer infizierten Pulpanekrose zumeist des koronalen Segments sprechen folgende klinische Hinweise: zunehmende Mobilität oder leichte Extrusion der Krone, Spontanschmerz und Perkussionsdolenz, Fistelbildung, gräuliche Verfärbung der Krone und ein fortdauernd negativer Sensibilitätstest. Radiologisch zeigen sich bei den betroffenen Patienten eine laterale Aufhellung im Bereich der Fraktur und eine Stagnation des Wurzelwachstums (Abb. 3). Infektionsbedingte externe Wurzelresorptionen sind selten.

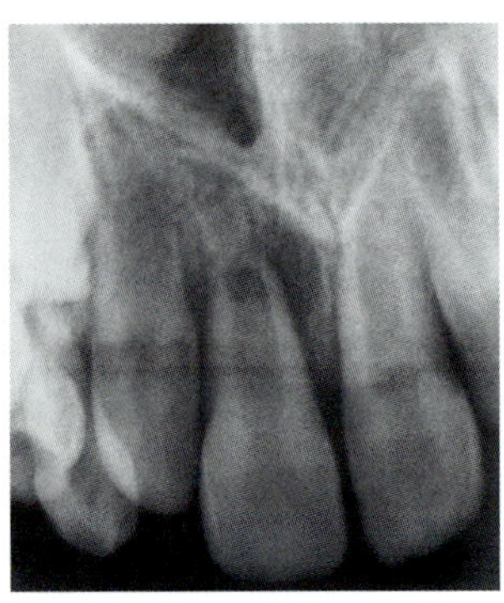

Abb. 3 Bei infizierter Pulpanekrose des koronalen Segments zeigt sich röntgenologisch oft eine typische laterale Aufhellung in Höhe des Frakturspalts

In etwa 70 % der Fälle werden im Verlauf Pulpaobliterationen eines oder beider Wurzelteile beobachtet[1]. Sie sind als Vitalitätszeichen zu deuten, so dass bei unauffälligen Verhältnissen im Bereich des Apex und des Bruchspalts keine Therapie indiziert ist.

Das apikale Fragment bleibt in den allermeisten Fällen vital[13]. Bei einer infizierten Pulpanekrose des koronalen Segments bildet die entzündliche Gewebereaktion im Bereich des Frakturspalts Granulationsgewebe, welches als immunkompetente Barriere das apikale Fragment vor einer Infektion seines Wurzelkanalsystems schützt. Weiter ist zu beachten, dass bei Kindern und Jugendlichen das Kieferwachstum eine Separation der Zahnsegmente bewirken kann.

Endodontische Intervention

Liegen gesicherte Hinweise auf eine infizierte Pulpanekrose vor, ist eine umgehende Wurzelkanalbehandlung indiziert, die sich auf das koronale Segment beschränkt. Ein schräger Frakturverlauf kann die Bestimmung der Arbeitslänge anhand eines Einzelzahnröntgenbildes erheblich erschweren. Allerdings lässt sich die Arbeitslänge bis zum Frakturspalt mit elektronischen Apexlokatoren in den meisten Fällen zuverlässig feststellen[6]. Ein ggf. vorliegendes DVT kann bei der Bestimmung der Arbeitslänge ebenfalls wertvolle Hilfestellung leisten. Bei wurzelunreifen Zähnen ist es ratsam, die mechanische Bearbeitung dünner Dentinwände auf ein Minimum zu beschränken. Niedrig bis mittelgradig konzentriertes Natriumhypochlorit empfiehlt sich als hauptsächliche Spüllösung, und eine Aktivierung der Spüllösung verbessert die Desinfektion des Wurzelkanalsystems. Da der Wurzelkanal an der Frakturstelle oftmals weit offen ist, bietet vor der Obturation des Wurzelkanals mit Guttapercha die Herstellung einer apikalen Barriere mit einem hydraulischen Silikatzement („apical plug") zahlreiche Vorteile[7] (Abb. 4a bis g).

Falls das apikale Segment eine apikale Läsion aufweist – eine sehr seltene Komplikation[13] –, wird das koronale Segment wie oben beschrieben endodontisch behandelt und das apikale Segment anschließend chirurgisch entfernt. Von dem Versuch, das apikale Segment einer orthograden endodontischen Behandlung zu unterziehen, ist abzusehen.

Orthodontische Behandlung von Zähnen mit Wurzelfraktur

Grundsätzlich können Zähne mit Wurzelfrakturen bei kieferorthopädischen Therapiemaßnahmen eingebunden werden, sofern das koronale Segment ein gesundes Parodont aufweist (Abb. 5a und b). Für die kieferorthopädische Behandlung wird allerdings angeraten, wurzelfrakturierte Zähne 1 bis 2 Jahre zu beobachten, bevor sie orthodontisch bewegt werden[8]. In Abhängigkeit vom posttraumatischen Heilungsmuster bewegen orthodontische Kräfte nur das kronentragende Segment oder beide Zahnsegmente als Einheit. Im Rahmen der Therapie sind eine Reduktion der orthodontischen Kräfte und regelmäßige Sensibilitätstests angezeigt[8]. Bei Frakturen, die das zervikale Wurzeldrittel involvieren, ist im Fall extrusiver Zahnbewegungen höchste Vorsicht geboten, da eine Kommunikation des Frakturspalts mit dem Sulkus unbedingt vermieden werden muss.

Prognose

Wurzelfrakturierte Zähne haben grundsätzlich eine günstige Langzeitprognose. Insgesamt beträgt die Überlebensrate ca. 80 %[5]. Wenn nur Wurzelfrakturen im apikalen und mittleren Wurzeldrittel berücksichtigt werden, steigt die Überlebensrate auf 88 %[5]. Die folgenden Faktoren gelten für die pulpale und parodontale Heilung nach Wurzelfraktur als prognostisch günstig: junges Patientenalter, noch nicht abgeschlossenes Wurzelwachstum, keine Dislokation oder Lockerung des koronalen Segments, keine

Abb. 4a 4 Monate nach einem Frontzahntrauma mit Wurzelfraktur des Zahnes 11 wurde bei diesem 13-jährigen Jungen eine gräuliche Verfärbung der Zahnkrone festgestellt. Der Zahn reagierte negativ auf den Sensibilitätstest

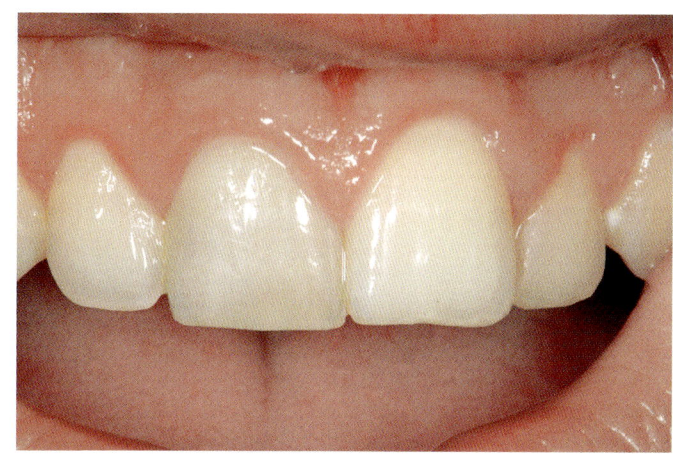

Abb. 4b Nekrotisches Pulpagewebe im Wurzelkanal des koronalen Segments

Abb. 4c Der sogenannte Neoapex an der Frakturstelle im apikalen Wurzeldrittel

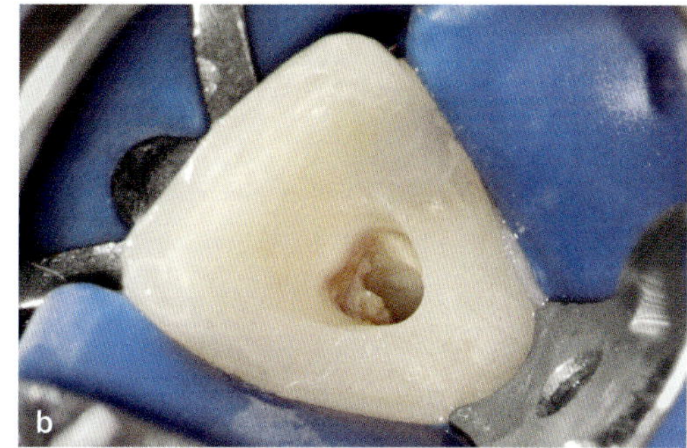

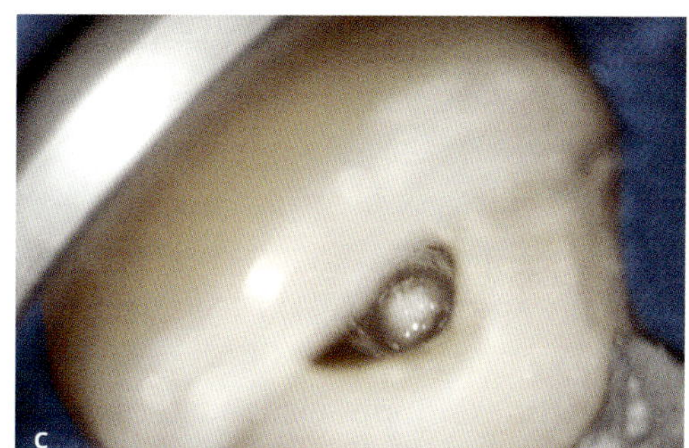

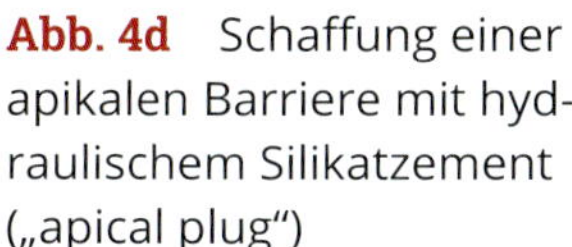

Abb. 4d Schaffung einer apikalen Barriere mit hydraulischem Silikatzement („apical plug“)

Abb. 4e Obturation des Wurzelkanals mit Guttapercha mittels warmer vertikaler Kompaktionstechnik. Anschließend erfolgten eine Zementunterfüllung und eine interne Bleicheinlage

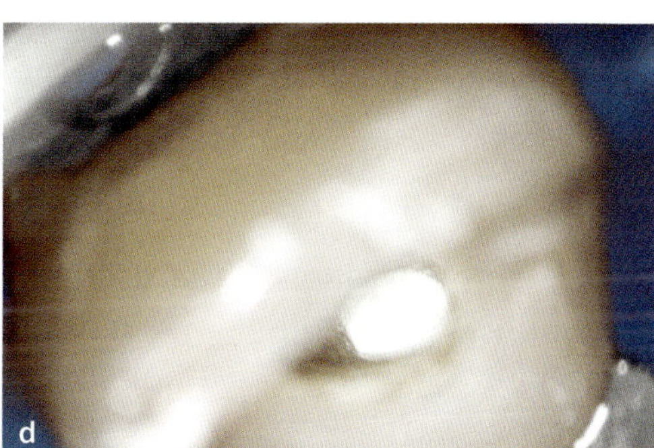

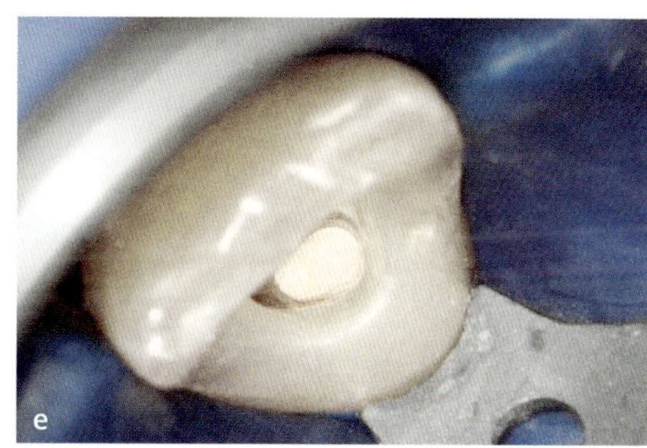

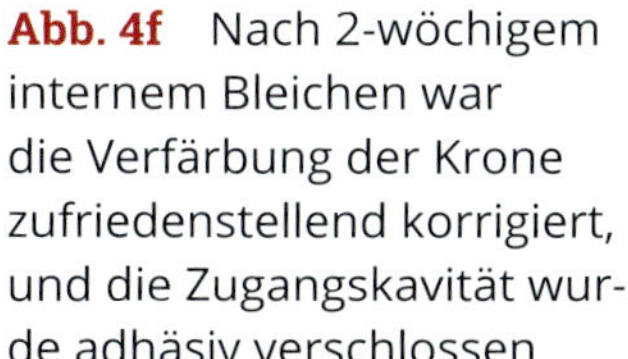

Abb. 4f Nach 2-wöchigem internem Bleichen war die Verfärbung der Krone zufriedenstellend korrigiert, und die Zugangskavität wurde adhäsiv verschlossen

Abb. 4 g Einzelzahnröntgenbild nach abgeschlossener endodontischer Behandlung des koronalen Segments

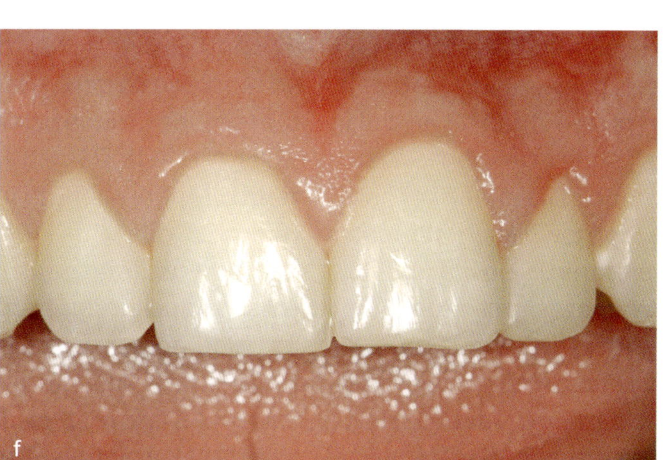

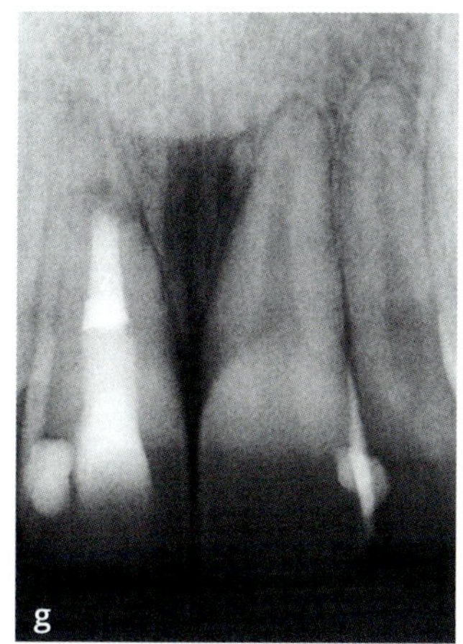

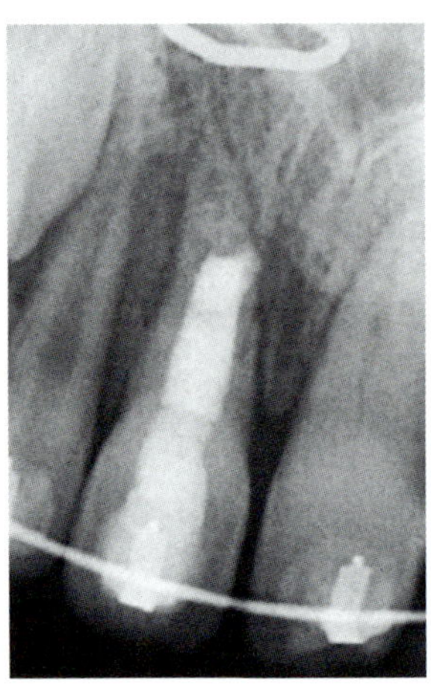

Abb. 5a 9-jähriger Knabe während kieferorthopädischer Behandlung wegen eines Engstands der Oberkieferfrontzähne. Der Zahn 11 hatte 1,5 Jahre vor Therapiebeginn eine Wurzelfraktur mit Avulsion des kronentragenden Segments erlitten, welches einige Wochen nach dem Unfallereignis aufgrund einer infizierten Pulpanekrose endodontisch behandelt wurde

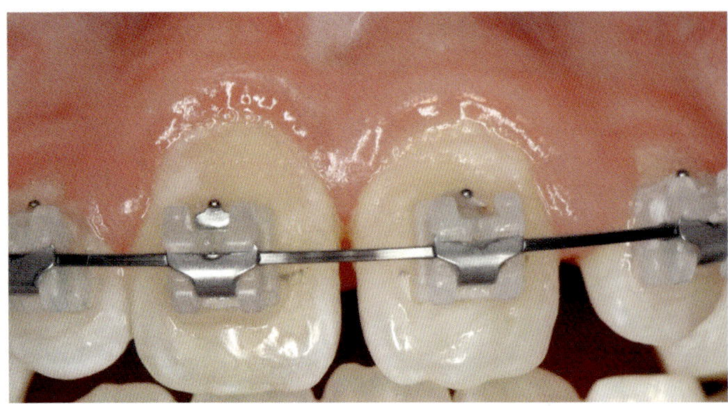

Abb. 5b 2 Jahre nach dem Unfall zeigte sich ein unauffälliger Befund

Diastase zwischen den Zahnsegmenten und ein positiver Sensibilitätstest nach dem Unfallereignis[11].

Mit einer infizierten Nekrose der Pulpa des koronalen Segments muss in 20 bis 40 % der Fälle gerechnet werden[1]. Die Kombination einer Kronenfraktur mit einer Wurzelfraktur erhöht die Wahrscheinlichkeit einer späteren Pulpanekrose erheblich[13]. Bei einer auf das koronale Segment beschränkten Wurzelkanalbehandlung sind die Erfolgsaussichten günstig: Ein Behandlungserfolg stellt sich in knapp 90 % der Fälle ein[7].

Danksagung

Prof. Dr. Andreas Filippi, Klinik für Oralchirurgie und Dental Imaging Basel, sei für die freundliche Genehmigung zur Verwendung der Abbildungen 1a bis c und Dr. Mauro Amato, Klinik für Parodontologie, Endodontologie und Kariologie Basel, für die Bereitstellung der Abbildungen 4a bis g gedankt.

Literatur

1. Andreasen JO, Andreasen FM, Andersson L (eds). Textbook and color atlas of traumatic injuries to the teeth. 4. ed. Oxford: Blackwell Munksgaard, 2007.
2. Andreasen JO, Andreasen FM, Mejàre I, Cvek M. Healing of 400 intra-alveolar root fractures. 2. Effect of treatment factors such as treatment delay, repositioning, splinting type and period and antibiotics. Dent Traumatol 2004;20:203-211.
3. Bornstein MM, Wölner-Hanssen AB, Sendi P, von Arx T. Comparison of intraoral radiography and limited cone beam computed tomography for the assessment of root-fractured permanent teeth. Dent Traumatol 2009;25:571-577.
4. Caliskan MK, Pehlivan Y. Prognosis of root-fractured permanent incisors. Endod Dent Traumatol 1996;12:129-136.
5. Cvek M, Tsilingaridis G, Andreasen JO. Survival of 534 incisors after intra-alveolar root fracture in patients aged 7-17 years. Dent Traumatol 2008;24:379-387.
6. Goldberg F, Frajlich S, Kuttler S, Manzur E, Briseño-Marroquín B. The evaluation of four electronic apex locators in teeth with simulated horizontal oblique root fractures. J Endod 2008;34:1497-1499.
7. Kim D, Yue W, Yoon T-C, Park S-H, Kim E. Healing of horizontal intra-alveolar root fractures after endodontic treatment with mineral trioxide aggregate. J Endod 2016;42:230-235.
8. Kindelan SA, Day PF, Kindelan JD, Spencer JR, Duggal MS. Dental trauma: an overview of its influence on the management of orthodontic treatment. Part 1. J Orthod 2008;35:68-78.
9. May JJ, Cohenca N, Peters OA. Contemporary management of horizontal root fractures to the permanent dentition: diagnosis – radiologic assessment to include cone-beam computed tomography. J Endod 2013;39(3 Suppl):S20-S25.
10. Molina JR, Vann WF, McIntyre JD, Trope M, Lee JY. Root fractures in children and adolescents: diagnostic considerations. Dent Traumatol 2008;24:503-509.
11. Von Arx T, Chappuis V, Hänni S. Verletzungen der bleibenden Zähne – Teil 3: Therapie der Wurzelfrakturen. Schweiz Monatsschr Zahnmed 2007;117:134-148.
12. Wall BF, Haylock R, Jansen JTM, Hillier MC, Hart D, Shrimpton PC. Radiation risks from medical x-ray examinations as a function of the age and sex of the patient. Health Protection Agency, Centre for Radiation, Chemical and Environmental Hazards Chilton, Didcot Oxfordshire, October 2011. Internet: https://pdfs.semanticscholar.org/d90f/22c2c119c618c6822e-b094087464e5ca3c4b.pdf. Abruf: 25.07.2019.
13. Welbury R, Kinirons MJ, Day P, Humphreys K, Gregg TA. Outcomes for root-fractured permanent incisors: a retrospective study. Pediatr Dent 2002;24:98-102.

Langfristiger Erhalt oberer Schneidezähne mit zervikaler Wurzelfraktur in Kombination mit einer aggressiven Parodontitis

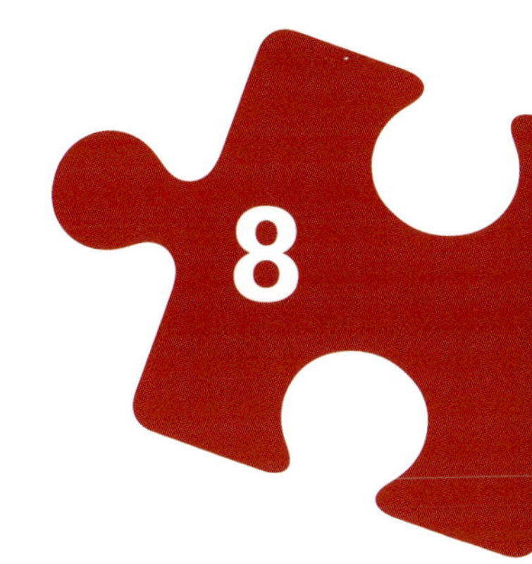

Fallbericht über 12 Jahre

Sandra Tobiska, Gabriel Krastl

Einleitung

Eine Vielzahl von Faktoren beeinflusst den Erhalt und die Prognose wurzelquerfrakturierter Zähne. Dazu zählen Patientenalter, Stadium des Wurzelwachstums, Lokalisation der Fraktur, Mobilität des koronalen Fragments, Dislokation und Diastase[5]. Viele Studien belegen, dass Zähne mit horizontalen Wurzelfrakturen eine gute Prognose haben, sofern eine adäquate Behandlung erfolgt[4,9,17]. Als Therapie der Wahl gilt die Reposition des dislozierten Fragments und seine Schienung. Der Schienungszeitraum beträgt 4 Wochen. Frakturen im zervikalen Bereich können allerdings eine längere Schienungszeit von bis zu 3 Monaten erforderlich machen, insbesondere dann, wenn das koronale Fragment sehr beweglich ist[6].

Wurzelquerfrakturen sind mit 0,5 bis 7 % aller dentalen Traumata eher selten[3] und heilen entweder bindegewebig (48 bis 66 %) oder mit einem Hartgewebskallus (18 bis 30 %) aus. Bei 16 bis 22 % der betroffenen Zähne kommt es zu keiner Heilung, und bei 20 bis 44 % tritt eine Pulpanekrose ein, welche eine Wurzelkanalbehandlung des koronalen Segments erforderlich macht[8].

Nachfolgend wird über den langfristigen Erhalt zweier oberer Inzisivi mit ungünstiger, weit zervikaler Wurzelfraktur über einen Zeitraum von 12 Jahren berichtet. Ausgangsbefunde, Therapie und die Nachuntersuchung 3,5 Jahre nach Trauma waren bereits Gegenstand eines 2007 publizierten Fallberichts[16].

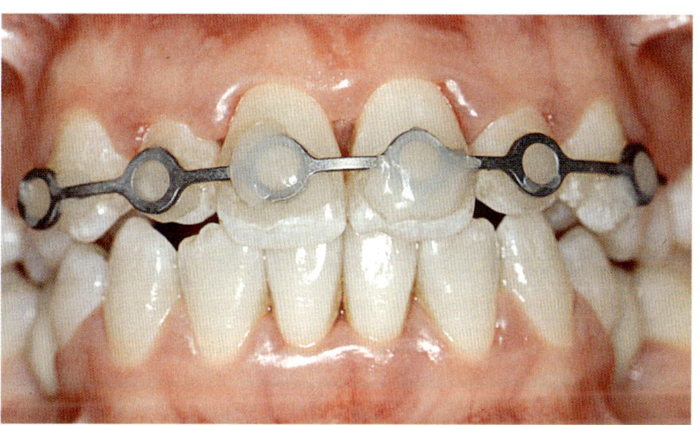

Abb. 1 Frontzahnregion 1 Tag nach Trauma

Fallbericht

Behandlung nach Trauma

Einen Tag nach einem Sturz auf die Oberkieferfrontzähne wurde die damals 19-jährige Patientin 2002 in die Poliklinik für Zahnerhaltung des Universitätsklinikums Tübingen überwiesen (Abb. 1). Bei der klinischen und radiologischen Untersuchung wurden Wurzelquerfrakturen der Zähne 11 und 21 in Kombi-

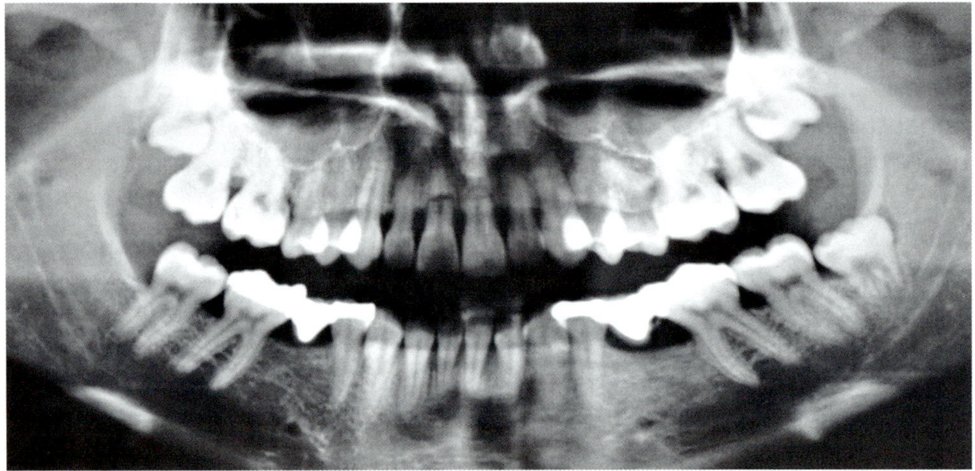

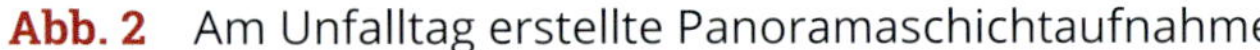

Abb. 2 Am Unfalltag erstellte Panoramaschichtaufnahme

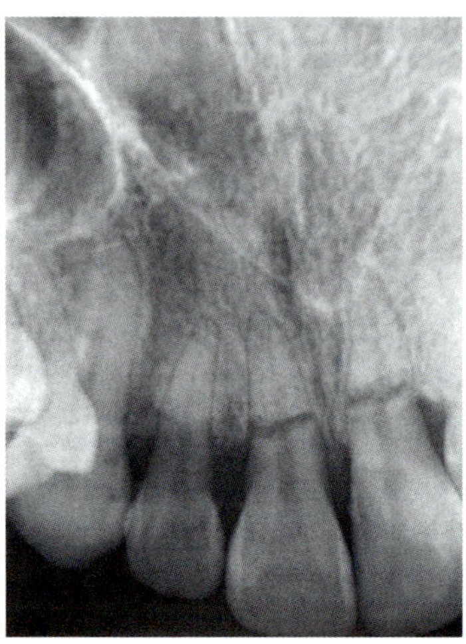

Abb. 3 Am Unfalltag erstellte Röntgenaufnahme

nation mit einer ausgeprägten Parodontitis festgestellt (Abb. 2 und 3). Die medizinische Anamnese war unauffällig.

Die beiden koronalen Fragmente zeigten eine auffallend hohe Mobilität. Zusätzlich wiesen die Zähne erhöhte Sondierungstiefen und einen horizontalen Knochenabbau auf. Eine mögliche Kommunikation des Bruchspaltes mit der Mundhöhle konnte nicht mit Sicherheit ausgeschlossen werden.

Aufgrund des ungünstigen Frakturverlaufes, des durch die unbehandelte Parodontitis bedingten Knochenverlustes und der hohen Zahnbeweglichkeit erschien ein langfristiger Zahnerhalt fraglich, was die Entscheidungsfindung bezüglich der bei der jungen Patientin zu wählenden Therapie erschwerte. Trotz der unsicheren Prognose wurde der Versuch zur Erhaltung der betroffenen Zähne in Betracht gezogen, da alternative, invasivere Behandlungsoptionen wie eine Extrusion der apikalen Fragmente oder eine Implantatinsertion mit anderen Risikofaktoren verbunden waren.

Es erfolgte eine umfassende Aufklärung der Patientin über die Behandlungsmöglichkeiten und die vorliegende Parodontitis. Der Entschluss zugunsten des Zahnerhalts fiel auch deswegen, weil die zuvor genannten Therapiealternativen bei eventuell auftretenden Komplikationen weiterhin zur Verfügung gestanden hätten.

Mittels systematischer Parodontitistherapie sollte ein weiterer Attachmentverlust verhindert und die Zahnbeweglichkeit minimiert werden, um so einer möglichen Infektion des Bruchspaltes über die Kommunikation mit der Mundhöhle vorzubeugen. Zur Unterstützung des Heilungsprozesses der Wurzelquerfrakturen wurden die Zähne mit Hilfe einer Titan-Ringschiene (Fa. Mondeal Medical Systems, Tuttlingen) für 3 1/2 Monate fixiert.

Aufgrund der vorliegenden Befunde erschien die Diagnose einer aggressiven Parodontitis nach damaliger Klassifikation am zutreffendsten. (Gemäß der neuen Klassifikation der Parodontalerkrankungen entspricht dies einer Parodontitis generalisiert Stadium II, lokalisiert Stadium III, Grad C.) Dafür sprachen der altersuntypische erhöhte Attachmentverlust insbesondere an den Molaren und Inzisivi (Abb. 4a), der auf eine schnelle Progression der Parodontalerkrankung schließen ließ, sowie die Familienanamnese väterlicherseits der klinisch gesunden Patientin.

Vor der Behandlung erfolgte eine mikrobiologische Untersuchung der subgingivalen Plaque mittels Gensondentest (PadoTest 4.5, Institut für Angewandte Immunologie IAI, Zuchwil, Schweiz). Das Testergebnis (Typ 3) wies auf eine moderate Parodontalerkrankung hin. Die daraus abgeleitete Therapieempfehlung einer subgingivalen Reinigung wurde umgesetzt. Da Aggregatibacter actinomycetemcomitans nicht nachgewiesen wurde und die Zahl parodontopathogener Keime (Porphyromonas gingivalis, Treponema denticola, Tannerella forsythensis) verhältnismäßig nied-

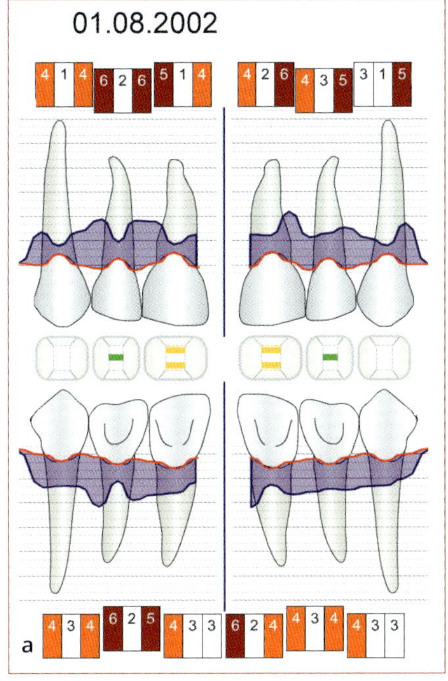

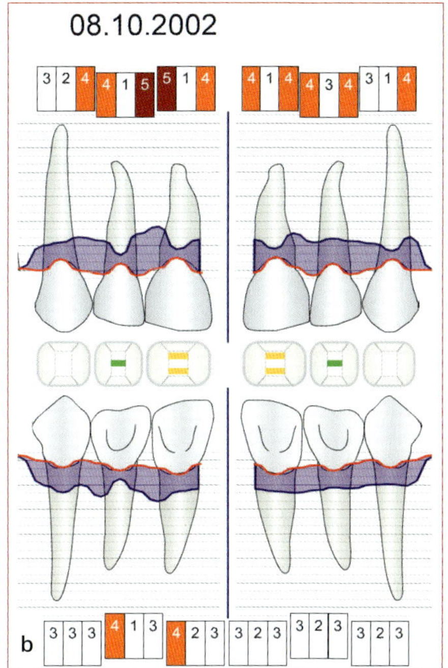

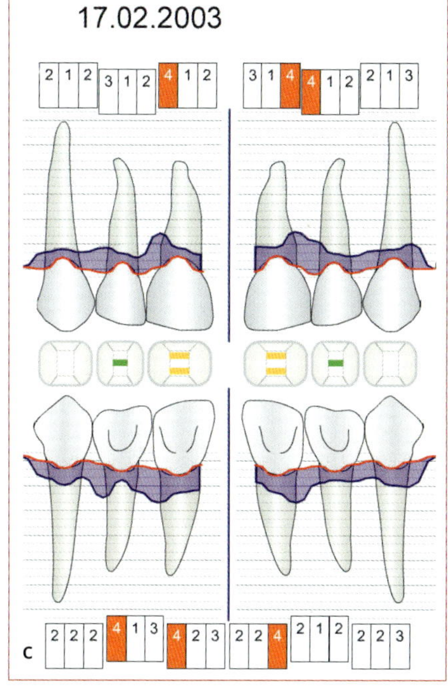

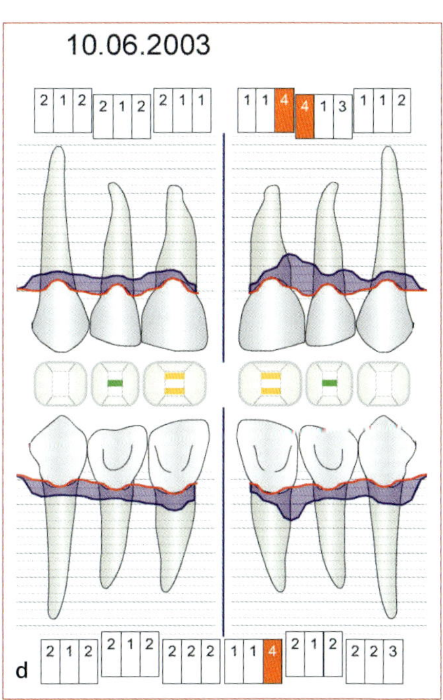

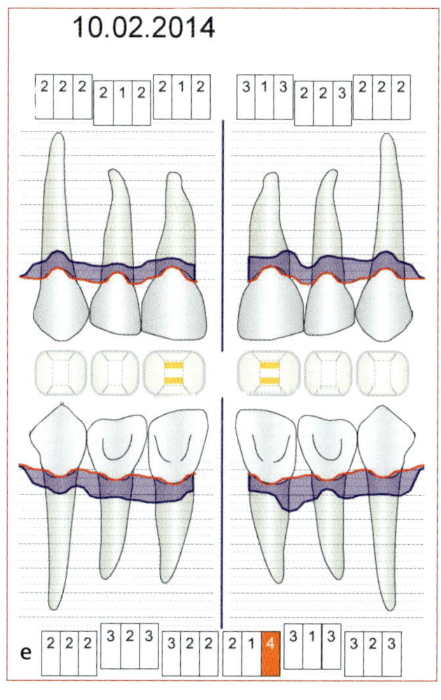

Abb. 4a bis e Sondierungstiefen und Zahnbeweglichkeit im Frontzahngebiet

rig war, konnte auf eine adjuvante Antibiotikagabe verzichtet werden.

Bei der 8 Wochen später vorgenommenen parodontalen Reevaluation ergaben sich weiterhin erhöhte Sondierungstiefen (Abb. 4b). Daraufhin wurden alle Parodontien erneut gereinigt (Piezon Master 400, Fa. EMS, Nyon, Schweiz; Spülflüssigkeit Betaisodona 1:4 verdünnt, Fa. Mundipharma, Limburg). Nach weiteren 2 Monaten konnte eine deutliche Reduktion der Sondierungstiefen festgestellt werden (Abb. 4c).

Im Rahmen der initial durchgeführten Kontrollen bei den Zähnen 11 und 21 zeigten sich keine klinisch und radiologisch sichtbaren pathologischen Veränderungen im Sinne eines Sensibilitätsverlustes, einer Infektion des Bruchspaltes oder einer Verschlechte-

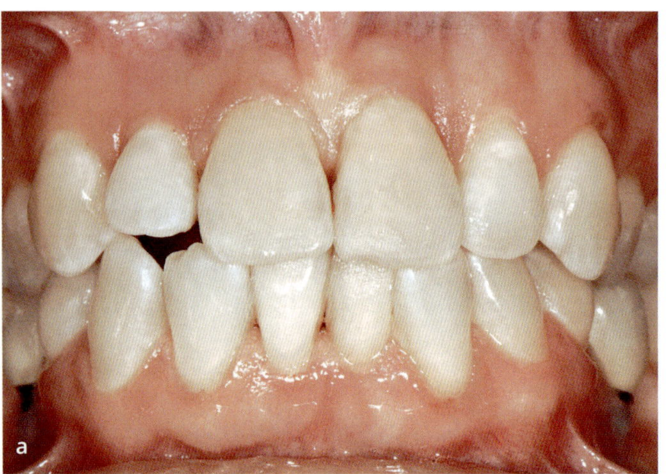

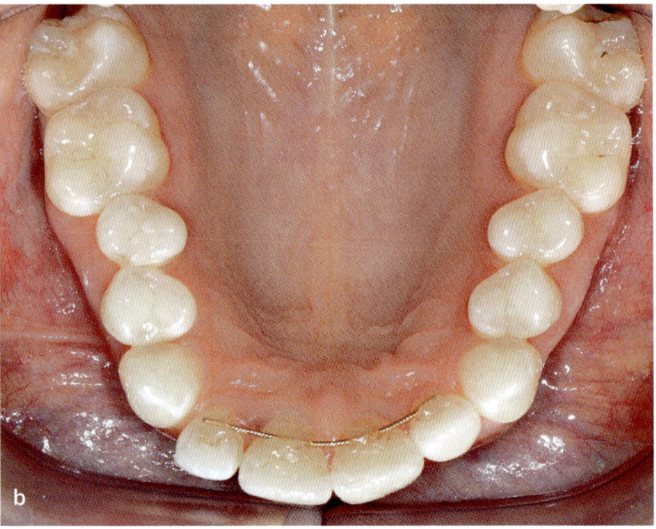

Abb. 5a und b Frontzahngebiet 12 Jahre nach Trauma

rung der parodontalen Situation. Während der ersten beiden Jahre nach dem Trauma erschien die Patientin alle 4 bis 6 Monate zur unterstützenden Nachsorge (Abb. 4d). Aufgrund des weiten Anfahrtsweges wurden die weiteren klinischen und röntgenologischen Kontrollen sowie die unterstützende Parodontitistherapie von ihrem Hauszahnarzt durchgeführt.

12 Jahre nach dem Trauma und der Behandlung stellte die Patientin sich wieder zu einer Kontrolluntersuchung in der Poliklinik für Zahnerhaltung des Universitätsklinikums Tübingen vor.

Kontrolluntersuchung 12 Jahre nach Trauma

Die in der Frontzahnregion erhobenen Befunde (Abb. 5) wie Sensibilitätstest, Zahnfarbe, Perkussion, Zahnmobilität und Sulkussondierungstiefen zeigten im Vergleich mit den Befunden vor 12 Jahren wenig Veränderungen. Die Zähne 11 und 21 reagierten auf den CO_2-Kältetest, der Perkussionstest verlief unauffällig und Zahnverfärbungen lagen nicht vor. In der Oberkieferfront wurde an Zahn 21 eine singuläre Sondierungstiefe von 4 mm ohne Blutung festgestellt, alle anderen Werte im oberen Frontzahnbereich waren unauffällig (Abb. 4e). Das 12 Jahre nach dem Trauma angefertigte Röntgenbild der betroffenen Zähne ließ auf eine Heilung über die Interposition von Bindegewebe schließen (Abb. 6). Die Frakturkanten erschienen abgerundet, und das Endodont zeigte sowohl im apikalen als auch im koronalen Fragment Obliterationszeichen. Die Distanz zwischen Limbus alveolaris und Frakturlinien erschien im Vergleich mit den Ausgangsröntgenbildern unverändert oder sogar leicht vergrößert. Als Ergebnis einer erfolgreichen Parodontalbehandlung wurde der gut kortikalisierte Alveolarknochen im oberen Frontzahnbereich gewertet. Es fanden sich keine Hinweise auf endodontisch bedingte entzündliche Veränderungen. Der durchgeführte IAI-PadoTest ergab einen unauffälligen mikrobiologischen Befund (Typ 1), was eine Verbesserung gegenüber dem initialen Resultat (Typ 3) darstellt.

Die vier Oberkieferschneidezähne waren palatinal mit einem runden verseilten kieferorthopädischen Draht (0,45 mm) adhäsiv geschient. Den Retainer hatte der Hauszahnarzt 1 Jahr zuvor wegen einer anscheinend zunehmenden Lockerung der Zähne eingegliedert. Trotz der verbliebenen Beweglichkeit der betroffenen Zähne, die möglicherweise auf den recht flexiblen Retainer zurückzuführen war, erklärte die Patientin, dass sie sich an die Situation gewöhnt habe und weder aus ästhetischen noch aus funktionellen Gründen Handlungsbedarf sehe. Sie war über die Jahre hoch motiviert geblieben. 2011 führte der Hauszahnarzt erneut eine nicht chirurgische Parodontitistherapie durch. Möglicherweise hatten zwei Schwangerschaften (2008 und 2011) und die damit verbundenen hormonellen Veränderungen sich ungünstig auf die parodontale Situation ausgewirkt.

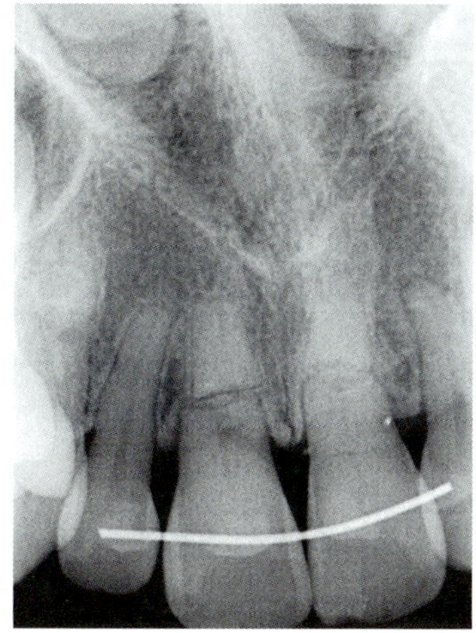

Abb. 6 Kontrollröntgenbild 12 Jahre nach Trauma

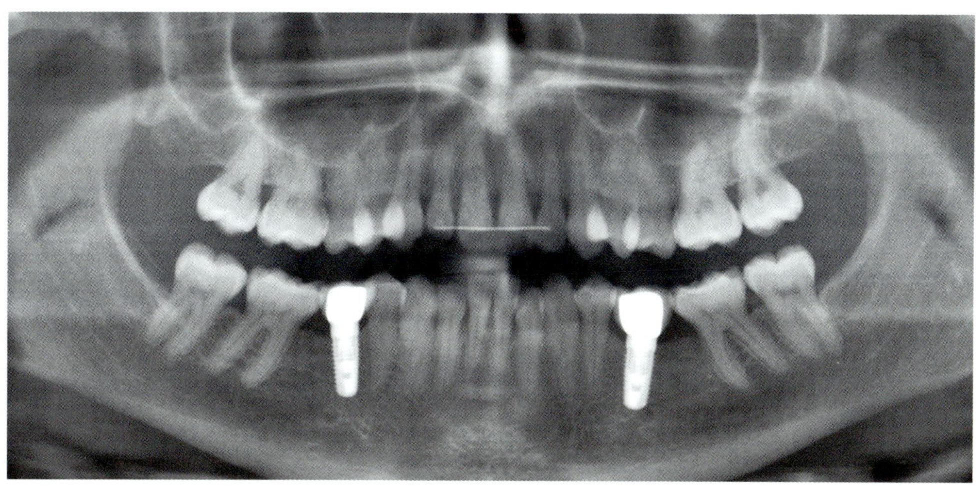

Abb. 7 Panoramaschichtaufnahme 12 Jahre nach Trauma

Durch die im Jahr 2011 erfolgten Maßnahmen, die frühere Parodontalbehandlung und die konsequent fortgesetzte unterstützende Parodontitistherapie konnte ein weiterer Attachmentverlust gering gehalten werden. Dies wirkte sich positiv auf den Erhalt der beiden Inzisivi aus.

Nach Angaben der Patientin waren 2011 bei ihr auch zwei Implantate zum Ersatz der nicht angelegten Prämolaren 35 und 45 inseriert worden (Abb. 7). Darüber hinaus unterzog sie sich nach wie vor einer regelmäßigen unterstützenden Parodontitistherapie bei ihrem Hauszahnarzt.

Diskussion

Die Therapie von wurzelquerfrakturierten Zähnen ist in der Literatur gut untersucht[4-9,17] und wird durch internationale Behandlungsrichtlinien abgesichert[10]. Im vorliegenden Fall korrelierte der Versuch zur Erhaltung der Zähne 11 und 21 mit einer ungünstigen und schwierigen Ausgangssituation. Diese ergab sich aus der Lage des Frakturspaltes in Relation zum Taschenfundus, einer nicht unerheblichen Beweglichkeit und Dislokation sowie einer Diastase der Fragmente in Kombination mit einer aggressiven Parodontitis. Daher mussten verschiedene Behandlungsmöglichkeiten in Betracht gezogen werden.

Als Therapiealternative zur vollständigen Entfernung der Zähne für den Fall, dass sich doch eine Kommunikation des Bruchspaltes mit der Mundhöhle ergibt, gilt die orthodontische Extrusion der apikalen Fragmente zum Erhalt und zur Stabilisierung des Knochenniveaus für eine spätere Implantation[14]. Bei der hier vorgestellten Patientin waren die kurzen Fragmente nicht als Pfeiler für die Versorgung mit festsitzenden Restaurationen geeignet.

Vollkeramische Adhäsivbrücken stellen eine minimalinvasive Behandlungsmöglichkeit zum Ersatz von Frontzähnen[18] dar und weisen eine hervorragende klinische Langlebigkeit auf, insbesondere wenn ein einflügeliges Design gewählt wird[12]. Im vorliegenden Fall wäre für den Ersatz beider mittlerer Frontzähne eine zweiflügelige Variante mit Verankerung an den seitlichen Schneidezähnen notwendig gewesen. Diese hat sich im Vergleich zur einflügeligen Variante als nachteilig erwiesen und scheint mit einer höheren Misserfolgsquote verbunden zu sein[13]. Darüber hinaus muss bei Einbeziehen der seitlichen Schneidezähne mit reduziertem Parodontalgewebe als Pfeilerzähne von einem größeren Misserfolgsrisiko ausgegangen werden.

Eine Versorgung mit Implantaten wurde aufgrund der längerfristig zu erwartenden Infraposition der Implantatkronen, welche insbesondere bei jungen Frauen im Oberkieferfrontzahnbereich auftreten kann, nicht in Erwägung gezogen[11]. Außerdem wäre die Insertion von zwei benachbarten Implantaten in der parodontal geschädigten ästhetischen Zone eine Herausforderung gewesen, zumal bei einer bestehenden aggressiven Parodontitis mit einem signifikant höheren Verlustrisiko als bei parodontal gesunden Patienten gerechnet werden muss[15].

Unter Berücksichtigung all dieser Überlegungen erschien ein Versuch zur Erhaltung der betroffenen Zähne gerechtfertigt. Die zum damaligen Zeitpunkt verwendete starre Schiene steht im Widerspruch zu neueren Richtlinien, welche bei Wurzelquerfrakturen die Eingliederung flexibler Schienen empfehlen[10]. Allerdings war aufgrund des Knochenabbaus in der Oberkieferfront und des damit verbundenen erhöhten Lockerungsgrades der nicht traumatisierten Zähne trotz des Einsatzes der starren Schiene eine absolute Immobilisierung ohnehin unwahrscheinlich. Daher kann davon ausgegangen werden, dass die Schiene die natürlichen Heilungsvorgänge nicht beeinträchtigt hat.

Wurzelkanalbehandlungen der betroffenen Zähne wurden nicht eingeleitet, da diese während des gesamten Beobachtungszeitraumes auf den Kältetest reagierten. Es ist jedoch bekannt, dass das Testen der neuralen Versorgung der Pulpa nicht notwendigerweise ihren tatsächlichen Vitalitätszustand widerspiegelt. Ein falsch negatives Ergebnis kann möglich sein, wenn das gegenüber Entzündungen hoch resistente pulpale Nervensystem trotz Nekrose oder Funktionsverlust der umliegenden Gewebe reaktiv bleibt[1].

Die radiologische Untersuchung nach 12 Jahren ergab eine Obliteration des Pulpenkavums sowohl im apikalen als auch im koronalen Fragment. Dies kann als indirektes Zeichen für Vitalität gedeutet werden. Darüber hinaus wurde gezeigt, dass eine beide Fragmente betreffende Obliteration einen Indikator für eine bindegewebige Heilung darstellt[2].

Zweifelsohne darf die Erhaltung der stark traumatisierten Zähne 11 und 21 über einen Zeitraum von 12 Jahren als Erfolg eingestuft werden, auch wenn es nicht zur optimalen Art der Frakturheilung kam, welche in der Verbindung der Fragmente über eine Hartgewebsbrücke bestanden hätte. Entsprechend blieb aufgrund der ungünstigen Kronen-Wurzel-Verhältnisse und der flexiblen Schienung eine Restmobilität der betroffenen Zähne bestehen, wodurch sich die Patientin allerdings nicht beeinträchtigt fühlte.

Die im Rahmen der Kontrolluntersuchung nach 12 Jahren erhobenen klinischen und radiologischen Befunde sowie die Durchführung eines mikrobiologischen Testes bestätigten den stabilen Parodontalzustand der oberen Frontzähne. Als glücklicher Umstand ist zu werten, dass das dentale Trauma letztlich den Anlass gab, eine schon bestehende Parodontitis zu diagnostizieren und zu therapieren.

Fazit

Die trotz ungünstiger Rahmenbedingungen erfolgreiche Langzeiterhaltung der wurzelfrakturierten Zähne bei der hier vorgestellten Patientin sollte dazu ermutigen, in ähnlichen Fällen einen Zahnerhalt anzustreben.

Hinweis

Die englischsprachige Originalfassung dieses Beitrags ist unter dem Titel „12 years' preservation of maxillary permanent incisors with cervical root fractures adjacent to aggressive periodontitis: Report of a case" in der „Quintessence International" erschienen (Quintessence Int 2018;49:543-548).

Literatur

1. Abd-Elmeguid A, Yu DC. Dental pulp neurophysiology: Part 2. Current diagnostic tests to assess pulp vitality. J Can Dent Assoc 2009;75:139-143.
2. Andreasen FM, Andreasen JO. Resorption and mineralization processes following root fracture of permanent incisors. Endod Dent Traumatol 1988;4:202-214.
3. Andreasen FM, Andreasen JO, Cvek M. Root fractures. In: Andreasen JO, Andreasen FM, Andersson L (eds). Textbook and color atlas of traumatic injuries to the teeth. 4. ed. Oxford: Blackwell 2007;337-371.
4. Andreasen JO, Ahrensburg SS, Tsilingaridis G. Root fractures: the influence of type of healing and location of fracture on tooth survival rates – an analysis of 492 cases. Dent Traumatol 2012; 28:404-409.
5. Andreasen JO, Andreasen FM, Mejàre I, Cvek M. Healing of 400 intra-alveolar root fractures. 1. Effect of pre-injury and injury factors such as sex, age, stage of root development, fracture type, location of fracture and severity of dislocation. Dent Traumatol 2004;20:192-202.
6. Andreasen JO, Andreasen FM, Mejàre I, Cvek M. Healing of 400 intra-alveolar root fractures. 2. Effect of treatment factors such as treatment delay, repositioning, splinting type and period and antibiotics. Dent Traumatol 2004;20:203-211.
7. Cvek M, Andreasen JO, Borum MK. Healing of 208 intra-alveolar root fractures in patients aged 7-17 years. Dent Traumatol 2001;17:53-62.
8. Cvek M, Mejàre I, Andreasen JO. Healing and prognosis of teeth with intra-alveolar fractures involving the cervical part of the root. Dent Traumatol 2002;18:57-65.
9. Cvek M, Tsilingaridis G, Andreasen JO. Survival of 534 incisors after intra-alveolar root fracture in patients aged 7-17 years. Dent Traumatol 2008;24: 379-387.
10. Diangelis AJ, Andreasen JO, Ebeleseder KA et al. International Association of Dental Traumatology guidelines for the management of traumatic dental injuries: 1. Fractures and luxations of permanent teeth. Dent Traumatol 2012;28:2-12.
11. Jemt T, Ahlberg G, Henriksson K, Bondevik O. Tooth movements adjacent to single-implant restorations after more than 15 years of follow-up. Int J Prosthodont 2007;20:626-632.
12. Kern M. Fifteen-year survival of anterior all-ceramic cantilever resin-bonded fixed dental prostheses. J Dent 2017;56:133-135.
13. Kern M, Sasse M. Ten-year survival of anterior all-ceramic resin-bonded fixed dental prostheses. J Adhes Dent 2011; 13:407-410.
14. Malmgren O, Malmgren B, Frykholm A. Rapid orthodontic extrusion of crown root and cervical root fractured teeth. Endod Dent Traumatol 1991;7:49-54.
15. Monje A, Alcoforado G, Padial-Molina M, Suarez F, Lin GH, Wang HL. Generalized aggressive periodontitis as a risk factor for dental implant failure: A syste-matic review and meta-analysis. J Periodontol 2014;85:1398-1407.
16. Tobiska S. Wurzelquerfrakturen der Zähne 11 und 21 in Kombina-tion mit aggressiver Parodontitis bei einer 19-jährigen Patientin. Endodontie 2007;16: 65-70.
17. Zachrisson BU, Jacobsen I. Long-term prognosis of 66 permanent anterior teeth with root fracture. Scand J Dent Res 1975;83:345-354.
18. Zitzmann NU, Özcan M, Scherrer SS, Bühler JM, Weiger R, Krastl G. Resin-bonded restorations: a strategy for managing anterior tooth loss in adolescence. J Prosthet Dent 2015;113:270-276.

Therapie des akut traumatisierten Parodonts

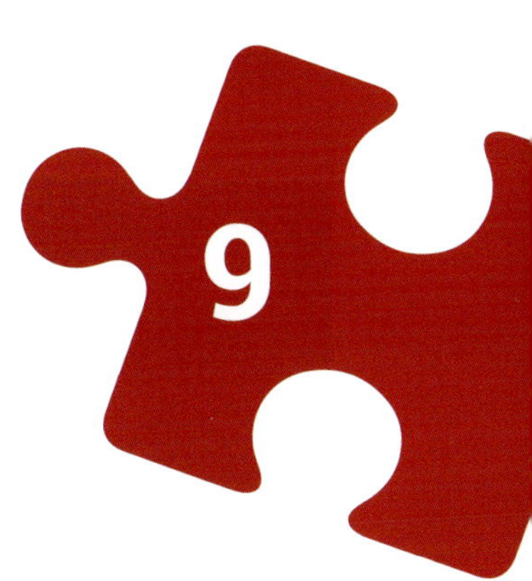

Kurt A. Ebeleseder

Dislokationsarten

Bei jedem akuten Zahntrauma wird der Zahn von einer unphysiologischen Kraft (Schlag oder Stoß) getroffen, die von Zahnhartsubstanz, parodontalem Ligament (PDL) und Knochen aufgefangen wird und sich zumeist in deren Traumatisierung erschöpft. Die Wirkung auf die Hartsubstanz besteht für einige Sekundenbruchteile in einer Scherkraftbelastung bzw. Verbiegung, auf die entweder eine Fraktur des Zahnes oder eine Dislokation innerhalb des PDL-Spaltes folgt. Dieser setzt dem Schlag den Dehnungswiderstand der Sharpey'schen Fasern und den parodontalen Gefäßpolster entgegen. Unterstützt wird er dabei durch die besondere Form der Alveole, die zwischen mittlerem und apikalem Wurzeldrittel eine leichte Verengung aufweist[21], so ein Hineinstoßen des Zahnes in den Apikalbereich erschwert und stattdessen als potenzielle Drehachse fungiert. Wird der Stoß vom Parodont nicht vollständig abgefangen, erleidet es eine Kompression an der einen (zumeist palatinalen) und eine Dehnung an der gegenüberliegenden Seite. Darauf folgt eine Scherkraftbelastung bzw. Verbiegung der Alveolenwand, die bei weiterer Belastung schließlich in einer Fraktur mündet und wie das Parodont Dehiszenzen und Kompressionszonen aufweisen kann.

Aus dieser Beschreibung ergibt sich, dass die Schwere der Traumatisierung des Parodonts an den verletzten Geweben ablesbar ist. J. O. Andreasen hat eine entsprechende Einteilung der parodontalen Traumata vorgeschlagen, die seit 1978 von der Weltgesundheitsorganisation (WHO) anerkannt wird[25]. Sie unterscheidet folgende Fälle:

- Konkussion. Der Schlag erschöpft sich in einer leichten Traumatisierung des PDL mit Ödem und teilweiser Einblutung. Es kommt nicht zu einer Dislokation oder Lockerung und somit auch nicht zu einer Pulpaschädigung. Der Sensibilitätstest fällt daher positiv aus, aber der Zahn bleibt deutlich perkussionsempfindlich, bis das Ödem resorbiert ist.
- Lockerung. Eine stärkere Kraft bewirkt Quetschungen und Zerreißungen des PDL, die alveoläre Kompakta bleibt jedoch weitgehend unverändert, so dass es zwar zur Lockerung, aber zu keiner wesentlichen Dislokation kommt. Ein spontaner Blutaustritt aus dem Sulcus gingivae, eine erhöhte Beweglichkeit, eine geringe Elongation (bis 1 mm), eine Perkussionsempfindlichkeit und eventuell ein negativer Sensibilitätstest kennzeichnen diese Verletzung.
- Extrusion. Der Schlag in mehrheitlich axialer Richtung führt zur Zerreißung fast des gesamten Parodonts. Nur die palatinalen dentogingivalen Fasern und eventuell eine intakt gebliebene Pulpa halten den zumeist jugendlichen oder sich noch

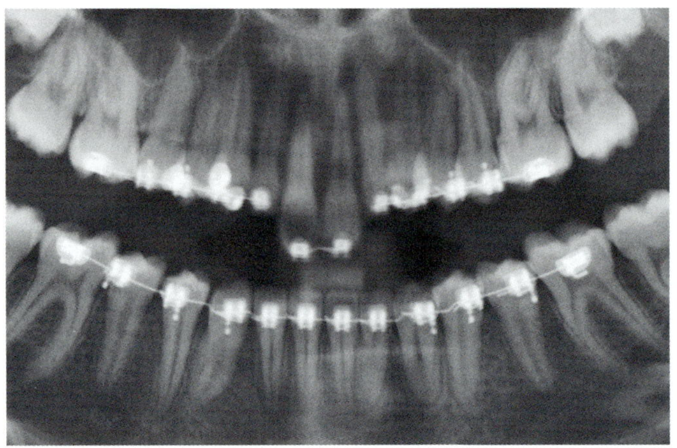

Abb. 1 14-jährige Patientin mit typischem Extrusionstrauma bei eingegliederter festsitzender kieferorthopädischer Apparatur, die anscheinend eine Avulsion verhindert hat

im Wurzelwachstum befindlichen Zahn in der Alveole. Dieser zeigt eine deutliche Elongation mit hoher Beweglichkeit und starker Blutung aus dem PDL-Spalt, welche ihn nach einer Reposition erneut aus der Alveole drängt. Die stete Bewegung des Zahnes durch Zunge und Lippen führt infolge wiederholter Destabilisierung des Koagels zu einer prolongierten Blutung aus der Alveole, die den Patienten dazu bringen kann, den betroffenen Zahn selbst zu extrahieren. Falls eine festsitzende kieferorthopädische Apparatur eingegliedert ist, werden unter Umständen mehrere benachbarte Zähne zugleich extrudiert und vom deformierten Draht der Apparatur in der Dislokationsstellung festgehalten (Abb. 1).

Abb. 2a bis e Laterale Dislokation. 42-jähriger Patient, Verletzung durch Faustschlag

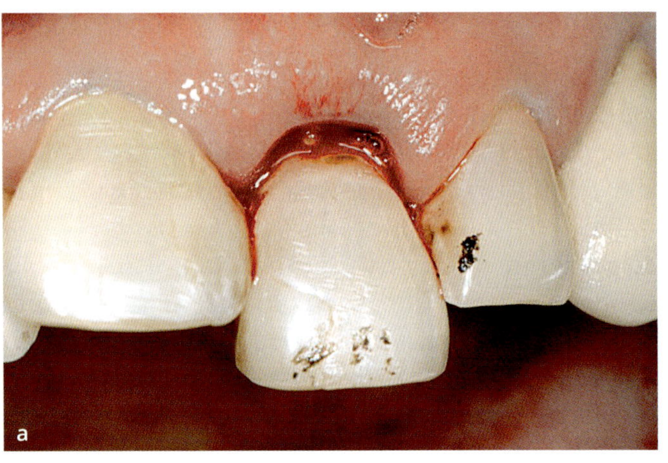

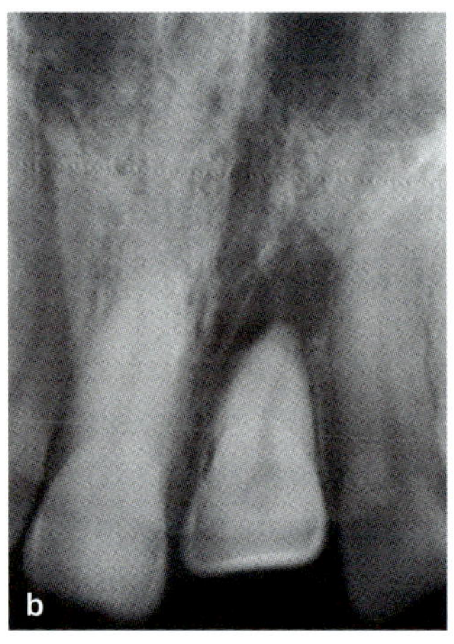

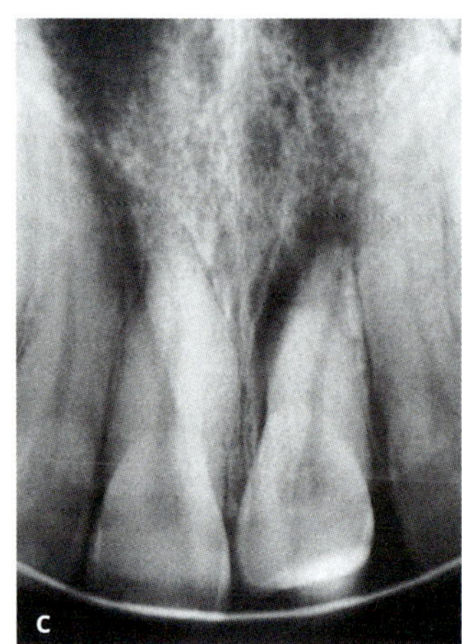

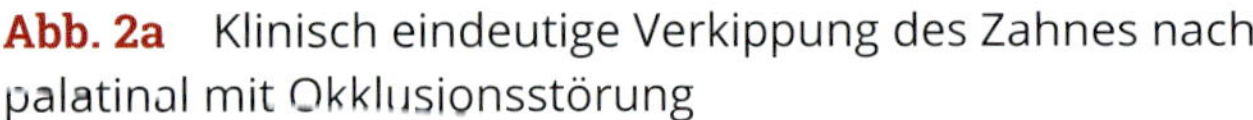

Abb. 2a Klinisch eindeutige Verkippung des Zahnes nach palatinal mit Okklusionsstörung

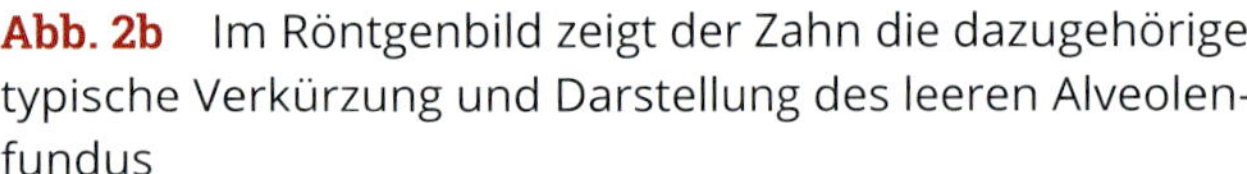

Abb. 2b Im Röntgenbild zeigt der Zahn die dazugehörige typische Verkürzung und Darstellung des leeren Alveolenfundus

Abb. 2c Zustand nach Reposition, die trotz der Versuche dreier Behandler nicht vollständig gelungen ist, und Schienung. Der leere Fundus ist immer noch erkennbar

Abb. 2d 9 Wochen nach der Verletzung findet sich ein Bild wie bei einem parodontalen Abbau, der Zahn zeigt jedoch klinisch keine sondierbare Tasche

Abb. 2e 7 Monate nach Behandlungsbeginn ist eine weitgehende Rekonstruktion des Alveolarknochens erfolgt und der Sulkus weiterhin nicht sondierbar. Der „parodontale Zusammenbruch" war nur vorübergehend („transient marginal breakdown"). Zudem hat sich die Zahnstellung spontan verbessert. Die überraschenderweise fehlenden Zeichen einer Pulpanekrose legen weitere Röntgenkontrollen nahe

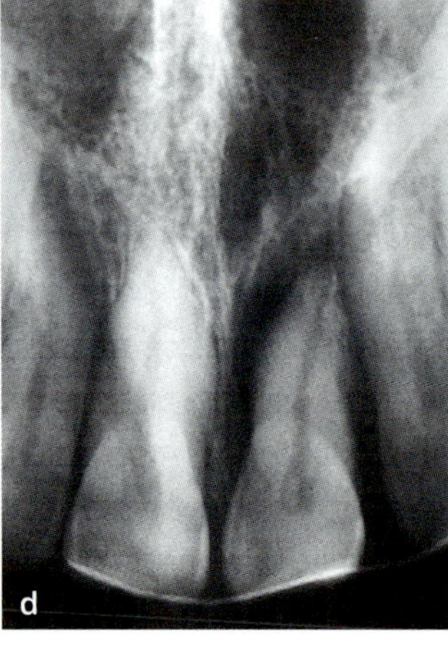

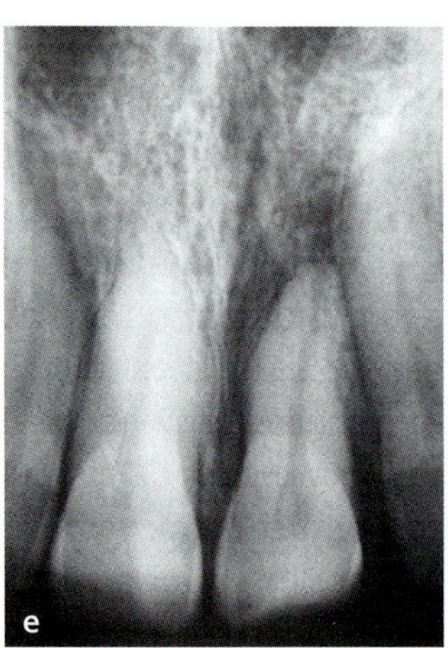

- Laterale Dislokation. Der horizontal auftreffende Schlag übersteigt die Dämpfungsfähigkeit des PDL wie auch die Stabilität der Alveole, so dass es zu einer Fraktur kommt. Der schwächste Bereich der Alveolarwand ist hierbei die zumeist dünne bukkale Lamelle. Während somit die Zahnkrone nach palatinal gegen den Alveolarrand gedrückt und dieser zum Hypomochlion wird, drückt der Apex gegen die vestibuläre Alveolarwand, durchschlägt diese und verklemmt sich im Frakturbereich. Teile der bukkalen Lamelle verbleiben bei dieser Kippbewegung auf der Wurzel. In der Kleinbild-Röntgenaufnahme erscheint der Zahn verkürzt; der Apex befindet sich nicht mehr im Fundus der Alveole, der – wie bei der Extrusion – leer erscheint (Abb. 2a). Der Zahn ist jedoch im Gegensatz zur Extrusion fest in seiner retrudierten Fehlstellung fixiert (Abb. 2b), nicht klopfempfindlich und verursacht häufig eine Okklusionsstörung. Aufgrund der apikalen Ruptur der Pulpa ist keine Sensibilitätsreaktion zu erwarten.
- Fraktur des bezahnten Alveolarfortsatzes. Bei der Fraktur des bezahnten Alveolarfortsatzes (Abb. 3) läuft derselbe Mechanismus wie bei der lateralen Dislokation ab, aber das massive Trauma betrifft einen zwei oder mehr Zähne umfassenden Abschnitt des Alveolarfortsatzes, der an Schwachstellen (Parodontalspalt, Höhe zwischen mittlerem und apikalem Wurzeldrittel) durchgehend frakturiert und disloziert wird. Häufig ist nur das Parodont der endständigen Zähne betroffen, und oft findet sich an dieser Stelle ein gingivaler Entlastungsriss. Im Röntgenbild erscheinen mehrere benachbarte Zähne gleichartig aus ihren Alveolen gehoben oder die Apizes in gleicher Höhe frakturiert. Die betroffenen Zähne sind en bloc, jedoch nicht gegeneinander beweglich.
- Intrusion (Abb. 4a und c). Eine Intrusion ist ein seltenes Ereignis, da sie nur dann zustande kommt, wenn der Zahn mit hoher Geschwindigkeit genau in Achsenrichtung getroffen wird. In 70 % der Fälle bricht dabei die Zahnkrone mit ab, und der Zahn wird wie ein Nagel in den Kiefer getrieben, was zu einem umfangreichen Quetschtrauma des gesamten Parodonts inklusive der Alveolarwand führt. Klinisch ist der Zahn fest und seine Verkürzung aufgrund der begleitenden Kronenfraktur nicht immer offensichtlich. Sichere Zeichen für eine Intrusion sind die mangelnde zervikale Passung der Gingiva und im Röntgenbild der bis über die Schmelz-Zement-Grenze hinausragende Alveolarknochen.
- Avulsion. Dazu sei an dieser Stelle auf den Beitrag Zürcher/Filippi „Avulsion und Replantation" verwiesen.

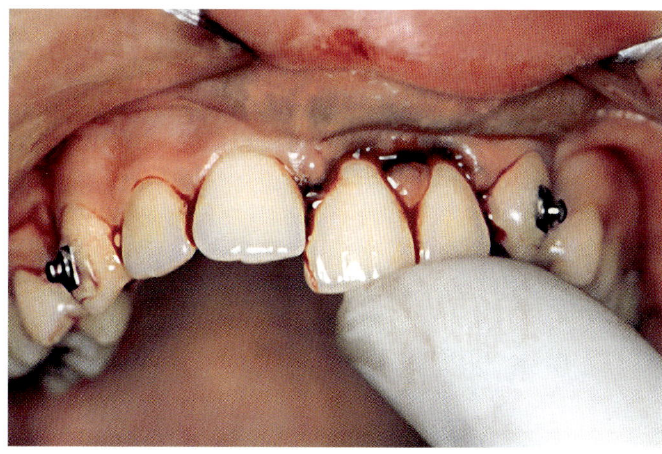

Abb. 3 Alveolarfortsatzfraktur bei einer 14-jährigen Patientin. Zwei Zähne sind gemeinsam nach palatinal disloziert und nicht gegeneinander beweglich. Der gingivale Entlastungsriss verläuft in diesem Fall horizontal

Um die Prognose für Parodont und Pulpa abzuschätzen und somit das therapeutische Vorgehen zu wählen, genügt es zumeist, die jeweilige Verletzung einer der oben definierten Dislokationen zuordnen zu können (Tab. 1).

Akutversorgung des verletzten Parodonts

Reposition

Es sei vorausgeschickt, dass jede chirurgische Reposition (manuell oder mit Zange) den Charakter eines neuerlichen Traumas hat. Schonender für das Parodont ist somit die langsame, orthodontische Rückführung des Zahnes an seine ursprüngliche Position[4], was leider nicht immer umgesetzt werden kann. Je jünger der Zahn ist, desto weniger Reposition sollte

Tab. 1 Unterschiedliche Parodontaltraumata und ihre Heilungswahrscheinlichkeiten. Oberfl = Oberflächenresorption; Infekt = infektionsbedingte Wurzelresorption

Dislokation	PDL-Heilung (in %)					
	Apex offen			Apex geschlossen		
	Oberfl	Infekt	Ankylose	Oberfl	Infekt	Ankylose
Konkussion	3	0	0	8	0	0
Lockerung	3	0	0	4	1	0
Extrusion	6	6	0	15	5	0
Laterale Dislokation	6	3	0	29	3	1
Intrusion	17	38	13	25	38	27
Alveolarfortsatzfraktur				87	13	0

speziell bei lateraler Dislokation und Intrusion stattfinden. Nur einige Millimeter tief intrudierte Zähne ohne abgeschlossenes Wurzelwachstum sollten gar nicht reponiert werden, da ihre endodontische Prognose gut und ihre Reeruption wahrscheinlich ist[5,13].

Eine chirurgische Reposition muss zwingend erfolgen, wenn die Heilung des Parodonts bei einer Belassung in Dislokationsstellung gefährdet erscheint, die Okklusion gestört oder eine spätere Trepanation behindert ist. Sie empfiehlt sich außerdem, wenn ohne sie umfangreiche Nachbehandlungen erforderlich wären (z. B. Therapie mit festsitzenden kieferorthopädischen Apparaturen). Nach lokaler Anästhesie sollte der Biss geprüft und die Repositionsbewegung gezielt gewählt werden, so dass möglichst keine frustranen Probebewegungen stattfinden. Erscheint auch der Alveolarknochen disloziert, so ist es ratsam, diesen wenn möglich schon vor der Reposition des Zahnes regulär zu positionieren. Ein wichtiges Zeichen gelungener Reposition besteht darin, dass sich die Gingiva ohne Verziehung oder Spannung vollständig an den Zahn adaptieren lässt (Abb. 4b) und Riss-Quetsch-Wunden schon vor der Nahtlegung weitgehend adaptiert erscheinen.

Bei einer Konkussion wird der Zahn somit nur eingeschient. Bei Subluxation bzw. Lockerung und geringgradiger Elongation genügt ein leichter inzisaler Druck während der Fixation an die Schiene, um ein Einheilen in extrudierter Position zu vermeiden. Gleich verhält es sich mit der Extrusion. Für die Reposition einer lateralen Dislokation ist ein beidhändiger, mitunter kräftiger Kippvorgang nach vestibulär vonnöten, dem ein Zug nach inzisal oder zumindest ein Druck auf das Vestibulum vorangeht, welcher die Verklemmung des Apex lösen hilft[3]. Intrudierte Zähne lassen sich aus ihrer oft sehr festen Verklemmung[23] nur mit der Zange lösen. Man nehme hierzu eine Wurzelzange und lege das Maul approximal an, also um 90° verdreht zum gewöhnlichen Extraktionsmodus[7]. Die freie Hand sollte auf die ziehende Hand einen Gegendruck ausüben, damit der Zahn bei plötzlicher Lösung der Verklemmung nicht unkontrolliert bewegt wird. Es empfiehlt sich, avulsierte Zähne als letzte zu reponieren, damit die leere Alveole nicht durch andere dislozierte Zähne eingeengt ist.

Bei jeder Reposition werden Blut- und Speichelbestandteile unkontrolliert in der Alveole verpresst. Da Blutkoagel in leeren Alveolen Bakterien enthalten[10], kann man davon ausgehen, dass das geronnene Blut auch in den Alveolen dislozierter Zähne infiziert ist. Bei entsprechender Zugänglichkeit der Alveole sollte deshalb ein lokaler antibiotischer Schutz erfolgen. Im Tierexperiment konnte bei replantierten Zähnen die Revaskularisation durch ein Bad in einer Tetracyclinlösung (1 mg Doxycyclin/ 20 ml 0,9 %iges NaCl) verbessert werden[9], was den Autor dazu veranlasst hat, auch vor der Reposition lateral dislozierter oder extrudierter Zähne eine solche Tetracyclinlösung in die Alveole einzubringen, um die Chance auf eine Pulpaheilung zu verbessern. Über den Einfluss einer derartigen Maßnahme auf die parodontale Heilung liegen bislang keine Erkenntnisse vor.

Abb. 4a bis d Intrusionstrauma. 8 ½-jährige Patientin nach Sturz aus einer Baderutsche. Intrusion der Zähne 21, 11 und 12

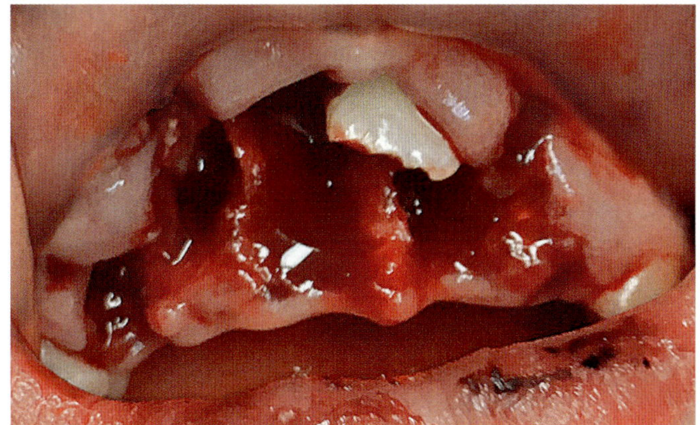

Abb. 4a Ausgangssituation

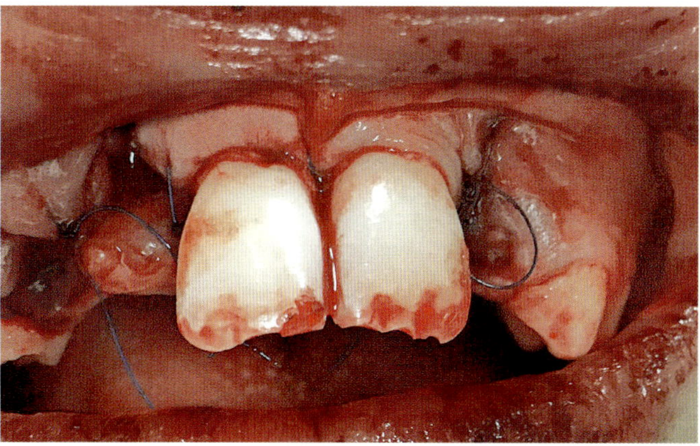

Abb. 4b Nach Reposition der bukkalen Lamelle und der beiden mittleren Inzisivi. Man beachte die schon vor der Naht gut adaptierte Gingiva

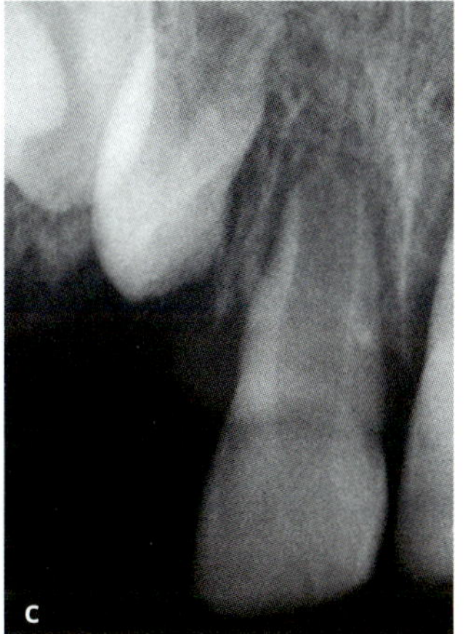

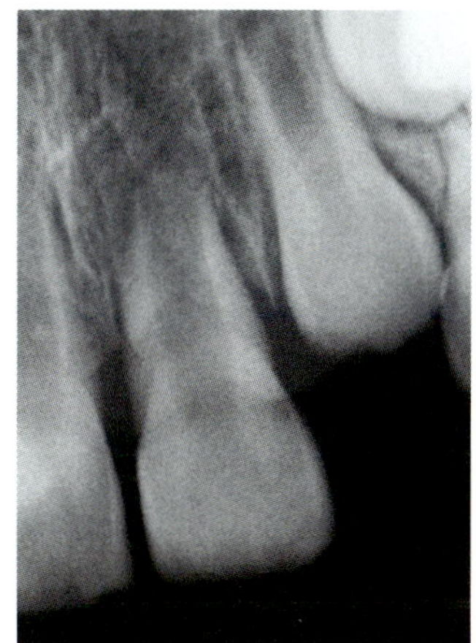

Abb. 4c Zugehörige Kleinbild-Röntgenaufnahme. Der Knochenverlauf um den Zahn 12 zeigt auch dessen Intrusionsverletzung. Man vergleiche mit Zahn 22

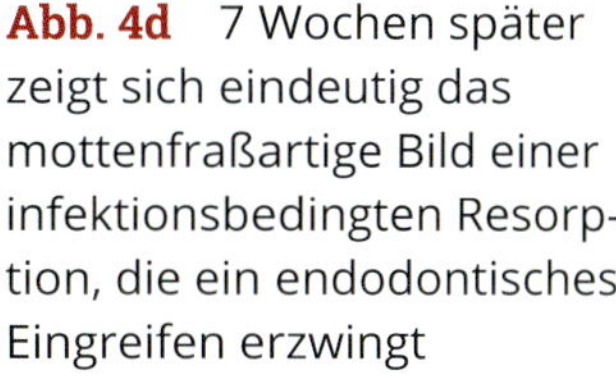

Abb. 4d 7 Wochen später zeigt sich eindeutig das mottenfraßartige Bild einer infektionsbedingten Resorption, die ein endodontisches Eingreifen erzwingt

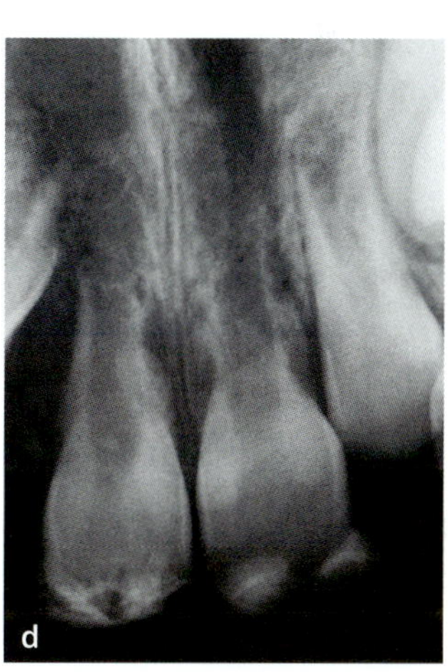

Schienung

Die Interpretation einer Schienung als „Gipsverband" für das traumatisierte Parodont gilt als veraltet, da eine vollständige Ruhigstellung zum einen dem PDL notwendige funktionelle Reize entzieht und zum anderen durch eine Schienung an die Nachbarzähne gar nicht erreichbar ist[12]. Aufgaben der Schienung nach Trauma sind aus heutiger Sicht die Sicherung des Repositionsergebnisses und die Bereitstellung einer für eine ungestörte Mundhygiene ausreichenden Stabilität. Metallbogen-Komposit-Schienen erfüllen diesen Zweck schnell, billig und mit hinreichenden mechanischen Eigenschaften.

Der früher empfohlene, nach plastischer Vorbiegung passiv auf den Labialflächen fixierte kieferorthopädische Stahldraht wurde inzwischen als Goldstandard von einer 0,1 mm dünnen Titanschiene abgelöst (Abb. 5). Diese speichert von vornherein keine orthodontische Vorspannung, was schienenbedingte unabsichtliche Zahnbewegungen ausschließt. Aufgrund ihres geringen Platzbedarfs kann ihre Fixation mit fließfähigem Komposit und Säure-Ätz-Technik im Oberkiefer auch palatinal erfolgen.

Ein Twistflex-Draht bietet als Schienungsbogen den Vorteil einer weitgehend unveränderten Mobilität im Vergleich mit dem ungeschienten Zustand, was nach Intrusion und Avulsion kleine Ankylosen verhindern kann. Größere denudierte Flächen werden in jedem Fall ankylotisch[2] (s. u.). Weiterhin bietet ein Twistflex-Draht die Möglichkeit zu kleinen Zahnstellungskorrekturen durch eine bei der Fixation ge-

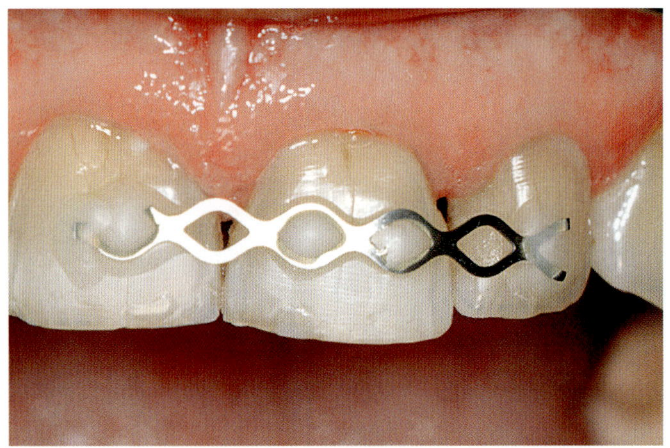

Abb. 5 Titanium Trauma Splint[24] (Fa. Medartis, Basel, Schweiz)

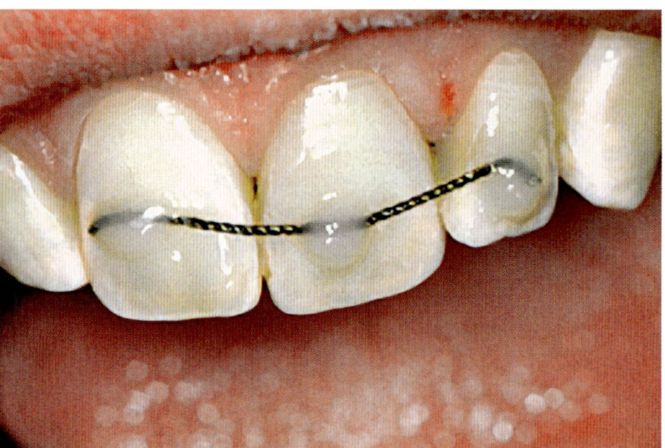

Abb. 6 Gezielte Vorspannung eines Twistflex-Drahtes zur schonenden Reposition einer geringfügigen lateralen Dislokation

zielt eingebrachte Vorspannung (Abb. 6). Bei eingegliederter Multibracketapparatur können alle Brackets belassen werden. Bestückt man sie mit einem neuen, industriell vorgefertigten Twistflex-Drahtbogen geeigneten Durchmessers in der Weise, dass dieser in den Slots gleiten kann, so erfolgt die Reposition zuverlässig, schnell und schonend.

Die Mobilität des eingeschienten Zahnes kann über vier Aspekte modifiziert werden:

1. durch die Flexibilität des verwendeten Metallbogens (je flexibler der Bogen, desto beweglicher der Zahn[8]);
2. durch die Spannweite zu den benachbarten Klebestellen (je weiter der freie Bogen bis zu den benachbarten Klebestellen reicht, umso mobiler bleibt der Zahn): die Nachbar-Klebestelle wird z. B. auf dem übernächsten Zahn angebracht;
3. durch die Ausdehnung der Klebestellen (je kleiner diese sind, umso größer ist die soeben erwähnte Spannweite)[15];
4. durch einseitige Schienung, denn auf diese Weise werden Zähne weniger immobilisiert als durch eine beidseitige Schienung[12].

Die Schienungsdauer richtet sich nach der Verletzungsart, dem Ausmaß der Immobilisation und dem subjektiven Bedürfnis des Patienten. 10 bis 14 Tage nach Konkussion ist ein Zahn in der Regel nicht mehr berührungsempfindlich und kann ausgeschient werden. Nach Lockerung oder Extrusion dauert die Festigung 3 bis 4 Wochen. Diese schnelle Regeneration erklärt sich aus der hohen Reparaturfähigkeit des PDL mit einem Turnover aller Fasern binnen 4 Wochen[19,21]. Sind von der Verletzung auch Zement und Knochen betroffen, so verhindert zunächst deren Resorption eine Festigung des Zahnes. Letztere kann bis zum Anbau neuer Hartgewebe 6 bis 8 Wochen in Anspruch nehmen. Als Kontrollinstrumente stehen in dieser Phase die objektive Beweglichkeitsmessung (z. B. mittels Periotest-Gerät[11]) und die Kleinbild-Röntgentechnik zur Verfügung.

Heilung des akut traumatisierten Parodonts

Physiologische Heilvorgänge

Wie oben erwähnt, bestimmen der rasche Turnover des PDL und die Remodellierung (Resorption und Wiederaufbau) der Hartsubstanzen das Erscheinungsbild der parodontalen Verletzungsheilung. Dem Zement kommt hierbei die Führungsrolle zu: Nur wenn die Sharpey'schen Fasern an der Wurzeloberfläche verankert sind, üben sie jenen Zug aus, durch den der Alveolarknochen entsteht bzw. erhalten bleibt[16]. Für die Herstellung des marginalen Knochens – speziell für den sogenannten Bündelknochen – ist von Bedeutung, dass die am weitesten koronal gelegenen dentoalveolären Fasern zum Zahn hin nach inzisal ansteigen[20]. Für die Erhaltung der Architektur der gingivalen Papille sind des Weiteren dentogingivale, alveologingivale, zirkuläre und transseptale Fasern bedeutsam. Daraus folgt, dass die Wiederherstellung der marginalen Gingiva eine tragende Rolle bei der Rekonstruktion des marginalen Knochens spielt. Die schonende Naht rupturierter Papillen ist somit ein wichtiger Beitrag zur parodontalen Heilung im zervikalen Bereich.

Weiter apikal bestimmen die Art der Verletzung sowie der Zeitpunkt und die Art der Erstversorgung über vital verbliebene Stammzellen und somit qualitativ über das Heilungsgeschehen. Spezifische Fibroblasten des PDL, perivaskuläre Knochenstammzellen und zementogene Stammzellen sollten nach der Resorption nekrotischen Materials genau jene Räume wiederbesetzen, die sie vor der Verletzung innehatten. Inwiefern hier auch die epithelialen Elemente des PDL von Bedeutung sind, ist nicht bekannt; Schmelz-Matrix-Proteine (epitheliale Herkunft!) unterstützen aber jedenfalls die Zementogenese[17].

Zerstörte Kollagenfasern stellen in der parodontalen Heilung kein Problem dar, solange ausreichend PDL-spezifische Fibroblasten zur Verfügung stehen, deren reguläre Aufgabe ja die laufende Neuherstellung (Remodellierung) des PDL ist. In Zerreißungszonen überleben naturgemäß mehr Fibroblasten als in Quetschzonen. Konkussion, Lockerung und Extrusion heilen daher schnell, ohne dass sich in der Kleinbild-Röntgenaufnahme spezielle Phänomene zeigen. Die palatinal-zervikal gelegenen Quetschungen bei der lateralen Dislokation bildet die Kleinbild-Röntgenaufnahme zumeist nicht ab. Bei Intrusionen hingegen können umfangreiche knöcherne Resorptionen sichtbar werden, die wie die Entwicklung einer Parodontaltasche aussehen, aber nicht sondierbar sind und spontan ausheilen („transient marginal breakdown“, Abb. 2c bis e).

So wie der Alveolarknochen kann auch traumatisiertes Zement, eventuell zusammen mit angrenzendem Dentin, resorbiert werden (sogenannte Oberflächenresorption[22]). In der Röntgenaufnahme findet man dann eine unregelmäßige Wurzelkontur, der nach einiger Zeit der Knochen in typischem Abstand von 0,15 bis 0,3 mm folgt. Dieses Heranrücken des Knochens an die Resorptionslakunen dokumentiert einen Faserzug zum Zahn hin und somit neues Zement, das Sharpey'sche Fasern in der Lakune verankert. Die Zementbildung setzt sich so lange fort, bis die Wurzelkontur wieder eben, d. h. von der anatomischen Form her für ihre Aufgabe optimiert ist (Abb. 7).

Pathologische Heilvorgänge

Bei den pathologischen Heilvorgängen sind folgende Formen zu unterscheiden:

- Ankylose. Überleben in einer traumatisierten Zone zu wenig PDL-Fibroblasten, so wandern Knochenstammzellen ein und füllen den Parodontalspalt mit Knochen auf[6] (Ankylose). Der Zahn wird dadurch unbeweglich, verliert seine Eruptionsfähigkeit, und die Knochenremodellierung erfasst die Wurzel, die dabei im Laufe mehrerer Jahre zur Gänze abgebaut und zu Knochen umgewandelt werden kann (sogenannte Ersatzresorption). Ankylosen finden sich häufig nach Replantation, aber auch nach Intrusion und lateraler Dislokation. Die feste Verwachsung mit der Alveole macht die Therapie einer Ankylose schwierig. Singuläre, kleinere Ankylosestellen können mittels Zange gelöst werden, um den Zahn anschließend forciert zu bewegen oder intraalveolär zu transplantieren. Bei großflächiger Ankylose wird empfohlen, die Krone zu entfernen, den Wurzelkanal auszuschachten und die Wurzel mit Gingiva zu decken (sogenannte Dekoronation), um sie ersatzresorbieren zu lassen und den so geschaffenen Knochen implantologisch zu nutzen.
- Infektionsbedingte Wurzelresorption. Bei der reparativen „Oberflächenresorption“ wird durch den Zementabtrag zwangsweise das Hohlraumsystem der Dentintubuli eröffnet. Befinden sich in diesem System Bakterien bzw. deren Toxine (die zumeist aus einer nicht anbehandelten, infizierten Pulpanekrose stammen), so beschleunigt sich die Resorption bis hin zur vollständigen Auflösung der Wurzel binnen weniger Monate[14] (Abb. 4d). Erst ein adäquates endodontisches Eingreifen beendet den Abbau und führt, sofern die geeigneten Stammzellen vorhanden sind, wie oben beschrieben zur Rekonstruktion des Parodontalspaltes.
- Zervikale Wurzelresorption. Als Spätfolge eines Parodontaltraumas kann im zervikalen Wurzelbereich ein mit der Mundhöhle kommunizierender,

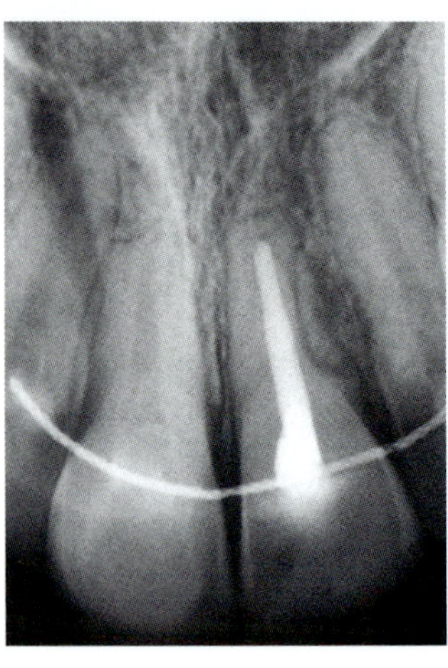

Abb. 7 Wurzelresorptionsheilung. 17-jährige Patientin, Longboard-Unfall mit Lockerung des Zahnes 21 vor 3 Jahren. Überweisung durch den Hauszahnarzt wegen Wurzelresorption. Nach endodontischer Behandlung zeigt sich das Geschehen ausgeheilt: Der Alveolarknochen folgt der Resorptionslakune, und das Parodont dazwischen ist erhalten

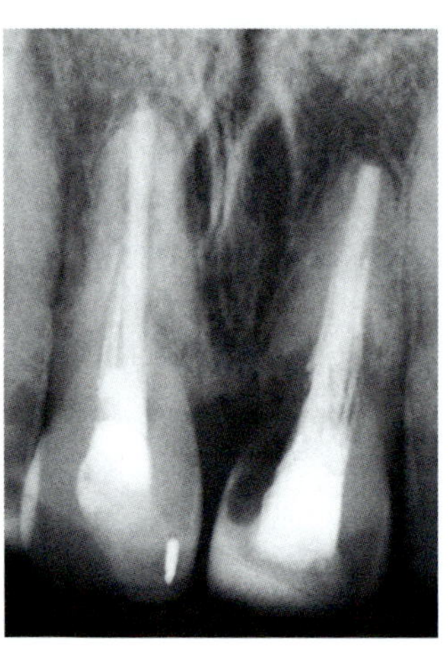

Abb. 8 Zervikale Wurzelresorption. Zustand 26 Jahre nach Intrusionstrauma der Zähne 21 und 11 mit Zangenreposition. Bei Zahn 21 findet sich eine typische unterminierende zervikale Resorption

Abb. 9a und b Zervikale Wurzelresorption. 16-jährige Patientin, Zustand 7 Jahre nach Wurzelfraktur zwischen apikalem und mittlerem Drittel

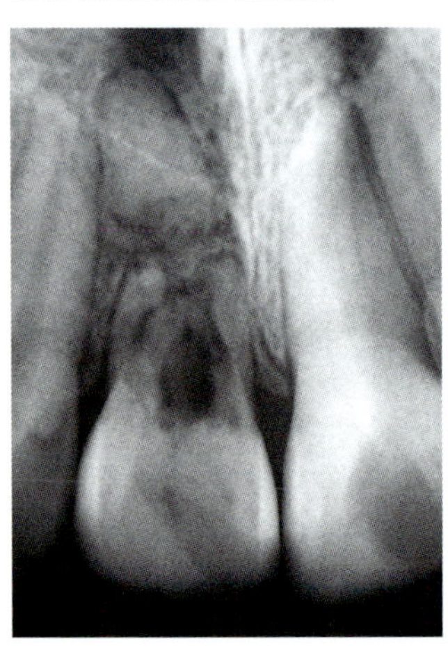

Abb. 9a 5 Jahre nach dem Unfall zeigt sich palatinal eine sondierbare, mit straffem Bindegewebe gefüllte, nicht blutende Lakune, die einer zervikalen Wurzelresorption entspricht

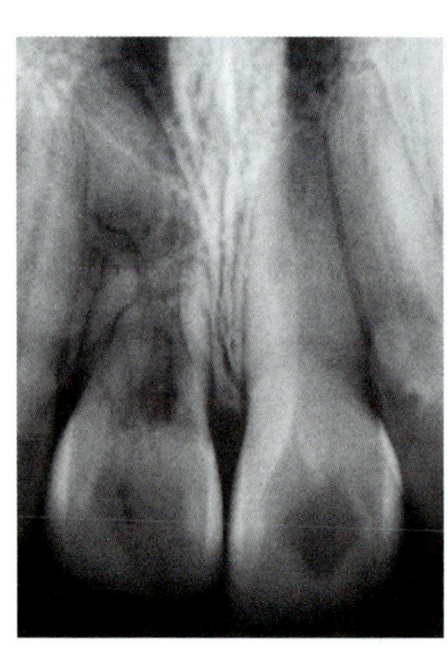

Abb. 9b 2 Jahre später erscheint die Läsion verkleinert und mit Knochentrabekeln aufgefüllt, dem teilweise auch reparativen Charakter der zervikalen Wurzelresorption entsprechend

sich über Jahre kontinuierlich ausdehnender Resorptionsvorgang einsetzen (Abb. 8), der unter Umständen partiell mit reparativen Vorgängen (Bildung von trabekulärem Knochen, Abb. 9) einhergeht[18,22]. Im frühen Stadium lässt sich dieser Prozess durch Desinfektion und eine dichte Füllung stoppen, später behindern die verzweigte Anatomie der Läsion, ihre partielle Unzugänglichkeit und direkt ins Dentin einstrahlende Gefäße das Legen einer Füllung. Ist die Pulpa vital, wird sie eine Zeitlang vom Resorptionsprozess ausgespart und durchzieht wie ein Rohr die Läsion. Als wahrscheinlichste Genese wird eine Oberflächenresorption vermutet, die sich infolge bakterieller Interferenzen aus dem Sulcus gingivae fortsetzt. Dem Voranschreiten der Resorption soll hierbei ein Voranschreiten der Infektion von Dentintubuli vorausgehen.

- Posttraumatische parodontale Tasche. Bei massiver Infektion des dentoalveolären Wundareals können (besonders in Quetschzonen) Anteile der Wurzeloberfläche von einem resistenten bakteriellen Biofilm besetzt werden, was zu deren epithelialer Ausgrenzung führt. Der nicht mehr mit einem Faserzug versorgte Alveolarknochen wird in der Folge abgebaut. Es resultiert eine klassische Parodontaltasche, deren Biom jedoch nicht wie bei der chronischen Parodontitis einem jahre- bis jahrzehntelangen lokalen Evolutionsprozess unter Bildung von Konkrement entstammt, sondern nur einer einmaligen Situation. Bei wieder aufgenommener Pflege ist daher die Erhaltungsprognose für den Zahn gut. Anders verhält es sich, wenn das gesunde Restparodont eines schon mit chronischer Parodontitis befallenen Zahnes traumatisiert wird. Dann hat eine bereits an die lokalen Bedingungen angepasste Mischkultur Gelegenheit, nekrotische oder ernährungsgestörte Areale des ehemals noch gesunden Parodonts in Beschlag zu nehmen, sofern nicht eine initiale Parodontalbehandlung diesem Prozess zuvorkommt.

- Sequestration von Alveolarknochen. Wird alveolärer Knochen direkt bakteriell infiziert und stört diese Infektion seinen Abbau, wird er abgestoßen. Dieser Prozess kann Monate in Anspruch nehmen und hinterlässt im parodontalen Attachment einen Defekt, der sich nach der Sequestration in eine Rezession verwandelt.

Die drei letztgenannten Heilungsstörungen werfen die Frage auf, ob eine systemische Gabe von Antibiotika beim akuten Parodontaltrauma gerechtfertigt erscheint. Im Gegensatz zur Pulpa, die nach einem Trauma des PDL mangels Zirkulation von einer Antibiose gar nicht erreicht wird, könnte das von allen Seiten gut vaskularisierte PDL durchaus von einer systemischen Antibiose profitieren. Beweisende Studien liegen dazu jedoch nicht vor. Munddesinfizienzien hingegen erscheinen auf alle Fälle empfehlenswert, da die Putzleistung im verletzten Bereich oft reduziert ist und Wunden wie auch Schienen zusätzlich Plaque retinieren können. Nachdem CHX durch Natriumlaurylsulfat (NLS) teilweise inaktiviert wird[1], ist begleitend zur Munddesinfektion eine NLS-freie Zahnpaste empfehlenswert.

Resümee

Zusammenfassend kann gesagt werden, dass die Heilung des akut traumatisierten Parodonts in erster Linie durch das Trauma, d. h. die Art der Verletzung bestimmt wird, des Weiteren durch die Zeitspanne bis zur Erstversorgung, eine etwaige Retraumatisierung bei der Reposition und schließlich durch das Ausmaß der mikrobiellen Besiedlung der Wundflächen. Grundpfeiler der Versorgung sind: exakte Diagnose, Zahnreposition, Gingivanähte, Zahn-zu-Zahn-Schienung, Munddesinfektion, Röntgenkontrollen und objektive Messungen der Mobilität.

Danksagung

Der Autor bedankt sich bei Herrn Univ.-Ass. Dr. B. Arefnia, Graz, für die Bereitstellung der Abbildungen 4a bis c.

Literatur

1. Addy M, Jenkins S, Newcombe R. Studies on the effect of toothpaste rinses on plaque regrowth. (I) Influence of surfactants on Chlorhexidine efficiacy. J Clin Periodontol 1989;16:380-384.
2. Andersson L, Lindskog S, Blomlöf L, Hedström KG, Hammarström L. Effect of masticatory stimulation on dento-alveolar ankylosis after experimental tooth replantation. Endod Dent Traumatol 1985;1:13-16.
3. Andreasen FM, Andreasen JO. Extrusive luxation and lateral luxation. In: Andreasen JO, Andreasen FM, Andersson L (eds). Textbook and colour atlas of traumatic injuries to the teeth. 4. ed. Oxford: Blackwell-Munksgaard, 2007:411-427.
4. Andreasen FM, Andreasen JO. Luxation injuries in permanent teeth: general findings. In: Andreasen JO, Andreasen FM, Andersson L (eds). Textbook and colour atlas of traumatic injuries to the teeth. 4. ed. Oxford: Blackwell-Munksgaard, 2007: 372-403.
5. Andreasen FM, Vestergaard-Pedersen B. Prognosis of luxated permanent teeth – the development of pulp necrosis. Endod Dent Traumatol 1985;1: 207-220.
6. Andreasen JO. Effect of extra-alveolar period and storage media upon periodontal and pulpal healing after replantation of mature permanent incisors in monkeys. Int J Oral Surg 1981;10:43-53.
7. Andreasen JO, Andreasen FM. Intrusive luxation. In: Andreasen JO, Andreasen FM, Andersson L (eds). Textbook and colour atlas of traumatic injuries to the teeth. 4. ed. Oxford: Blackwell-Munksgaard, 2007:436-437.
8. Berthold C, Thaler A, Petschelt A. Rigidity of commonly used dental trauma splints. Dent Traumatol 2009;25:248-255.
9. Cvek M, Cleaton-Jones P, Austin J, Kling M, Lownie J, Fatti P. Effect of topical application of doxycycline on pulp revascularisation and periodontal healing in reimplanted monkey incisors. Endod Dent Traumatol 1990;6:170-176.

10. Cvek M, Cleaton-Jones P, Austin J, Lownie J, Kling M, Fatti P. Pulp revascularization in reimplanted immature monkey incisors – predictability and the effect of antibiotic systemic prophylaxis. Endod Dent Traumatol 1990;6:157-169.
11. D'Hoedt B, Lukas D, Mühlbrandt L et al. Das Periotestverfahren – Entwicklung und klinische Prüfung. Dtsch Zahnärztl Z 1985;40:113-125.
12. Ebeleseder K, Glockner K, Städtler P, Pertl C. Splints made of wire and composite: an investigation of lateral tooth mobility in vivo. Endod Dent Traumatol 1995;11:288-293.
13. Ebeleseder K, Santler G, Hulla H, Glockner K, Pertl Ch, Quehenberger F. An analysis of 58 traumatically intruded and mainly surgically extruded permanent teeth. Endod Dent Traumatol 2000;16:34-39.
14. Ehnevid H, Jansson L, Lindskog S, Weintraub A, Blomlöf L. Endodontic pathogens: propagation of infection through patent dentinal tubules in traumatized monkey teeth. Endod Dent Traumatol 1995;11:229-234.
15. Franz F, Potapov S, Petschelt A, Berthold C. Influence of adhesive point dimension on type and splint rigidity – evaluation by the dynamic Periotest method. Dent Traumatol 2013;29:203-211.
16. Hammarström L. Enamel matrix, cementum development and regeneration. J Clin Periodontol 1997;24:658-668.
17. Hammarström L, Heijl L, Gestrelius S. Periodontal regeneration in a buccal dehiscence model in monkeys after application of enamel matrix proteins. J Clin Periodontol 1997; 24:669-677.
18. Kqiku L, Ebeleseder KA. Treatment of invasive cervical resorption with sandwich technique using mineral trioxide aggregate: a case report. Oper Dent 2012;37:98-106.
19. Mandel U, Viidik A. Effect of splinting on the mechanical and histological properties of the healing periodontal ligament after experimental extrusive luxation in the vervet monkey. Arch Oral Biol 1989;34:209-217.
20. Profitt WR. Early stages of development. In: Proffitt WR (ed). Contemporary orthodontics. 2. ed. St. Louis: Mosby Yearbook, 1993:71-75.
21. Schroeder HE. Desmodont. In: Schroeder HE (Hrsg). Orale Strukturbiologie. 4. Aufl. Stuttgart: Thieme, 1992:209-229.
22. Tronstad L. Root resorption – etiology, terminology and clinical manifestations. Endod Dent Traumatol 1988;4:241-252.
23. Turley PK, Joiner MW, Hellstrom S. The effect of orthodontic extrusion on traumatically intruded teeth. Am J Orthod 1984;85:47-56.
24. Von Arx T, Filippi A, Buser D. Splinting of traumatized teeth with a new device: TTS (Titanium Trauma Splint). Dent Traumatol 2001;17:180-184.
25. World Health Organization. Application of the international classification of diseases and stomatology, IDC-DA. 2. ed/3.ed. Geneva: WHO, 1978/1992.

Dislokationsverletzungen bleibender Zähne

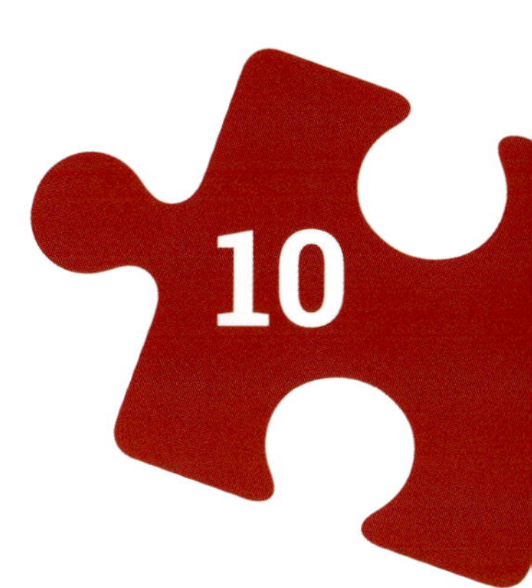

Hubertus van Waes, Silke Ostertag

Einleitung

Jede traumatische Krafteinwirkung auf einen Zahn führt zu Verletzungen im Zahnhalteapparat und am apikalen Gefäß-Nerven-Strang[2]. Die Verletzungen entstehen durch mehr oder weniger ausgeprägte Dislokationen des Zahnes in seiner Alveole. Infolge dieser Dislokationen kommt es je nach deren Ausmaß und Richtung zu Abriss- oder Quetschungsverletzungen der vitalen Zellschicht auf der Wurzeloberfläche sowie der Gefäß- und Nervenversorgung des Zahnes.

Für die Praxis ist es sehr wichtig zu wissen, dass es keine Zahnhartsubstanzverletzungen ohne damit verbundene Dislokationsverletzungen gibt. Diese klinisch und auch radiologisch oftmals wenig auffälligen Verletzungen können für die Prognose eines Zahnes unter Umständen bedeutsamer sein als klinisch einfach zu diagnostizierende Zahnhartsubstanzverletzungen wie z. B. Kronenfrakturen (Abb. 1a und b). Deshalb müssen sie bei der Planung der Unfallnachsorge berücksichtigt werden.

Komplikationen nach Dislokationsverletzungen sind in erster Linie ein Vitalitätsverlust der Pulpa und Resorptionen an der Wurzeloberfläche. Bestimmte Resorptionsformen werden durch Toxine aus einer devitalen Pulpa ausgelöst oder verschlimmert.

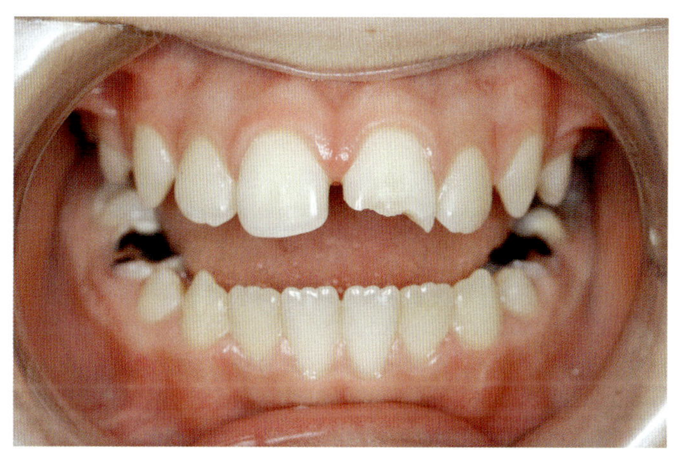

Abb. 1a Status nach Sturz auf Oberkieferfront. Klinisch imponiert die Kronenfraktur am Zahn 21. Jede Zahnfraktur bedeutet auch mindestens eine Konkussion des betroffenen Zahnes. Der Zahn ist klopfempfindlich, aber nicht erhöht beweglich

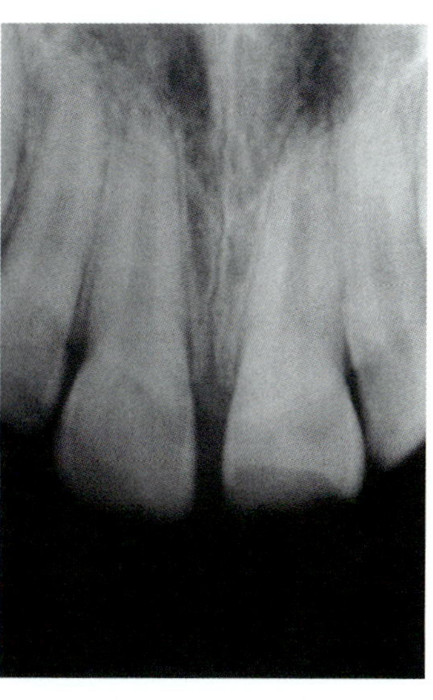

Abb. 1b Im Röntgenbild sind keine pathologischen Veränderungen erkennbar

Verletzungen des Gefäß-Nerven-Strangs

Traumatische Dislokationen eines Zahnes haben eine Quetschung, eine Dehnung oder – bei stärkerer Ausprägung der Verlagerung – einen Abriss des Gefäß-Nerven-Strangs zur Folge. Diese Verletzungen führen zu einer vorübergehenden oder dauernden Ischämie in der Pulpa des Zahnes. Wird die korrekte Blutversorgung nicht innerhalb kurzer Zeit wiederhergestellt, kommt es zu einer Nekrose des Gewebes, das dann unter Umständen zusätzlich infiziert werden kann. Dabei entstehen im Pulpakavum Toxine, die via Dentintubuli an die Wurzeloberfläche diffundieren und hier im Bereich von beschädigten Zementarealen entzündliche Resorptionen an der Wurzeloberfläche sowie im angrenzenden Knochen auslösen können.

Ob eine Revaskularisation einer abgerissenen Pulpa stattfindet, ist nicht zuletzt auch vom Durchmesser des apikalen Foramens abhängig[2,4]. Je größer dieser Durchmesser zum Zeitpunkt des Unfalls ist, desto wahrscheinlicher ist eine Wiederherstellung der Blutversorgung. Zudem besteht bei einem noch offenen Apex auch eine größere Toleranz gegenüber einem Abriss des Gefäß-Nerven-Strangs. Nach reversibler Schädigung des Gefäß-Nerven-Strangs kommt es bei weit offenem apikalem Foramen fast immer zu einer Obliteration des Pulpakavums. Dies hängt wohl damit zusammen, dass das Pulpagewebe bei jungen Zähnen noch sehr stark auf die Zahnhartsubstanzbildung programmiert ist. Diese Obliteration wirkt sich primär nicht nachteilig auf den Zahn aus, allerdings kann die immer verbleibende Restpulpa bei einem erneuten Trauma nicht mehr adäquat reagieren, und es resultieren dann häufiger Pulpanekrosen[3]. Ein solches Trauma kann durchaus auch eine Füllungs- oder Kronenpräparation sein.

So entscheidend die pulpale Blutversorgung für die Prognose eines Zahnes ist, so schwierig gestaltet es sich in der Praxis, diese zuverlässig zu bestimmen: Thermische oder elektrische Sensibilitätstests können vor allem bei Kindern zu falschen Resultaten führen, insbesondere bei noch nicht abgeschlossenem Wurzelwachstum. Hier kommt es oft vor, dass Patienten reproduzierbar und höchst glaubwürdig angeben, Kältereize zu spüren, und zwar selbst in Fällen, bei denen eine Trepanation dann die Devitalität der Pulpa bestätigt. Ein Hinweis für eine posttraumatische Pulpanekrose kann eine allmählich eintretende Grauverfärbung des betroffenen Zahnes sein (Abb. 2a und b). Falls radiologisch ein Fortschreiten des Wurzelwachstums oder eine Obliteration sichtbar wird, stellt dies einen Beweis für die Vitalität der Pulpa dar. Diese Zeichen sind zuverlässiger als Sensibilitätstests. Die Vitalerhaltung der Pulpa ist bei Zähnen mit noch nicht abgeschlossenem Wurzelwachstum sehr wichtig, weil eine endodontische Behandlung hier technisch äußerst schwierig ist und wegen der dünnen Wurzelwände häufig Frakturen auftreten, die dann zum Zahnverlust führen.

Auch bei erwachsenen Patienten kann die Blutversorgung der Pulpa intakt sein, wohingegen die sensible Versorgung des Zahnes nicht wiederhergestellt ist. Dieser Umstand spielt insbesondere deshalb eine wichtige Rolle, weil für die Art und das Ausmaß von Resorptionen die Vitalität der Pulpa ein wesentlicher Faktor ist. Zu spät erkannte Pulpanekrosen können zu Zahnverlusten oder massiven Schäden an der Wurzeloberfläche führen. Bei abgeschlossenem Wurzelwachstum ist ein Überleben der Pulpa im Fall schwerer Dislokationen unwahrscheinlich und aus den oben genannten Gründen eine endodontische Therapie dringlich.

Verletzungen des Zahnhalteapparates

Durch traumatische Verschiebungen eines Zahnes in seiner Alveole kommt es im Bereich des Zahnhalteapparates zu zwei grundsätzlich verschiedenen Verletzungsformen: In Bereichen, wo die Wurzeloberfläche vom Knochen wegbewegt wird, kommt es zu Abrissverletzungen. Dabei werden die Zellen auf der Wurzeloberfläche, die Desmodontalfasern und die Zellen an der Knochenoberfläche geschädigt. Durch den Zerfall der Zellen entstehen toxische Substanzen, die Entzündungsreaktionen auslösen, welche primär die Beseitigung des Reizes zum Ziel haben und eine Heilung im Sinne einer Restitutio ad integrum behindern können. Wenn die Schädigung kleinflächig ist, werden diese Resorptionen radiologisch nicht sichtbar. Ausgehend von unbeschädigten Zellen im be-

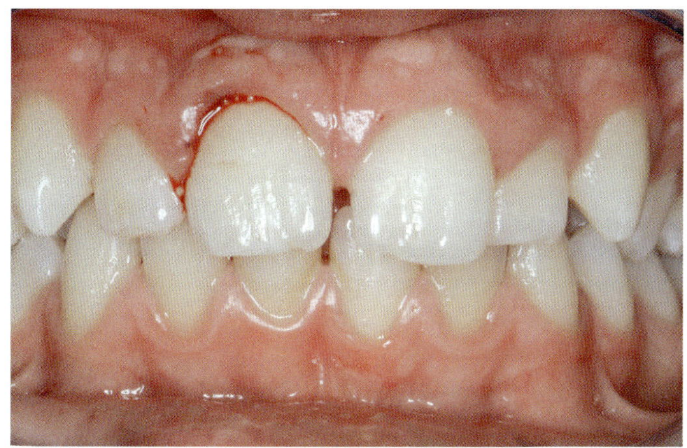

Abb. 2a Lockerung des Zahnes 11. Am Gingivalrand ist eine Blutung sichtbar. Der Zahn weist eine deutlich erhöhte Beweglichkeit auf und ist perkussionsempfindlich, befindet sich aber in seiner ursprünglichen Position

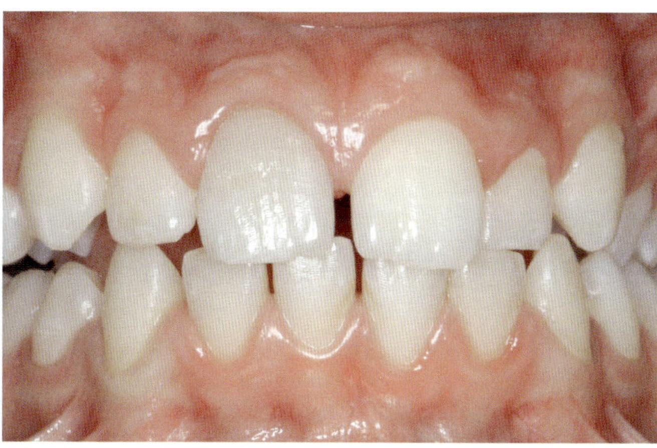

Abb. 2b 3 Monate nach dem Trauma zeigt der Zahn 11 eine graue Verfärbung als Zeichen einer Pulpanekrose infolge der Verletzung des Gefäß-Nerven-Strangs. Die Verfärbung ist in der Palatinalansicht häufig noch deutlicher sichtbar

troffenen Areal oder von angrenzenden unverletzten Zellschichten kommt es zur Reparatur. Zementoblasten überwachsen dann die anresorbierten Dentinareale und bilden einen Schutz vor weiteren pathologischen Resorptionen. Die Voraussetzungen für eine Heilung sind sehr gut, solange kein bakterieller Infekt hinzukommt. In Anwesenheit von Bakterien bilden sich infektionsbedingte Resorptionen, die rasant verlaufen und schnell zum Zahnverlust führen können[5].

Dort, wo die Zahnwurzel gegen die Knochenoberfläche gedrückt wird, kommt es zu Kompressionsverletzungen. Diese sind in der Regel schwerwiegender als die Abrissverletzungen, weil die Zellen auf der Wurzeloberfläche zwischen Knochen und Dentin regelrecht zerrieben werden und weniger Zellen vital bleiben, von denen aus die spätere Heilung ausgehen kann. Wenn der Zahn in der dislozierten Stellung verkeilt bleibt, sterben früher oder später alle Zellen in den komprimierten Arealen ab. Hiermit sind die Voraussetzungen für eine Heilung wesentlich ungünstiger. Prognostisch ist deshalb die Dauer der Kompression von großer Bedeutung.

Das Wurzelzement dient auch als Abdichtung der Dentinkanälchen gegenüber dem Parodont. Bei Defekten in der Zementschicht können Toxine aus einer nekrotischen Pulpa ungehindert aus dem Dentin in den Parodontalspalt austreten und infektionsbedingte Resorptionen auslösen[4,15,17]. Diese Resorptionen haben zum Ziel, die Toxinquelle zu erreichen und zu beseitigen. Ausmaß und Geschwindigkeit der ohnehin an der Oberfläche ausgelösten Resorptionen werden dadurch noch einmal wesentlich verstärkt. Infektionsbedingte Resorptionen können innerhalb weniger Wochen zum Zahnverlust führen[9].

Ein intaktes Parodont – insbesondere das Zement – stellt auch eine Abgrenzung gegenüber dem Knochen dar. Bei massiver Schädigung der Zementschicht können Osteoklasten ungehindert ins Dentin eindringen und dieses resorbieren. Wenn die pulpale Toxinquelle dann beseitigt wurde, beispielsweise durch eine endodontische Behandlung, versucht die Zementschicht, die betroffene Dentinoberfläche wieder zu überwachsen. Somit sind die Voraussetzungen für eine vollständige Heilung erneut gegeben. Falls das geschädigte Gebiet großflächig ist (über 4 mm^2), kann die Zementschicht unter Umständen nicht rechtzeitig geschlossen werden, bevor Osteoklasten und Osteoblasten einwandern. Der Knochen verwächst dann mit dem Dentin, und es kommt zum Bild einer Ersatzresorption, die sich klinisch als Ankylose äußert[12]. Diese Form der Resorption dehnt sich langsam immer weiter ins Dentin aus, weil eine schützende Zementschicht zwischen Dentin und Knochen fehlt.

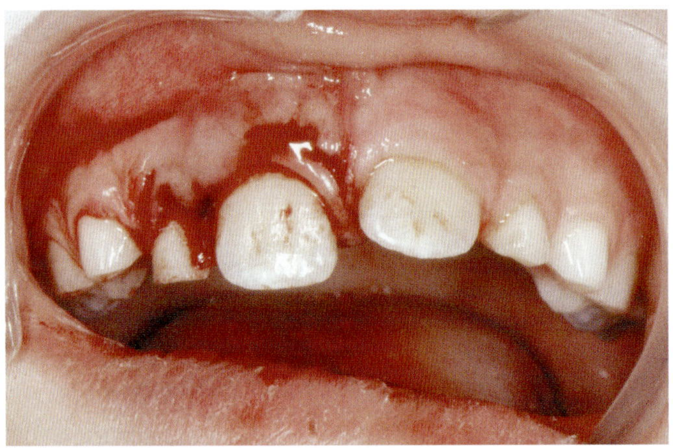

Abb. 3a Laterale Dislokation. Die Zähne 52 und 11 sind nach palatinal disloziert. Die Wurzelspitze des Zahnes 11 ist bukkal am Alveolarfortsatz als Vorwölbung palpierbar

Abb. 3b Radiologisch ist die Dislokation kaum zu sehen. Bei weit offenem Apex besteht physiologischerweise eine Aufhellung apikal der Wurzel, so dass hier nur bei sehr starken Dislokationen das Bild eines verbreiterten Parodontalspaltes entsteht. Für das Überleben der Pulpa ist diese Ausgangslage günstig, allerdings muss im weiteren Verlauf mit einer Obliteration des Pulpakavums gerechnet werden

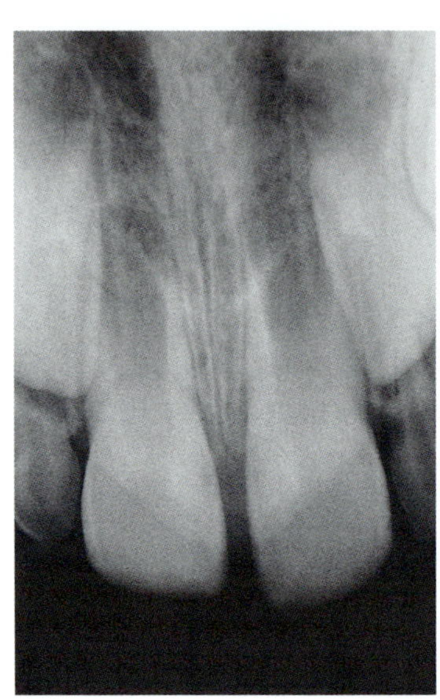

Dislokationstypen

Bei der Dislokation kann zwischen mehreren Typen unterschieden werden[7]. Die mildeste Form der Dislokationsverletzungen ist eine Konkussion (vgl. Abb. 1a und b). Hierbei werden die parodontalen Gewebe gestaucht, was sich in einer erhöhten Perkussionsempfindlichkeit äußert. Falls zusätzlich eine erhöhte Beweglichkeit diagnostiziert wird, spricht man von einer Lockerung, die sich klinisch auch in einem veränderten Klopfschall zeigen kann (vgl. Abb. 2a). In beiden Fällen bleibt der Zahn in seiner ursprünglichen Position. Radiologisch ist der Befund deshalb unauffällig (vgl. Abb. 1b). Eine Behandlung ist an sich nicht notwendig, jedoch sollte die Vitalität der Pulpa regelmäßig überprüft werden, da die Quetschung des Gefäß-Nerven-Strangs die Blutversorgung der Pulpa kompromittieren und so zu einer Nekrose führen kann (vgl. Abb. 2b).

Sobald der Zahn stärker verschoben wurde und in einer unphysiologischen Position verbleibt, spricht man von einer Dislokation. Entsprechend der häufigsten Richtung der Krafteinwirkung kommen überwiegend laterale Dislokationen nach palatinal vor (Abb. 3a). Im Röntgenbild können Dislokationen oft als lokale Verbreiterungen des Parodontalspaltes sichtbar werden (Abb. 3b). Diagnostisch ist es aus den weiter oben beschriebenen Gründen sehr wichtig festzustellen, ob ein Zahn in der dislozierten Position verkeilt oder noch beweglich ist. Im ersteren Fall sind schwergradigere Resorptionen zu erwarten, und die dringlichste Aufgabe des Behandlers besteht darin, die Kompression zu entlasten, indem der Zahn schnellstmöglich reponiert wird.

Ausmaß und Richtung der Dislokation können Hinweise darauf geben, wie weit der Apex des Zahnes verschoben wurde, und damit die Wahrscheinlichkeit einer Verletzung des Gefäß-Nerven-Strangs abschätzen helfen.

Die Extrusion stellt eine Spezialform der lateralen Dislokation dar. Da es kaum eine Unfallform gibt, bei der eine extrusive Kraft auf einen Zahn einwirkt, muss man sich das klinische Bild der Extrusion als Folge einer lateralen Dislokation mit anschließender Relokation in die ursprüngliche Zahnachse vorstellen (Abb. 4). Es kommt somit ebenfalls zu Kompressionsverletzungen im Zahnhalteapparat, aber diese dauern sehr viel kürzer als bei einer normalen lateralen Dislokation und haben deshalb weniger schwerwiegende Folgen. Insgesamt dominieren hier die Abrissverletzungen. Wegen der meist stärkeren axialen Verlagerungen ist jedoch der Gefäß-Nerven-Strang auch eher abgerissen als bei einer rein lateralen Dislokation. Das Ausmaß der Verlagerung lässt sich radiologisch meist gut anhand der apikal nun leeren Alveolen bestimmen.

Die Extremform der Extrusion ist die Avulsion, bei der der Zahn vollständig aus der Alveole herausgelöst wird. Auch hier dominieren Abrissverletzungen am Parodont und am Gefäß-Nerven-Strang. Kompressionskräfte können sich sicher nur kurzzeitig auswirken, was an sich prognostisch eher günstig ist. Dafür sind die Zellen auf der Wurzeloberfläche extraoral durch Austrocknung, mechanische Belastung und bakterielle Besiedelung äußerst gefährdet.

Die aus biologischer Sicht schwerwiegendste Art der Dislokationsverletzung ist die Intrusion. Hier kommt es zu sehr großflächigen Verletzungen der Wurzelhaut durch Kompression gegen den Knochen. Wird ein Zahn in den Knochen hineingetrieben und bleibt dort verkeilt, sterben mit großer Wahrscheinlichkeit fast alle Zellen in den betroffenen Arealen ab, was entsprechend großflächige Resorptionen auslöst, die durch Einwachsen von Zellen aus weniger geschädigten Zahnoberflächen kaum mehr repariert werden können. Es kommt daher bei Intrusionen sehr oft zu ausgedehnten Ersatzresorptionen (Ankylosen), was auch durch die unmittelbare Nähe des Knochens zur Wurzeloberfläche erleichtert wird[9,12,16].

Für den Verlauf bedeutsam ist außerdem, dass bei Intrusionen immer auch von einem Abriss des Gefäß-Nerven-Strangs ausgegangen werden muss. Außer bei Zähnen mit einem weit offenen Apex ist eine Revaskularisation der Pulpa so gut wie ausgeschlossen. Die daraus folgende Nekrose mit entsprechender Toxinbildung im Wurzelkanal führt hier im Verband mit den großflächigen Nekrosen der Wurzelhaut wiederum zu infektionsbedingten Resorptionen. Bei Intrusionen ist also noch mehr als bei anderen Dislokationsverletzungen eine umgehende endodontische Behandlung indiziert, um wenigstens die infektionsbedingte Komponente der Resorptionen zu minimieren. Die Abbildungen 5a bis e zeigen die klinische Vorgehensweise und den Verlauf einer Intrusionsverletzung.

Grundsätze der Therapie

Bei jeder Dislokationsverletzung steht die schnellstmögliche Reposition des Zahnes im Vordergrund. Damit soll erreicht werden, dass komprimierte Wurzeloberflächen entlastet werden und die Heilung dort komplikationsärmer vonstattengehen kann. In Bereichen, in denen nur Abrissverletzungen vorliegen, ist eine vollständige Reposition für die Heilung zwar nicht zwingend erforderlich, allerdings darf kein unnötig großes Koagulum zwischen Wurzel und Alveole verbleiben, da dieses infektgefährdet ist. Aus dem gleichen Grund sollte auf eine sorgfältige Reposition der Gingiva mit einem möglichst guten Verschluss geachtet werden. Dies ist oft nur bei exakter Reposition des Zahnes möglich. Beim Zurückbewegen des Zahnes müssen hohe Kräfte vermieden werden, da diese ihrerseits zu Kompressionsschäden und somit zu verstärkten Resorptionen führen können[4,11].

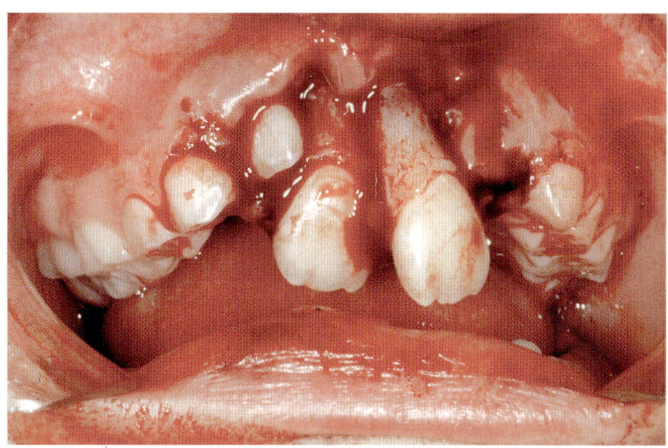

Abb. 4 Deutliche Extrusion der Zähne 11 und 21. Diese Verletzungsform ist eine Extremform der lateralen Dislokation. Die Zähne sind nur noch an der palatinalen Gingiva befestigt und beinahe avulsiert

Bei stark verlagerten und verkeilten Zähnen kann es durchaus schonender sein, diese vorsichtig zu extrahieren, um sie dann zu reponieren. Dieses Vorgehen erlaubt außerdem eine Behandlung der Wurzeloberfläche mit antiresorptiv wirksamen Substanzen wie Tetracyclin und Corticosteroiden sowie ggf. auch eine extraorale Wurzelbehandlung (z. B. mit einem retrograden Stift)[13]. Beim Einsatz von Zangen muss aber strikt darauf geachtet werden, die Wurzeloberfläche mit der Zange nicht zu berühren und damit zu schädigen. Diese Gefahr ist bei den üblichen Extraktionszangen sehr groß, da ihre Form so gestaltet ist, dass sie die Tendenz haben, nach apikal abzugleiten und dann die besonders empfindliche zervikale Wurzeloberfläche zu berühren. Diamantierte Zangen sind diesbezüglich viel sicherer, können aber auf der Kronenoberfläche Schäden hinterlassen.

Bei allen schwergradigen Dislokationen ist die systemische Verabreichung eines Antibiotikums indi-

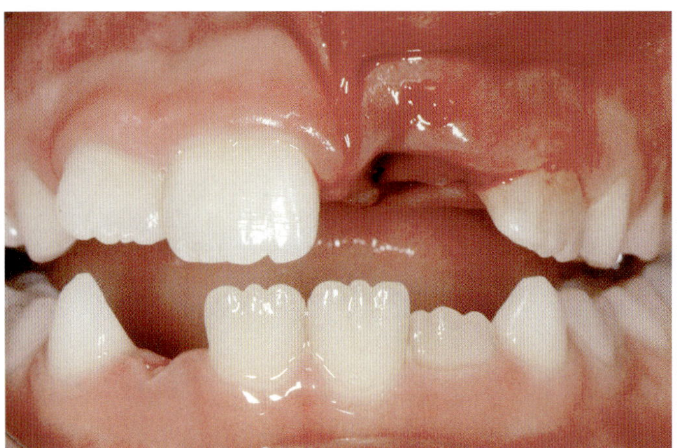

Abb. 5a Intrusion des Zahnes 21. In der Apikalregion des Zahnes ist eine Vorwölbung des Alveolarfortsatzes bukkal palpierbar

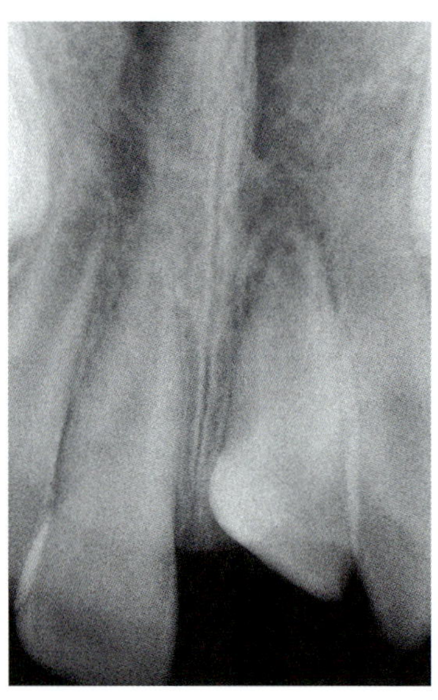

Abb. 5b Das Röntgenbild zeigt die deutliche Verlagerung des Zahnes 21. Das Wurzelwachstum ist noch nicht vollständig abgeschlossen. Der Durchmesser des apikalen Foramens des Zahnes wurde aber als zu gering für eine mögliche Revaskularisation eingestuft, womit die Indikation für eine sofortige endodontische Behandlung gegeben war

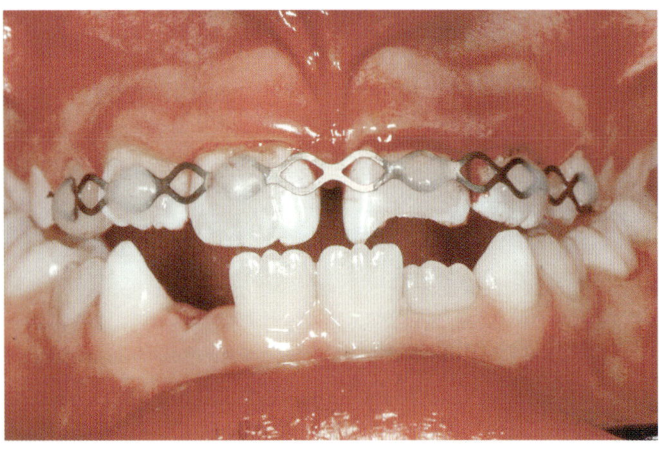

Abb. 5c Klinische Situation nach chirurgischer Reposition und Schienung des Zahnes 21. Unmittelbar nach der Schienung wurden eine Pulpaexstirpation und eine Ledermix-Einlage vorgenommen

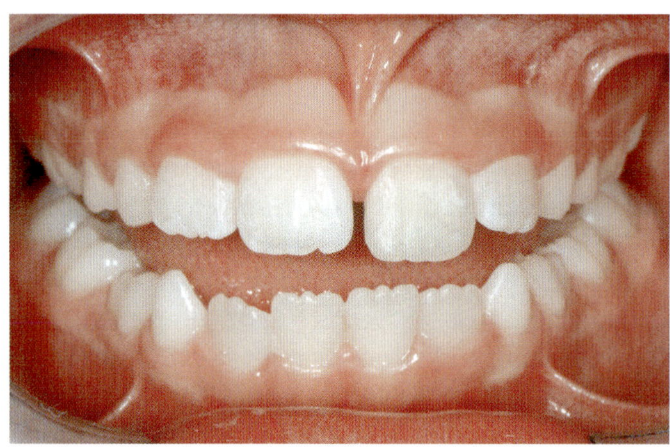

Abb. 5d Situation 4 Monate nach dem Unfall. Klinisch ist der Zahn 21 völlig asymptomatisch

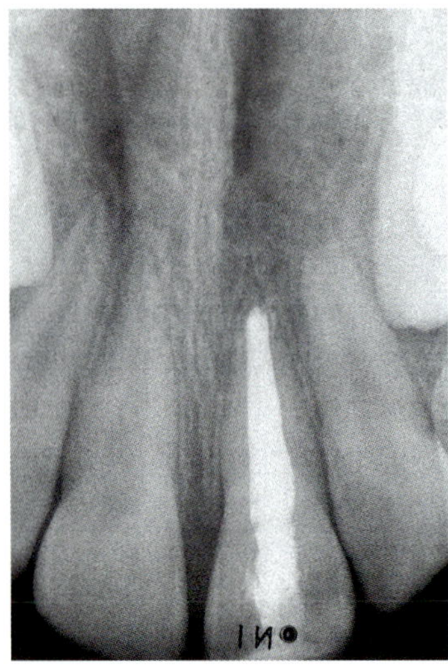

Abb. 5e Röntgenbefund 16 Monate nach dem Unfall. Status nach Apexifikation und definitiver Wurzelkanalfüllung. Der Parodontalspalt zeigt keinen pathologischen Befund

ziert. Wegen seines breiten Keimspektrums und seiner hemmenden Wirkung auf Osteoklasten hat sich hierfür Doxycyclin bestens bewährt[9,11,14]. Bei Kindern unter 8 Jahren (Gefahr von Zahnverfärbungen) oder bekannter Unverträglichkeit von Doxycyclin kann auf Penicillin V ausgewichen werden.

Die Hauptproblematik für den Behandler liegt oft in der Entscheidung, ob eine endodontische Behandlung notwendig ist oder nicht. Angesichts der Komplikationen, die durch eine zu späte endodontische Therapie ausgelöst oder unterhalten werden können, muss klar gefordert werden, im Zweifelsfall eher zu viele denn zu wenige Pulpaexstirpationen vorzunehmen. Die Pulpaexstirpation sollte zeitnah zum Unfall erfolgen, wobei allerdings zu beachten ist, dass Calciumhydroxid wegen seines hohen pH-Wertes negative Wirkung auf ein frisch verletztes Desmodont haben kann. Es empfiehlt sich daher bei einer zeitnah zum Unfall erfolgenden endodontischen Behandlung eher eine Einlage von Ledermix im Kanal.

Reponierte Zähne müssen mittels flexibler Schiene an der richtigen Position gehalten werden[7,10,11]. Als Schienen eignen sich besonders der Titanium Trauma Splint (TTS, vgl. Abb. 5c) oder ein dünner kieferorthopädischer Draht, die beide punktuell mit Komposit auf der Zahnoberfläche befestigt werden und sich nach Ablauf der Schienungsdauer durch Abschleifen des Komposits atraumatisch entfernen lassen. Für die Heilung selbst ist die Schiene nicht zwingend notwendig, allerdings verbessert sie den Patientenkomfort und verhindert weitere Dislokationen, solange die Heilung noch nicht abgeschlossen ist. Die Schienungsdauer beträgt zwischen 1 und 4 Wochen.

Bei ausgedehnten Dislokationsverletzungen kann es – insbesondere wenn auch der Alveolarknochen stark in Mitleidenschaft gezogen wurde – zu ästhetisch und funktionell sehr ungünstigen Gingivaverläufen kommen. Um dies wenigstens teilweise zu verhindern und gleichzeitig den gingivalen Abschluss des Parodonts zu verbessern, kann es hilfreich sein, die Gingiva mittels Nähten an der Schiene zu befestigen und so nach inzisal zu ziehen.

In jedem Fall muss der Patient nach der Initialtherapie eindringlich auf die Bedeutung einer guten Mundhygiene hingewiesen und entsprechend instruiert werden. Die Zahnhygiene sollte mit einer möglichst weichen Zahnbürste erfolgen und die Putzbewegung von der Gingiva hin zum Zahn gehen, um nicht Plaque und Zahnpastenbestandteile in den noch nicht verheilten Sulkus zu bewegen. Chlorhexidinspülungen sind zur Ergänzung der manuellen Mundhygiene sinnvoll.

Schlussfolgerungen

Die Therapie von Dislokationsverletzungen berücksichtigt heute in hohem Maße die biologischen Vorgänge auf der Wurzeloberfläche und in der Pulpa. Die Vitalerhaltung möglichst vieler Zellen der Wurzelhaut steht an erster Stelle der Bemühungen. Im Rahmen normaler Heilungsvorgänge kommt es immer zur Resorption geschädigter Gewebeanteile. Ausmaß und Progression der Resorptionen ins Wurzeldentin hinein sind nicht zuletzt von der An- bzw. Abwesenheit von bakteriellen Toxinen abhängig. Durch eine konsequente endodontische Therapie stark dislozierter Zähne mit abgeschlossenem Wurzelwachstum kann der Zahnarzt die Prognose wesentlich verbessern.

Bei Zähnen mit noch nicht abgeschlossenem Wurzelwachstum ist die Revaskularisation wesentlich wahrscheinlicher. Allerdings wirkt es sich hier für den Zahn sehr viel rascher fatal aus, wenn die Pulpa doch nekrotisch wird und infektionsbedingte Resorptionen auftreten. Resorptionen verlaufen bei Kindern deutlich schneller als bei Erwachsenen[1]. Auch Zahnverluste durch Frakturen der dünnen Wurzelwände kommen bei ihnen häufiger vor[6].

Literatur

1. Andersson L, Bodin I, Sörensen S. Progression of root resorption following replantation of human teeth after extended extraoral storage. Endod Dent Traumatol 1989;5:38-47.
2. Andreasen FM, Pedersen BV. Prognosis of luxated permanent teeth – the development of pulp necrosis. Endod Dent Traumatol 1985;18:109-118.
3. Andreasen FM, Zhijie Y, Thomson BL, Andersen PK. Occurrence of pulp canal obliteration after luxation injuries in the permanent dentition. Endod Dent Traumatol 1987;3:103-115.
4. Andreasen JO, Andreasen FM, Andersson L. Textbook and color atlas of traumatic injuries to the teeth. Copenhagen: Blackwell Munksgaard, 2007.
5. Chappuis V, von Arx T. Replantation of 45 avulsed permanent teeth: a 1-year follow-up study. Dent Traumatol 2005;21: 289-296.
6. Cvek M. Prognosis of luxated non-vital maxillary incisors treated with calcium hydroxide and filled with guttapercha. A retrospective clinical study. Endod Dent Traumatol 1992;8:45-55.
7. Deutsche Gesellschaft für Zahn-, Mund- und Kieferheilkunde (DGZMK). Wissenschaftliche Stellungnahme: Schienentherapie nach dentoalveolären Traumata. Dtsch Zahnärztl Z 2005;60:7.
8. Filippi A, Krastl G. Traumatologie im Milch- und Wechselgebiss. Quintessenz 2007;58:739-752.
9. Filippi A, von Arx T, Buser D. Externe Wurzelresorptionen nach Zahntrauma: Diagnose, Konsequenzen, Therapie. Schweiz Monatsschr Zahnmed 2000;110:712-729.
10. Filippi A, von Arx T, Lussi A. Comfort and discomfort of dental trauma splints – a comparison of a new device (TTS) with three commonly used splinting techniques. Dent Traumatol 2002;18:275-280.
11. Kirschner H, Pohl Y, Filippi A, Ebeleseder K. Unfallverletzungen der Zähne. München: Urban & Fischer, 2005.
12. Ne RF, Witherspoon DE, Gutmann JL. Tooth resorption. Quintessence Int 1999; 30:9-25.
13. Pohl Y, Filippi A, Kirschner H. Results after replantation of avulsed permanent teeth. Dent Traumatol 2005; 21:80-92.
14. Sae-Lim V, Wang CY, Choi GW, Trope M. The effect of systemic tetracycline on resorption of dried replanted dog's teeth. Endod Dent Traumatol 1998;14:127-132.
15. Trondstad L. Root resorption – etiology, terminology and clinical manifestations. Endod Dent Traumatol 1988;4:241-252.
16. Trope M. Root resorption of dental and traumatic origin: classification based of etiology. Pract Periodontics Aesthet Dent 1998;10:515-522.
17. Trope M. Root resorption due to dental trauma. Endod Topics 2002;1:79-100.

Avulsion und Replantation

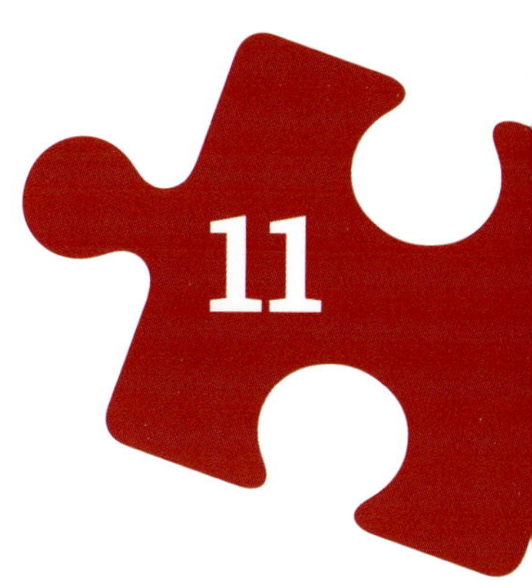

Andrea Zürcher, Andreas Filippi

Einleitung

Bei einer Avulsion hat der Zahn die Alveole und meist auch den Mund vollständig verlassen. Sowohl die Pulpa als auch das Parodont sind abgerissen und intraoral eventuell Begleitverletzungen des Knochens und des Weichgewebes oder Zahnfrakturen vorhanden[5]. Deshalb ist aus Sicht aller Beteiligten die Avulsion der wohl spektakulärste Zahnunfall. Avulsionen gehören zu den Dislokationsverletzungen, die von Frakturverletzungen bzw. kombinierten Fraktur- und Dislokationsverletzungen unterschieden werden[26]. Sie kommen deutlich seltener vor als Lockerungen oder laterale und extrusive Dislokationsverletzungen[4].

Für die Prognose eines avulsierten Zahnes spielt die extraorale Lagerung (Medium und Zeitdauer) eine wichtige Rolle. Aber auch die Replantation und die anschließende Stabilisierung mit einer Titan-Trauma-Schiene sowie die endodontische Therapie haben einen Einfluss auf die Heilung[12,19]. Im Milchgebiss wird die Replantation eines avulsierten Zahnes nicht empfohlen, wohingegen es im bleibenden Gebiss gerade bei Kindern und Jugendlichen im wachsenden Kiefer keine besseren Alternativen gibt.

Verhalten am Unfallort

Ein avulsierter Zahn sollte umgehend in eine Zahnrettungsbox (Dentosafe, Fa. Medice, Iserlohn, oder miradent SOS Zahnbox, Fa. Hager & Werken, Duisburg) gelegt werden (Abb. 1). In dem darin enthaltenen Organtransplantationsmedium können die parodontalen Zellen auf der Wurzeloberfläche mindestens 24 Stunden bei Zimmertemperatur extraoral

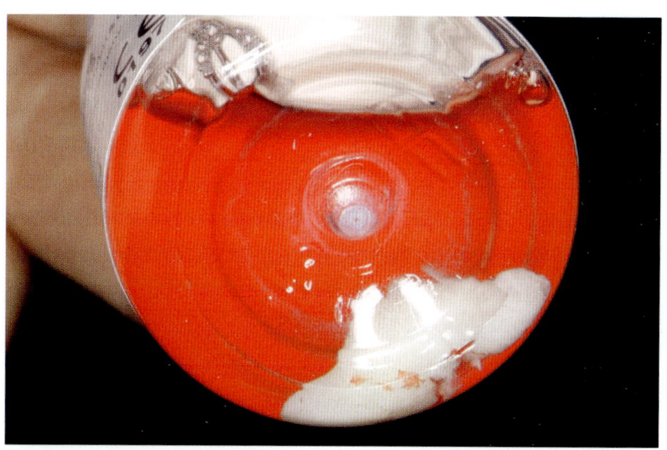

Abb. 1 Lagerung eines avulsierten Zahnes in der Zahnrettungsbox

UZB
Universitäres Zentrum für Zahnmedizin Basel
Zahnunfall
Zahnunfälle passieren zu Hause, in der Freizeit oder beim Sport – junge Menschen sind besonders betroffen. Richtig erkannt und behandelt, können auch schwer verletzte Zähne häufig erhalten werden. Deshalb:
1. Ruhe bewahren – Zahnerhalt ist meistens möglich, wenn Sie richtig handeln!
2. Sofort Zahnarztpraxis oder Zahnklinik aufsuchen – bei jedem Zahnunfall!
Zahn locker oder verschoben
Den Zahn in seiner Position belassen und umgehend einen Zahnarzt aufsuchen.
Zahn abgebrochen
Das abgebrochene Zahnstück suchen, in Wasser legen und damit zum Zahnarzt gehen.
Zahn ausgeschlagen
Den ausgeschlagenen Zahn in eine Zahnrettungsbox legen (erhältlich in Apotheken oder Zahnarztpraxen). Falls nicht verfügbar, Zahn in kalte Milch legen oder in Frischhaltefolie einwickeln. Sofort den Zahnarzt oder eine Zahnklinik aufsuchen!
Niemals den Zahn reinigen oder trocken lagern!
www.uzb.ch
www.zahnunfallzentrum.ch
zahnunfallzentrum
Universitäres Zentrum für Zahnmedizin Basel UZB

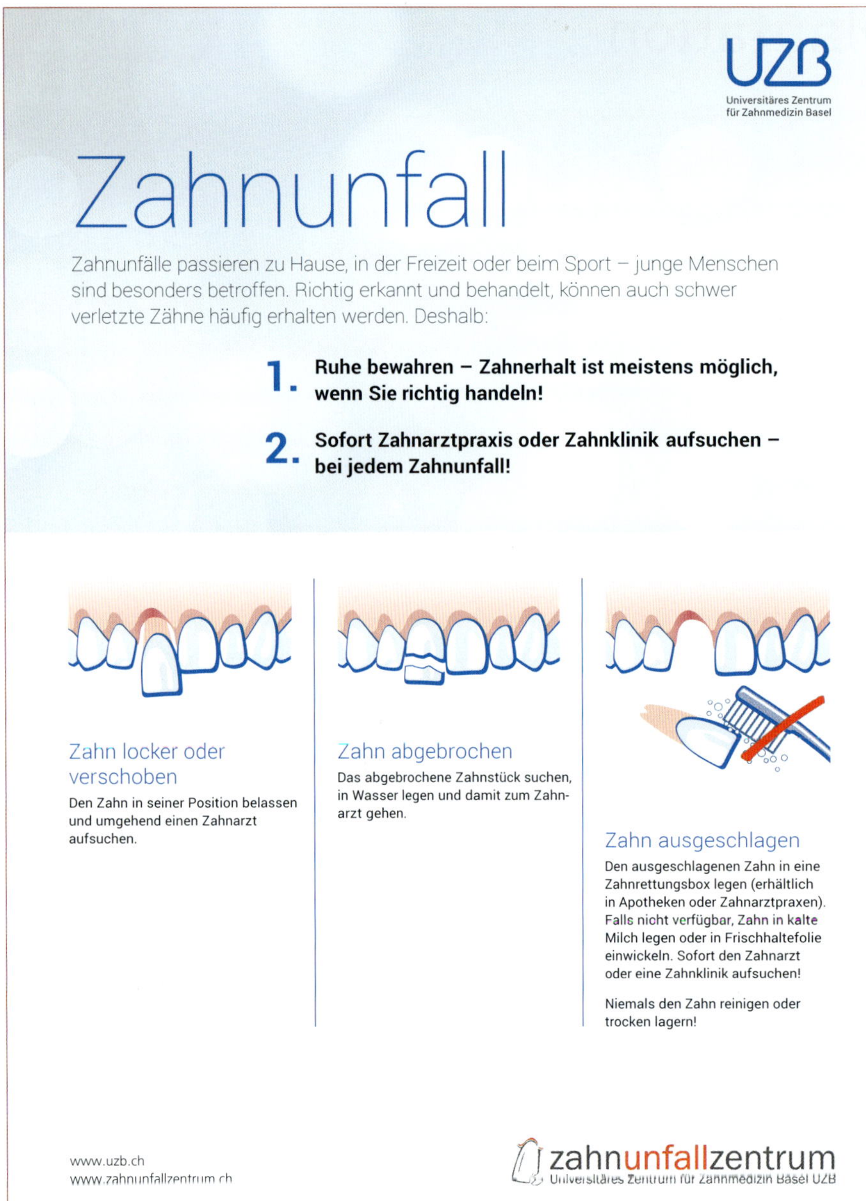

Abb. 2 Zahntrauma-Poster des Zahnunfallzentrums Basel

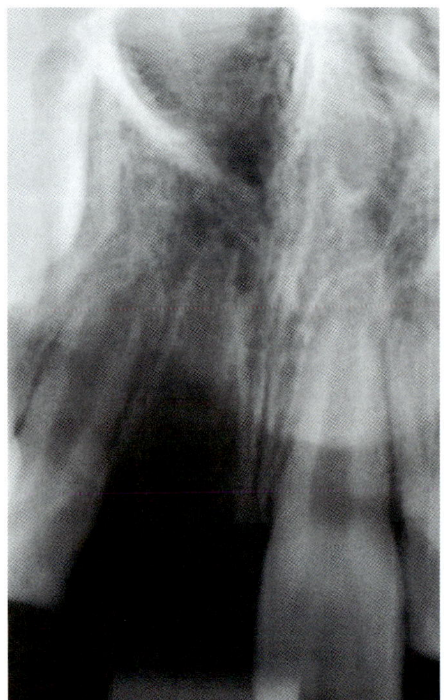

Abb. 3 Der Zahnfilm Regio 11 zeigt die leere Alveole

überleben[24]. Als kurzfristige Alternative zur Zahnrettungsbox lassen sich nur Milch oder Frischhaltfolie empfehlen, in denen die Zellen maximal 2 Stunden überleben[1,7,29].

Bis zum 16. Lebensjahr passieren etwa 80 % aller Zahnunfälle in einem Radius von 100 m um das Zuhause und die Schule[20]. Deshalb sollten Aufsichtspersonen (Eltern und Lehrer) über das optimale Verhalten am Unfallort informiert sein. Das Zahnunfallzentrum Basel hat immer wieder Informationsplakate für öffentliche Einrichtungen publiziert (Abb. 2), die zusammen mit einer Zahnrettungsbox überall dort verfügbar sein sollten, wo häufig Zahnunfälle passieren, also z. B. in Grundschulen, Sporthallen und Schwimmbädern[10].

Klinisches Vorgehen

Die Behandlung eines avulsierten bleibenden Zahnes ist ein zahnärztlicher Notfall und muss in der Praxis umgehend durchgeführt werden. Als Erstes wird die Lagerung des Zahnes überprüft: Liegt dieser nicht im Nährmedium einer Zahnrettungsbox, erfolgt eine Umlagerung.

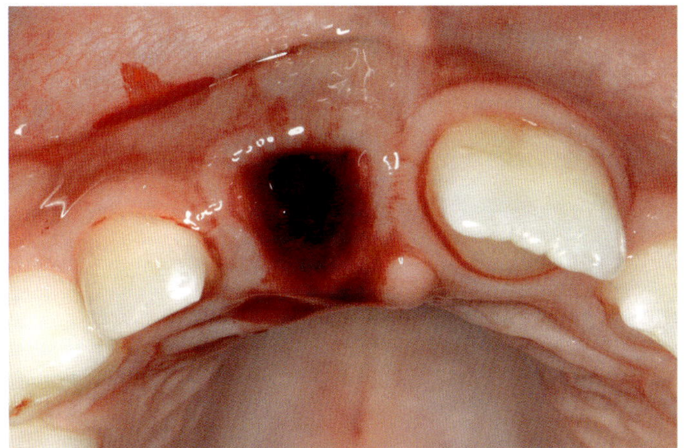

Abb. 4 Intraorale Situation nach Avulsion des Zahnes 11 bei einer 10-jährigen Patientin

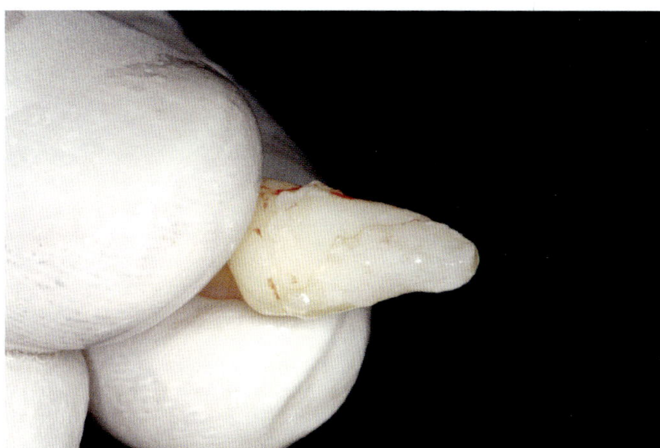

Abb. 5 Extraorale Inspektion der Wurzel: Das Wurzelwachstum des Zahnes 11 ist noch nicht abgeschlossen, das Foramen apicale jedoch kleiner als 2 mm

Anamnese

Neben der allgemeinen Anamnese, die u. a. Erkrankungen, Medikamenteneinnahmen und Allergien erfasst, ist es wichtig, auch traumarelevante Aspekte zum Unfallhergang zu erheben. Schwerwiegende Verletzungen im Kopf-Hals-Bereich müssen ausgeschlossen werden. Wenn Symptome wie Amnesie, Übelkeit bzw. Erbrechen vorhanden sind oder der Verdacht auf ein Schädel-Hirn-Trauma besteht, wird der Patient umgehend an eine Fachklinik überwiesen. Auch der Status der Tetanusimmunisierung ist abzuklären[1,5,19,27].

Klinische und radiologische Diagnostik

Um einen Überblick über das Ausmaß der Verletzungen zu erhalten, erfolgt eine extra- und intraorale Befundaufnahme. Intraoral sollten die fünf möglicherweise verletzten Gewebe nach der sogenannten ZEPAG-Klassifikation unabhängig voneinander beurteilt werden: Zahnhartsubstanz, Endodont, Parodont, Alveolarknochen und Gingiva[9,13,27].

Von allen unfallverletzten Zähnen und der leeren Alveole wird ein intraoraler Zahnfilm angefertigt (Abb. 3). Eine weiterführende Diagnostik mit einer Panoramaschichtaufnahme oder einer digitalen Volumentomographie ist nur in besonderen Fällen indiziert (z. B. bei Verdacht auf eine Kieferfraktur)[27]. Zur Dokumentation und aus forensischen Gründen werden sämtliche verletzten Gewebe aus zwei Ebenen (bukkal und okklusal) fotografisch festgehalten[19,27] (Abb. 4).

Vorbehandlung des avulsierten Zahnes

Der avulsierte Zahn wird zunächst extraoral inspiziert und kontrolliert, ob das Foramen apicale noch weit offen (> 2 mm) oder das Wurzelwachstum abgeschlossen ist (Abb. 5). Es erfolgt eine Untersuchung des Zahnes auf eventuell vorhandene Frakturen. Ist die Wurzeloberfläche sichtbar verschmutzt, wird sie zur Reinigung mit steriler isotoner Kochsalzlösung abgespült[1,19]. Dabei darf die Wurzeloberfläche nicht mechanisch verletzt werden. Im Sinne der antiresorptiven regenerativen Therapie (ART) wird der Zahn in der Flüssigkeit der Zahnrettungsbox gelagert. Das Organtransplantationsmedium schützt die lebenden und unterstützt die Regeneration der geschädigten Zellen. Außerdem werden Bakterien oder Toxine sowie Gewebszerfallsprodukte von der Wurzeloberfläche weggeschwemmt. Hierfür muss der Zahn mindestens 30 Minuten im Nährmedium liegen. Damit sich die Toxine von der Wurzeloberfläche lösen und keine Diffusionsbrücken entstehen, sollte die Flüssigkeit ab und zu geschwenkt werden. Zusätzlich wird der Inhalt einer NoResorb-Kapsel (Fa. Medcem, Weinfelden, Schweiz) in die Flüssigkeit gegeben[22,23]. Die Wurzeloberfläche und der abgerissene Pulpastumpf werden so medikamentös vorbehandelt. Der antibio-

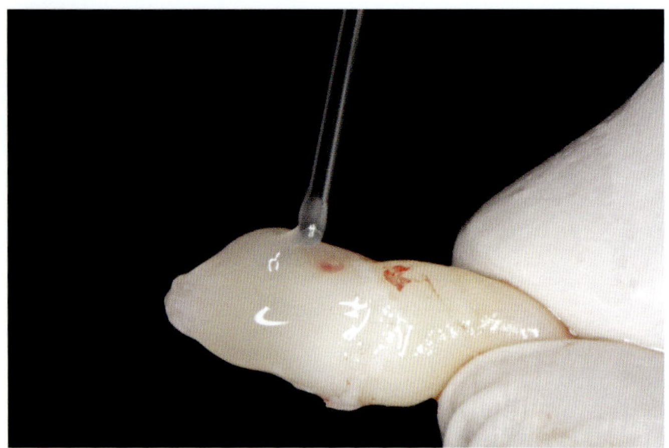

Abb. 6 Applikation von Emdogain aufgrund der suboptimalen Zahnrettung

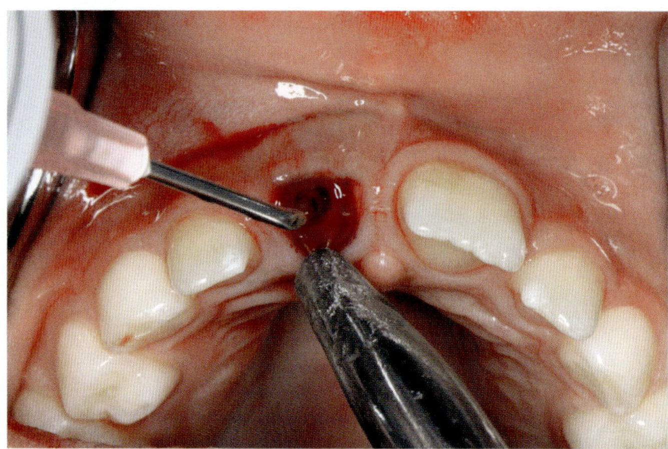

Abb. 7 Entfernung des Koagulums durch Spülung

tika- und steroidhaltige Zusatz unterstützt die parodontale Heilung und die Wahrscheinlichkeit einer Revaskularisation von Zähnen mit einem noch weit offenen Foramen apicale (> 2 mm)[8,22,23,25]. Die Medikamente sollten mindestens 10 Minuten auf den Zahn einwirken. Wenn die Rettungskette nicht optimal war, kann ein Schmelz-Matrix-Protein (Emdogain, Fa. Straumann, Basel, Schweiz) auf die Wurzeloberfläche appliziert werden (Abb. 6). Dieses ist in der Lage, kleinflächige Zementdefekte zu reparieren[15]. Wird davon ausgegangen, dass durch die unphysiologische Zahnrettung alle Zellen auf der Wurzeloberfläche abgestorben sind (> 60 Minuten trocken oder in einem unphysiologischen Medium gelagert), ist der Einsatz von Emdogain nicht indiziert.

Therapie

Das klinische Vorgehen hängt vom Zustand des Parodonts und vom Durchmesser des Foramen apicale ab[1]. Nach suffizienter Lokalanästhesie wird das Koagulum mit einer Spülkanüle und steriler isotoner Kochsalzlösung aus der Alveole entfernt (Abb. 7). Liegt der Unfallzeitpunkt länger zurück, kann zusätzlich eine Kürettage notwendig sein. Es folgt eine Inspektion der Alveole. Diese muss leer sein, denn nur so kann der avulsierte Zahn möglichst gewebeschonend replantiert werden. Bei einer Fraktur der (bukkalen) Alveolenwand wird – ggf. mit Hilfe eines stumpfen Instruments – das noch am Periost fixierte Fragment reponiert. Nicht am Periost befestigte Stücke müssen entfernt werden[1,27].

Die Reposition des avulsierten Zahnes erfolgt mit den Fingern langsam und unter wenig Druck (Abb. 8). Wird dies zu forciert durchgeführt, entstehen zusätzliche Schäden an der Wurzeloberfläche. Als Orientierung dienen die Nachbarzähne. Gerade im Wechselgebiss kann die Bestimmung der richtigen Position eines Zahnes schwierig sein. Hier lohnt es sich, eventuell vorhandene aktuelle Fotos auf den Smartphones der Eltern anzuschauen. Weichgewebsverletzungen um die Alveole werden vor der Replantation mit dünnem, monofilem Nahtmaterial versorgt. Ein suffizienter dentogingivaler Verschluss ist Voraussetzung für eine parodontale Einheilung.

Der replantierte Zahn wird mit einer Titan Trauma-Schiene an je einem unverletzten Nachbarzahn rechts und links adhäsiv befestigt[18,28] (Abb. 9). Zur Kontrolle erfolgt die Anfertigung eines Zahnfilms (Abb. 10). Dieser dient auch als Referenz für alle weiteren Kontrollen, wo es um die Früherkennung möglicher Wurzelresorptionen geht.

Medikation und postoperatives Verhalten

Bei allen schweren Dislokationsverletzungen (Avulsion, Intrusion und laterale Dislokation von deutlich mehr als 2 mm) erfolgt eine systemische Tetracyclingabe (Doxyclin, Fa. Spirig HealthCare, Egerkingen, Schweiz) für maximal 1 Woche. Die Dosierung richtet

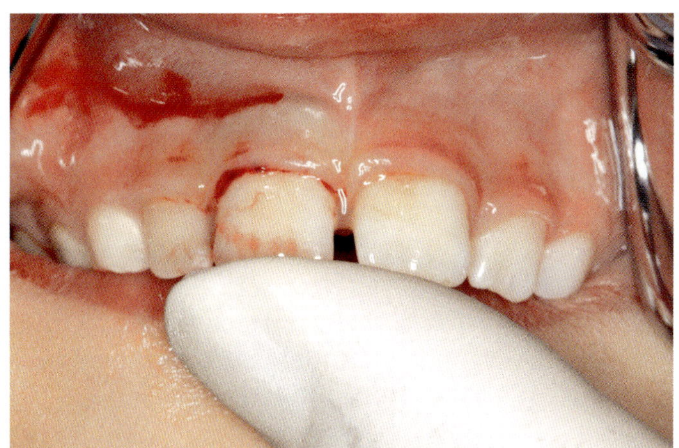

Abb. 8 Replantation des Zahnes 11

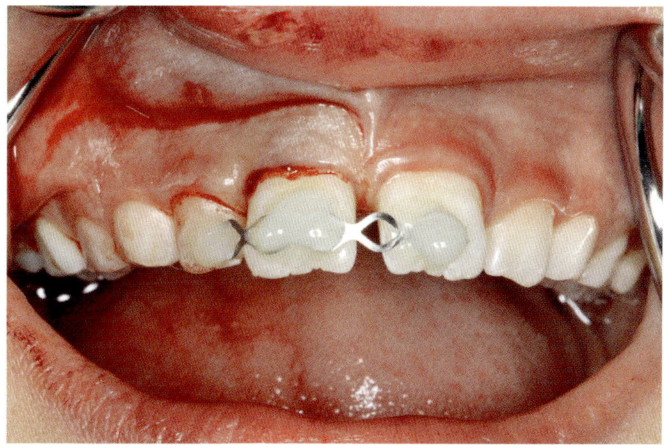

Abb. 9 Befestigung des replantierten Zahnes 11 an den unverletzten Nachbarzähnen mit einer Titan-Trauma-Schiene

sich nach dem Alter und dem Körpergewicht des Patienten[1]. Unter 8 Jahren wird der Einsatz von Tetracyclin nicht empfohlen. Auch die Gabe eines Analgetikums hängt vom Alter und vom Körpergewicht sowie von möglichen Allergien ab.

Ist die Tetanusimmunität nicht gewährleistet oder unsicher, erfolgt eine Überweisung an den Hausarzt. Der Patient wird angewiesen, bereits ab dem ersten Tag mit einer weichen Zahnbürste eine möglichst gute Mundhygiene durchzuführen. In Abhängigkeit von möglichen Begleitverletzungen kann eine Mundspüllösung die Plaquekontrolle chemisch unterstützen. Grundsätzlich ist eine normale Ernährung möglich, der Patient soll aber nichts Weiches und Klebriges essen.

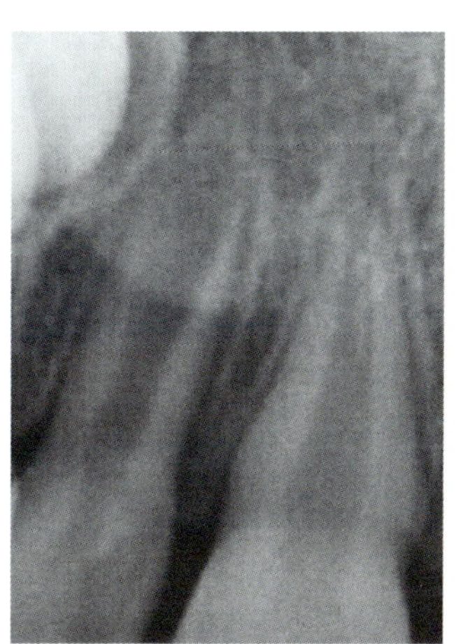

Abb. 10 Radiologische Kontrolle nach der Replantation

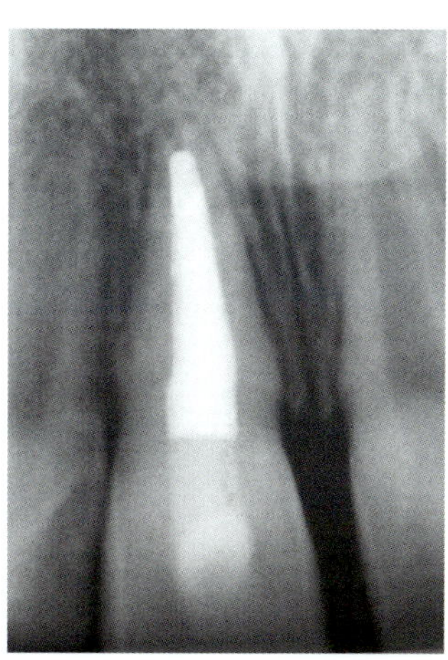

Abb. 11 Radiologische Kontrolle 6 Monate nach dem Unfall

Nachkontrollen

Innerhalb von 48 Stunden sollte die erste Kontrolluntersuchung durchgeführt werden. Wurde am Unfalltag kein Zahnfilm angefertigt, wird dies jetzt nachgeholt. Neben den verletzten Geweben erfolgt auch eine Überprüfung der Mundhygiene und ggf. eine Reinstruktion. Nach etwa 1 Woche werden eventuell vorhandene Nähte entfernt. Die Schiene wird meist 2 bis 4 Wochen lang belassen[2,16].

Bei der Wahl des Recallintervalls spielen das Ausmaß der Verletzungen, der klinische und radiologische Verlauf sowie das Alter des Patienten eine Rolle. Mögliche Spätfolgen müssen frühzeitig erkannt werden, so dass regelmäßige klinische und radiologische Kontrollen erforderlich sind. Bewährt haben sich Kontrollen nach 1, 3, 6 (Abb. 11) und 12 Monaten[1].

Wurzelkanalbehandlung ja oder nein?

Der Ablauf der Weiterbehandlung hängt vom Durchmesser des Foramen apicale und von der Qualität der Rettungskette ab: Wenn das Foramen apicale kleiner als 2 mm ist und/oder der Zahn unphysiologisch gelagert wurde, werden die Trepanation des

Zahnes und die Pulpaexstirpation zügig durchgeführt[1,5]. Bereits in dieser Sitzung kann die definitive Wurzelkanalfüllung erfolgen. Wegen Weichgewebsschwellungen oder lokalen Beschwerden wird dies jedoch häufig auf einen späteren Zeitpunkt verschoben. Der Zahn erhält dann eine kortikoidhaltige Einlagepaste (Odontopaste, Fa. Australian Dental Manufacturing, Brisbane, Australien), welche mehrere Wochen belassen werden kann. Das Ziel ist nicht die Desinfektion des Wurzelkanals, denn dieser ist am zweiten Tag noch nicht kontaminiert, sondern die Unterstützung der parodontalen Heilung[21]. Als Folge der unfallbedingten Zementdefekte entsteht eine offene Verbindung zwischen Pulpa und Parodont, so dass die Kortikosteroide in das heilende Parodont gelangen. Zu diesem Zeitpunkt wäre eine Calciumhydroxideinlage nicht indiziert, denn der hohe pH-Wert führt zu weiteren Schäden am Parodont[26].

Prognose

Bei einer Avulsion kommt es immer zu einer Schädigung von Pulpa und Parodont. Wird eine Pulpanekrose nicht zeitnah erkannt und behandelt, kann eine infektionsbedingte Wurzelresorption resultieren, die im wachsenden Kiefer innerhalb von Wochen zum Zahnverlust führt[1,5,11,14]. Auch bei wurzelunreifen Zähnen entsteht nicht selten eine Pulpanekrose[3], so dass eine Revaskularisation oder Wurzelkanalbehandlung notwendig ist.

Die Rettungskette, die der Zahn durchlaufen hat, bestimmt die Prognose des Parodonts[1,27]. Wird der Zahn innerhalb von wenigen Minuten in eine Zahnrettungsbox gelegt, besteht die Möglichkeit der parodontalen Heilung. Meist werden die Zähne jedoch unphysiologisch gerettet, und es entstehen großflächige Zementdefekte. Der betroffene Zahn wird in die Umbauvorgänge des Kiefers einbezogen, woraufhin es zu einer Ankylose kommt. Bei Kindern und Jugendlichen führt dies zusätzlich zu einem Stopp des lokalen Kieferwachstums[2,6,9], und der avulsierte Zahn gerät im Vergleich zu den Nachbarzähnen in Infraposition. Nicht nur Hart- und Weichgewebe gehen verloren, sondern auch die Platzhalterfunktion des Zahnes[14,17]. Um späteren ästhetisch kompromittierenden Gingivarezessionen und einem vertikalen Knochenverlust im sichtbaren Bereich vorzubeugen, ist es notwendig, Zähne im wachsenden Kiefer ab einer Infraposition von 1 mm konsequent zu entfernen. Bei Kindern und Jugendlichen werden ein kieferorthopädischer Lückenschluss oder eine autologe Zahntransplantation interdisziplinär diskutiert[10]. Beide Optionen weisen eine sehr gute Prognose auf. Da die Problematik einer Infraposition bei Erwachsenen mit abgeschlossenem Kieferwachstum nicht besteht, können ankylosierte Zähne hier viele Jahre erhalten bleiben[9].

Literatur

1. Andersson L, Andreasen JO, Day P et al. International Association of Dental Traumatology guidelines for the management of traumatic dental injuries: 2. Avulsion of permanent teeth. Dent Traumatol 2012;28:88-96.
2. Andersson L, Malmgren B. The problem of dentoalveolar ankylosis and subsequent replacement resorption in the growing patient. Aust Endod J 1999;25:57-61.
3. Andreasen FM, Pedersen BV. Prognosis of luxated permanent teeth – the development of pulp necrosis. Endod Dent Traumatol 1985;1:207-220.
4. Andreasen JO, Andreasen FM. Classification, etiology and epidemiology. In: Andreasen JO, Andreasen FM (eds). Textbook and color atlas of traumatic injuries to the teeth. 3. ed. Copenhagen: Munksgaard, 1994:151-180.
5. Andreasen JO, Andreasen FM. Avulsions. In: Andreasen JO, Andreasen FM, Andersson L (eds). Textbook and color atlas of traumatic injuries to the teeth. 4. ed. Oxford: Blackwell Munksgaard, 2007:444-488.
6. Andreasen JO, Borum MK, Jacobsen HL, Andreasen FM. Replantation of 400 avulsed permanent incisors. 4. Factors related to periodontal ligament healing. Endod Dent Traumatol 1995;11:76-89.
7. Blomlöf L. Storage of human periodontal ligament cells in a combination of different media. J Dent Res 1981;60:1904-1906.
8. Cvek M, Cleaton-Jones P, Austin J , Lownie J, Kling M, Fatti P. Effect of topical application of doxycycline on pulp revascularization and periodontal healing in reimplanted monkey incisors. Endod Dent Traumatol 1990;6:170-176.
9. Ebeleseder KA, Friehs S, Ruda C, Pertl C, Glockner K, Hulla H. A study of replanted permanent teeth in different age groups. Endod Dent Traumatol 1998;14:274-278.
10. Filippi A. Verhalten am Unfallort nach Zahntrauma. Quintessenz 2009;60:541-545.
11. Filippi A. Infection-related root resorption. Swiss Dent J 2014;124:144-145.
12. Filippi A, Amato M, Zürcher A. Behandlung einer Avulsion. Dtsch Zahnärztl Z 2015;70:250-256.
13. Filippi A, Tschan J, Pohl Y, Berthold H, Ebeleseder K. A retrospective classification of tooth injuries using a new scoring system. Clin Oral Investig 2000;4:173-175.
14. Filippi A, von Arx T, Buser D. Externe Wurzelresorption nach Zahntrauma: Diagnose, Konsequenzen, Therapie. Schweiz Monatsschr Zahnmed 2000;110:712-729.
15. Hammarström L. Enamel matrix, cementum development and regeneration. J Clin Periodontol 1997;24:658-668.
16. Hinckfuss SE, Messer LB. Splinting duration and periodontal outcomes for replanted avulsed teeth: a systematic review. Dent Traumatol 2009;25:150-157.
17. Kawanami M, Andreasen JO, Borum MK, Schou S, Hjørting-Hansen E, Kato H. Infraposition of ankylosed permanent maxillary incisors after replantation related to age and sex. Endod Dent Traumatol 1999;15:50-56.
18. Krastl G. AcciDent. In: Filippi A (Hrsg). iPhone- und iPad-Apps für Zahnmediziner. Berlin: Quintessenz, 2013:14-15.
19. Nolte D, Beck J, Berger C et al. Therapie des dentalen Traumas bleibender Zähne. S2k-Leitlinie. AWMF-Registernummer: 083-004, Stand: Mai 2015. Internet: www.dgzmk.de/uploads/tx_szdgzmkdocuments/traumalang.pdf. Abruf: 06.08.2019.
20. Onetto JE, Flores MT, Garbarino ML. Dental trauma in children and adolescents in Valparaiso, Chile. Endod Dent Traumatol 1994;10:223-227.
21. Pierce A, Heithersay G, Lindskog S. Evidence for direct inhibition of dentinoclasts by a corticosteroid/antibiotic endodontic paste. Endod Dent Traumatol 1990;4:44-45.
22. Pohl Y, Filippi A, Kirschner H. Results after replantation of avulsed permanent teeth. II. Periodontal healing and the role of physiologic storage and antiresorptive-regenerative therapy (ART). Dent Traumatol 2005;21:93-101.
23. Pohl Y, Filippi A, Kirschner H. Is antiresorptive regenerative therapy working in case of replantation of avulsed teeth? Dent Traumatol 2005;21:347-352.
24. Pohl Y, Tekin U, Boll M, Filippi A, Kirschner H. Investigations on a cell culture medium for storage and transportation of avulsed teeth. Aust Endod J 1999;25:70-75.
25. Sae-Lim V, Metzger Z, Trope M. Local dexamethasone improves periodontal healing of replanted dogs' teeth. Endod Dent Traumatol 1998;14:232-236.
26. Vanderas AP. Effects of intracanal medicaments on inflammatory resorption or occurrence of ankylosis in mature traumatized teeth: a review. Endod Dent Traumatol 1993;9:175-118.
27. Von Arx T, Filippi A, Buser D. Avulsion bleibender Zähne: Diagnostische, klinische und therapeutische Aspekte. Schweiz Monatsschr Zahnmed 2000;110:731-738.
28. Von Arx T, Filippi A, Buser D. Splinting of traumatized teeth with a new device: TTS (Titanium Trauma Splint). Dent Traumatol 2001;17:180-184.
29. Zeissler-Lajtman A, Connert T, Kühl S, Filippi A. Frischhaltefolie als Lagerungsmedium für avulsierte Zähne – Eine In-vitro-Pilotstudie. Swiss Dent J 2017;127:954-959.

Diagnose und Therapie von Knochen- und Weichgewebsverletzungen im dentoalveolären Bereich

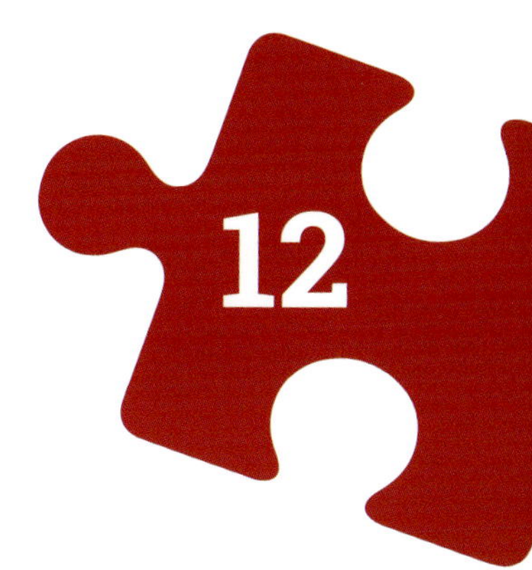

Vivianne Chappuis, Thomas von Arx

Einleitung

Zahntraumata sind häufig mit Verletzungen des alveolären Knochens und der umliegenden Weichgewebe kombiniert. Diese Gewebeverletzungen können sehr stark bluten und das Erscheinungsbild des Patienten beeinträchtigen. Deshalb sind solche Verletzungen speziell für Kinder und Jugendliche äußerst dramatisch (Abb. 1 und 2). Aber auch Eltern und Begleitpersonen reagieren verständlicherweise sehr betroffen. Da diese Situation den Behandler manchmal vor große Herausforderungen stellt, ist es das Ziel des vorliegenden Beitrags, ihm gewisse Leitlinien für die richtige Vorgehensweise an die Hand zu geben. Im Gegensatz zur klinischen Untersuchung, die „von außen nach innen" erfolgen sollte, d. h. zuerst die extraorale und anschließend die intraorale Untersuchung, wird die Behandlung in umgekehrter Reihenfolge durchgeführt: zuerst die intraorale und anschließend die extraorale Versorgung. Würde man nämlich zunächst die extraoralen Weichteilwunden vernähen, könnten diese bei nachfolgenden intraoralen Manipulationen wieder einreißen.

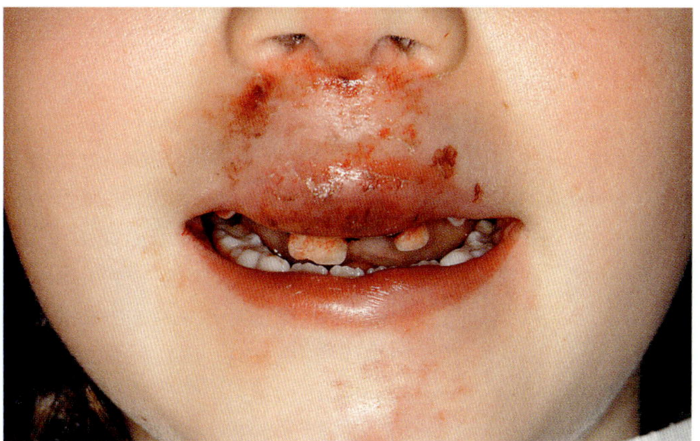

Abb. 1 7-jähriges Mädchen, das vom Fahrrad gestürzt ist. Es zeigen sich eine Kontusion an Kinn und Lippen sowie eine Abrasion im Bereich der Oberlippe und der Nase

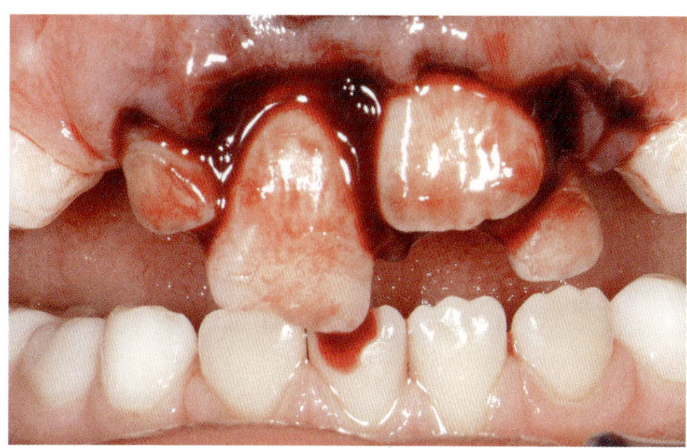

Abb. 2 Intraoral liegt eine Extrusion der Zähne 52, 11 und 62 mit einer Rissquetschwunde der Gingiva im Oberkieferfrontzahnbereich vor

Knochenverletzungen im dentoalveolären Bereich

Die häufigsten ätiologischen Ursachen für Knochenverletzungen im dentoalveolären Bereich sind Schlägereien und Autounfälle. So können beispielsweise Alveolarfortsatzfrakturen bei Autounfällen durch einen Aufprall auf das Lenkrad, die Windschutzscheibe oder das Armaturenbrett verursacht werden[4]. Verletzungen der knöchernen Stützstrukturen lassen sich in die folgenden Gruppen einteilen[5]: Splitterbruch der Alveole, Frakturen der Alveolenwand, Alveolarfortsatzfrakturen und Frakturen des Ober- oder Unterkiefers.

Radiologische Befunde

Für die radiologische Untersuchung von dentoalveolären Verletzungen werden in der Regel Einzelzahnaufnahmen verwendet. Übersichtsaufnahmen wie das Orthopantomogramm sind bei Verletzungen im Frontzahnbereich wegen der Überlagerung der Wirbelsäule weniger aussagekräftig. Bei Verdacht auf Kieferfrakturen sollte jedoch ein Orthopantomogramm angefertigt werden. Die Volumentomographie kann aufgrund der dreidimensionalen Darstellung der dentoalveolären Strukturen bei einer geringen Strahlenbelastung für bestimmte Fragestellungen hilfreich sein.

Frakturen der Alveolenwand lassen sich selten radiologisch darstellen. Im Gegensatz dazu ist eine Alveolarfortsatzfraktur auf intraoralen Röntgenaufnahmen in der Regel erkennbar. Radiologisch wird man meist zwei Frakturlinien sehen, wenn der Zentralstrahl nicht parallel zum Frakturspalt verläuft: eine Frakturlinie der äußeren und eine der inneren Kortikalis.

Therapie

Splitterfraktur der Alveole und Fraktur der Alveolenwand

Frakturen der Alveolenwand sind normalerweise von Dislokationsverletzungen der Zähne begleitet (Abb. 3). Nach Lokalanästhesie werden bei Splitterfrakturen lose Knochenfragmente, die nicht ausreichend am Periost gestielt sind, entfernt und anschließend die Zähne reponiert. Danach erfolgen die Versorgung der Weichgewebe und die flexible Schienung z. B. mit einem Titanium Trauma Splint (TTS, Fa. Medartis, Basel, Schweiz) oder einer Draht-Komposit-Schiene[38] (Abb. 4). Die korrekte Reposition der Zähne wird nach der Schienung mit einem Zahnfilm überprüft. So hat man bei den späteren Nachkontrollen auch ein Vergleichsröntgenbild und kann damit rechtzeitig mögliche pathologische Veränderungen wie etwa eine Parodontitis apicalis oder eine Wurzelresorption erkennen. Die Schienungszeit hängt vom Schweregrad der begleitenden Zahn- oder Knochenverletzungen ab und liegt zwischen 1 und 6 Wochen[37].

Alveolarfortsatzfraktur

Von Alveolarfortsatzfrakturen sind meist erwachsene Altersgruppen betroffen. Sie können aber auch bei Kleinkindern auftreten, vor allem wenn nur die Schneidezähne durchgebrochen sind. Die mangelnde Abstützung im lateralen Bereich kann bei einem Aufprall auf das Kinn mit heftigem Zahnreihenschluss zu einer Fraktur des Alveolarfortsatzes im anterioren Segment führen[22].

Alveolarfortsatzfrakturen sind normalerweise durch Verlagerung und Beweglichkeit des Fragments leicht zu diagnostizieren. Typischerweise bewegen sich die Nachbarzähne mit, wenn die Beweglichkeit eines einzelnen Zahnes geprüft wird. Die Frakturlinie kann oberhalb der Wurzelspitzen verlaufen, aber in den meisten Fällen sind die Alveolen ebenfalls involviert. Als Begleitverletzungen findet man oft Extrusionen, laterale Dislokationen, jedoch auch Wurzelfrakturen[3]. Meistens sind die Frontzähne, seltener die Eckzähne und Prämolaren betroffen[12].

Alveolarfortsatzfrakturen werden nach Lokalanästhesie digital reponiert. Wenn Zähne beteiligt sind, können die Wurzelspitzen vor der fazialen Knochenplatte verkeilt sein und deshalb die Reposition erschweren (Abb. 5). Das Fragment muss daher mit leicht digitalem Druck nach inzisal reponiert werden. Anderenfalls ist nach Aufklappung zu reponieren (Abb. 6 und 7). Es sollte eine stabile Schienung verwendet werden (Abb. 8). Eine intermaxilläre Fixation wird in der Regel nicht empfohlen. Die Schienungszeit beträgt in Abhängigkeit vom Schweregrad der knöchernen Verletzung 4 bis 8 Wochen[5].

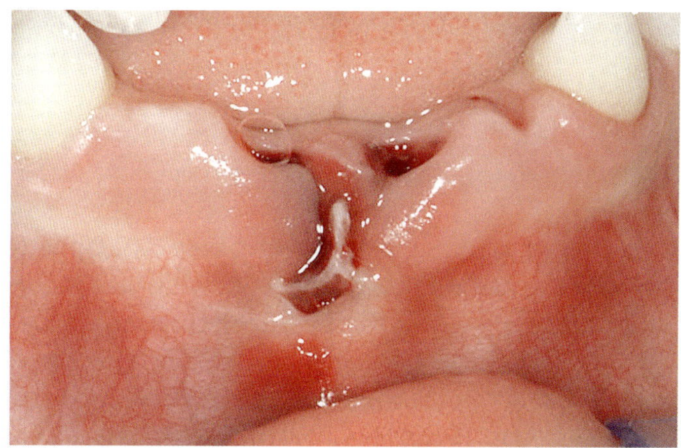

Abb. 3 6-jähriger Knabe, der beim Rollerbladen mit seinem Bruder kollidiert ist. Es liegt eine Avulsion der Zähne 31 und 41 mit einer Fraktur der bukkalen Alveolenwand und einer Rissquetschwunde der Gingiva fazial Zahn 41 vor

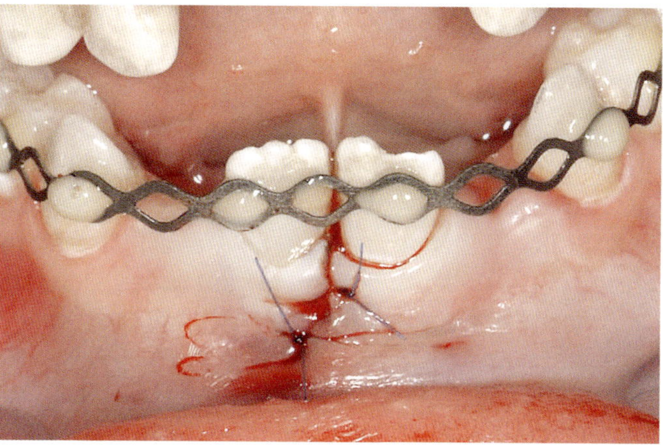

Abb. 4 Die Alveolenwand war am Periost gestielt und wurde reponiert. Die Rissquetschwunde wurde mit zwei nicht resorbierbaren Nähten (Seralon 5-0) adaptiert

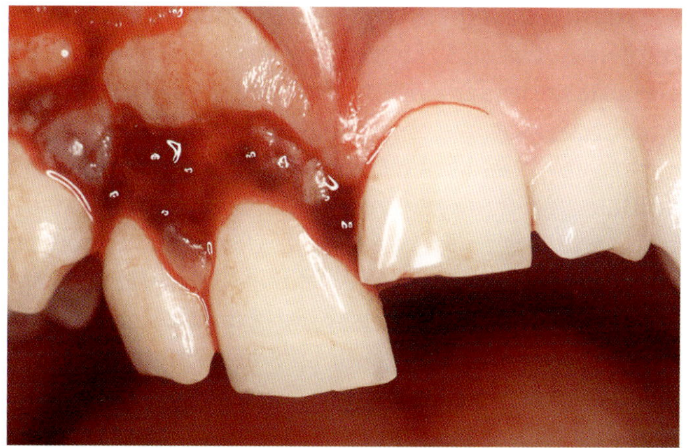

Abb. 5 In Regio 13 bis 11 ist eine Rissquetschwunde sichtbar. Bei der Palpation bewegt sich das gesamte Segment 12 bis 11. Nach Lokalanästhesie versucht man, das Segment zu reponieren. Da es blockiert scheint, wird mit einer Aufklappung der Situs dargestellt

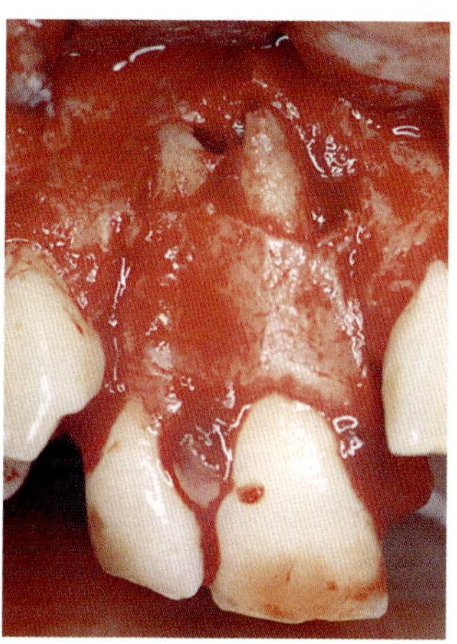

Abb. 6 Die Aufklappung zeigt, dass sich die Wurzelspitzen vor der fazialen Knochenplatte verkeilt haben

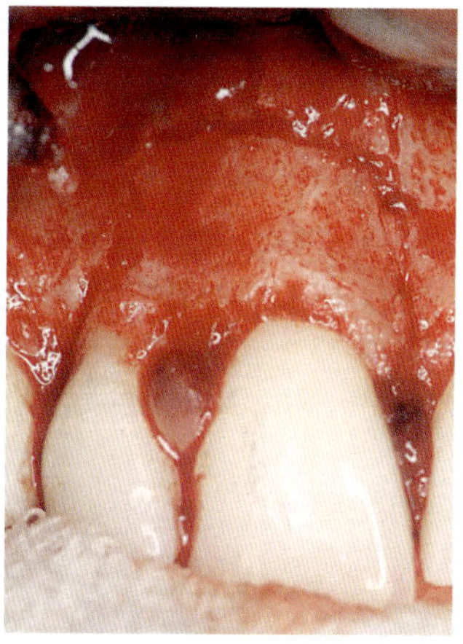

Abb. 7 Mit leichtem Druck nach inzisal kann das Segment unter Sicht korrekt reponiert werden

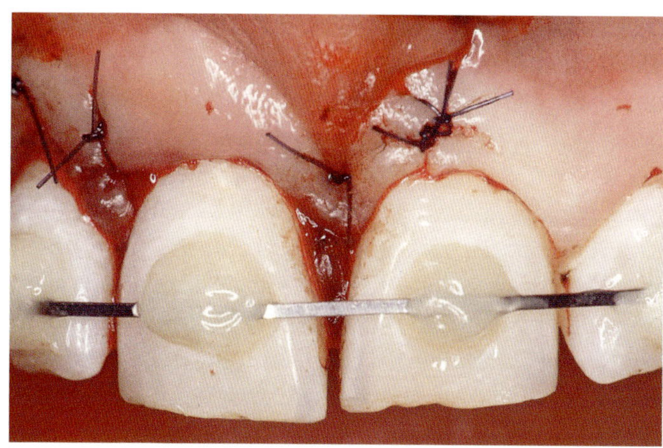

Abb. 8 Anschließend erfolgt die Versorgung der Rissquetschwunde mit nicht resorbierbaren Einzelknopfnähten. Am Ende wird das Segment 12 bis 11 mit einer rigiden Schienung stabilisiert

Frakturen des Ober- oder Unterkiefers

Der klinische Zustand wird einerseits durch die Verlagerung von Fragmenten und andererseits durch die Beeinträchtigung der Okklusion bestimmt. Bei einer dislozierten Fraktur ist im Rahmen der Palpation eine Stufe in der knöchernen Kontur feststellbar. Wenn sich keine Stufe tasten lässt, liegt unter Umständen eine nicht dislozierte Fraktur oder eine Grünholzfraktur vor. Bei manueller Manipulation kann eine Mobilität provoziert werden – häufig begleitet von Krepitationsgeräuschen. Schmerzen bei Bewegung oder Druckdolenzen weisen ebenfalls auf eine Fraktur hin.

Nahezu bei der Hälfte der Kieferfrakturen werden die Zähne im Frakturbereich mitverletzt. Die meisten dieser Fälle betreffen den Unterkiefer[11]. Die Lokalisation einer Kieferfraktur hängt vom Status der Bezahnung ab[15]. Von den zahntragenden Bereichen ist die Region des Unterkiefers mit dem dritten Molaren am häufigsten betroffen, gefolgt vom Eckzahn-, Inzisiven- und Prämolarenbereich des Unterkiefers[24]. Im Vergleich zu Erwachsenen sind Frakturen des fazialen Knochens und der Mandibula bei Kindern selten. Der Knochen bei Kindern ist wegen seiner höheren Elastizität, der geringeren Pneumatisation der Nasennebenhöhlen und des dickeren umliegenden Weichgewebes im Bereich der Wange weniger anfällig für Frakturen[39]. Das Kieferköpfchen stellt die häufigste Frakturlokalisation bei Kindern dar. Gleichzeitig ist diese Region eine wichtige Wachstumszone des Unterkiefers[33,34]. Auf die Therapie von Frakturen des Ober- oder Unterkiefers wird in diesem Beitrag nicht näher eingegangen.

Medikamente

Die medikamentöse Verordnung beinhaltet immer ein Antiseptikum (0,1 %ige Chlorhexidindigluconat-Lösung) für 1 bis 2 Wochen bzw. für die Dauer der Schienenapplikation. Eine systemische Antibiose ist bei assoziierten Dislokationsverletzungen der Zähne indiziert. Als Antibiotikum der Wahl sind Tetrazykline in der Zahntraumatologie etabliert. Die antiresorptiven Eigenschaften können das Auftreten posttraumatischer Wurzelresorptionen vermindern[35]. Bei alleinigen Kiefer- und Gesichtsfrakturen ohne Zahndislokationsverletzungen ist die Gabe von Antibiotika umstritten[6].

Weichgewebsverletzungen im dentoalveolären Bereich

Bei mehr als einem Drittel aller Zahntraumapatienten liegen Weichgewebsverletzungen vor[25]. Am häufigsten kommt es zu Verletzungen der Lippen, der Gingiva, der Mukosa, der Zunge sowie der Lippen- und Wangenbändchen. Das die Zähne umgebende Weichgewebe hat eine Schutzfunktion bezüglich der Dentition. Es absorbiert die Energie des Schlages und mindert unter Umständen das Ausmaß der Zahnverletzungen. Die Dentition selbst kann aber auch Verletzungen der umliegenden Weichgewebe verursachen, z. B. Bissverletzungen an Lippen, Zunge und Wange (Abb. 9 und 10).

Es gibt keine epidemiologischen Daten über Weichgewebsverletzungen im dentoalveolären Bereich im Zusammenhang mit Zahntraumata. Einerseits heilen diese Verletzungen schnell, und andererseits hinterlassen sie in der Regel keine Narben. Häufig werden Weichgewebsverletzungen nicht dokumentiert, weil meist schwerere knöcherne oder dentale Verletzungen vorliegen. Es existieren keine standardisierten Richtlinien für die Versorgung von Weichgewebsverletzungen im Gesichtsbereich[1]. Form und Tiefe der Verletzung geben Hinweise auf Art und Richtung der traumatisierenden Kraft. Eine spitze, scharfe Kraft verursacht Stich- oder Schnittwunden, während eine stumpfe Kraft zu Quetsch- und Platzwunden führt. Eine Dehnung oder Zerrung ergibt eine Risswunde, und abscherende Kräfte verursachen Schürfwunden. Bei der Mehrzahl der mechanischen Wunden handelt es sich um eine Kombination von Riss- und Quetschwunden[13]. Weichteilverletzungen werden in vier Gruppen unterteilt[2]: Abrasion, Kontusion, Lazeration und Avulsionsverletzungen.

Radiologische Befunde

Röntgenaufnahmen in mindestens zwei Ebenen sollten bei ausgedehnten traumatischen Weichteilverletzungen eine knöcherne Fraktur ausschließen oder bestätigen. Beim Aufsuchen von Fremdkörpern kann ein Einzelzahnfilm hilfreich sein.

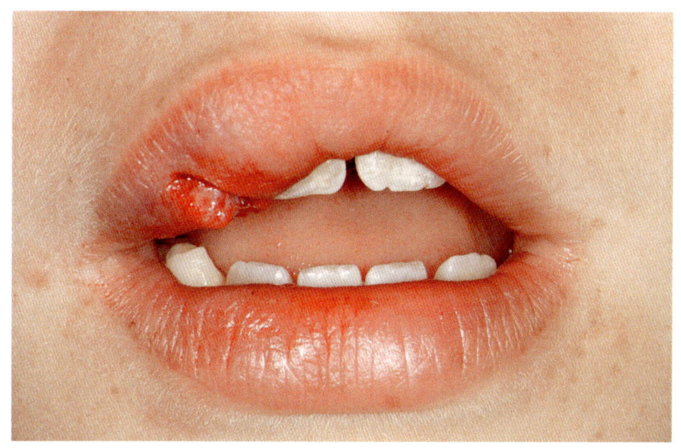

Abb. 9 10-jähriger Knabe, der sich durch einen Aufprall mit dem Knie am Kinn beim Fußballspielen verletzt hat. Es ist eine tiefe Rissquetschwunde der Oberlippe rechts erkennbar

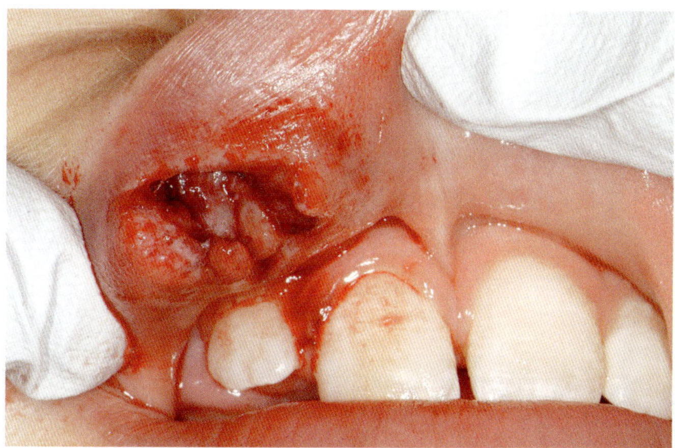

Abb. 10 Die Inspektion zeigt das Ausmaß der Verletzung

Therapie

Die Behandlung von Weichteilverletzungen umfasst vier Schritte:

1. Reinigung,
2. Wunddebridement,
3. Blutungskontrolle und
4. Wundverschluss oder -adaptation[26].

Ein wichtiges Ziel der Wundreinigung ist die Reduktion der Mikroorganismenzahl. Bei der Wundreinigung sollten Fremdkörper wie Schmutz, Kieselsteine und Zahnfragmente entfernt werden (Abb. 11). Verbleibende Fremdkörper erhöhen das Risiko für Wundinfektionen und tragen zu einer stärkeren Narbenbildung bei. Eine gründliche Spülung der Wunden ist sehr effizient, um die bakterielle Kontamination zu reduzieren und Verschmutzungen zu entfernen. Zur Erzielung einer ausreichenden Reinigung muss ein genügend hoher Spüldruck vorhanden sein. Untersuchungen haben gezeigt, dass ein Druck von 5 bis 8 psi zu guten Resultaten führt[10]. Empfohlen werden 35- oder 65-ml-Spülkanülen mit einer 16-er oder 19-er-Nadel[30]. Als Spüllösung eignet sich am besten physiologische Kochsalzlösung, weil dadurch die Zellen am wenigsten geschädigt werden[36].

Ein Wunddetergens reduziert zwar die Gesamtkeimzahl, aber fast alle Desinfektionsmittel haben einen nachteiligen Einfluss auf die Wundheilung. Deshalb sollten Wasserstoffperoxid und konzentrierte Formen von Povidone-Iodid nicht als Spüllösung verwendet werden[25]. Hartnäckige Schmutzreste lassen sich mit einem Gazetupfer oder einer kleinen Zahnbürste entfernen. Ein Exkavator kann bei der Beseitigung von Fremdkörpern hilfreich sein. Obwohl das Risiko einer Infektion in direktem Zusammenhang mit dem Zeitintervall von der Weichgewebsverletzung bis zum Wundverschluss steht, ist die Dauer dieser „goldenen Periode" sehr variabel[7,21]. Während in der allgemeinen Chirurgie ein primärer Wundverschluss aufgrund der Inkubationszeit der Wundkeime in einem Zeitraum von 6 bis 8 Stunden erfolgen sollte, ist dieses Zeitlimit nicht auf die Mundhöhle übertragbar. Wegen der ausgezeichneten Durchblutungssituation der Mundhöhle und der damit verbundenen erhöhten Abwehrlage gegenüber Infektionen dürfen entsprechende Weichteilwunden in Abhängigkeit vom Gewebezustand auch noch nach einem Zeitraum von 48 Stunden primär versorgt werden.

Für die Wundversorgung stellt die Naht in der Regel die Therapie der ersten Wahl dar. Sie erlaubt einen sorgfältigen Wundverschluss, ist einfach und schnell zu applizieren, führt meist nicht zu einer stärkeren Narbenbildung und weist eine geringe Infektionsrate auf. Nicht resorbierbare Nähte behalten ihre Zugkraft für mehr als 60 Tage, sind nicht sehr reaktiv

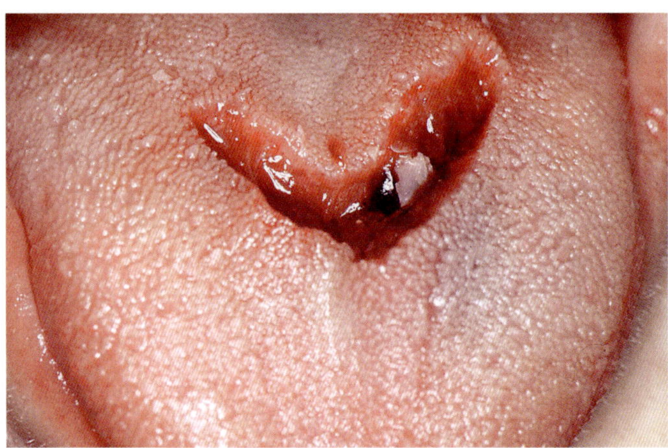

Abb. 11 Deutlich sichtbar sind bei dieser Bissverletzung im Zungenbereich die verbleibenden Zahnsplitter. Eine gründliche Spülung mit physiologischer Kochsalzlösung und ein kleiner Exkavator sind bei der Wundreinigung hilfreich. In diesem Fall ist ein mehrschichtiger Wundverschluss empfehlenswert

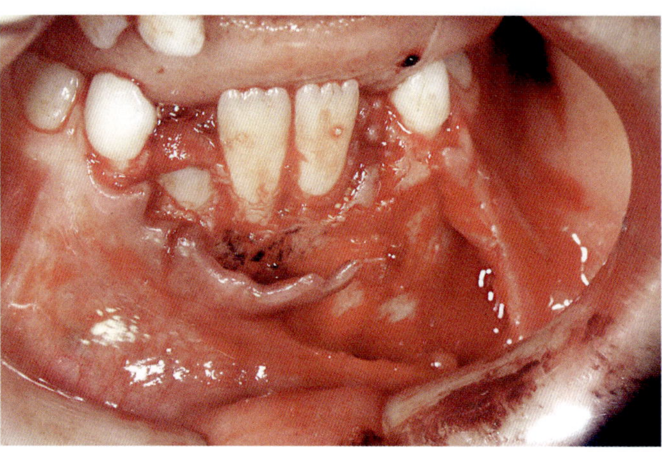

Abb. 12 Eine Lazeration im Bereich der fazialen Mukosa Regio 73 bis 83. In diesem Fall empfiehlt sich ein einschichtiger Wundverschluss

und eignen sich gut für den Verschluss der oberflächlichen Hautschichten[27]. Bei tiefen Defekten erfolgt ein schichtweiser Wundverschluss. Dieser hilft den Zug auf die Wunde zu reduzieren, vermindert die Hämatombildung und verbessert meist das kosmetische Resultat. Als Nahtmaterial empfiehlt sich für oberflächliche Wunden ein monofiles, nicht resorbierbares Material. Bei mehrschichtigem Wundverschluss wird für den Verschluss der tiefer liegenden Schichten resorbierbares Nahtmaterial verwendet. Obwohl der Einsatz von resorbierbaren Nähten für tief liegende Hautschichten reserviert ist, können sie auch für den oberflächlichen Wundverschluss bei unkooperativen Kindern angebracht sein, um die Nahtentfernung zu umgehen.

Gewebekleber wie N-butyl-cyanoacrylat sind biokompatibel. Kulkarni et al.[18] zeigten, dass die N-butyl-cyanoacrylate nach 7 Tagen weniger Entzündungszeichen als Nähte mit Seide verursachen. Sie haben jedoch eine geringere Zugkraft als 5-0 Nähte und eignen sich deshalb nur für den Verschluss von kleineren Lazerationen[14]. Schmerzstillende Haftsalben sind bei der offenen Wundbehandlung indiziert. Dabei wird die Haftsalbe mit einem sterilen Gazetupfer oder Wattestäbchen direkt auf die desinfizierte Wunde aufgebracht.

Abrasion

Abrasionen sind oberflächliche Wunden, die durch Abscheuern bzw. Abschaben der Haut oder Mukosa verursacht werden (vgl. Abb. 1). Es verbleibt eine blutende Oberfläche. Oberflächliche Abrasionen können sehr schmerzhaft sein, weil die terminalen Nervenendigungen freiliegen. Die Wunden werden in der Regel offen behandelt.

Kontusion

Bei Kontusionen sind Haut und Mukosa intakt, aber es kommt meist zu subkutanen oder submukösen Blutungen ins Gewebe. Kontusionen können auf eine mögliche Fraktur des darunterliegenden Knochens, aber auch auf eine weitere Verletzung an anderer Stelle hinweisen. Beispielsweise könnte eine Prellung am Kinn auf eine Kieferköpfchenfraktur hindeuten.

Bei Kontusionen im Bereich der Zunge oder des Mundbodens sollte man sicherstellen, dass keine weitere Einblutung ins Gewebe besteht. So sind Verletzungen im Sinne von Perforationen am Mundboden beschrieben, welche eine zunehmende Schwellung im Bereich der Zunge oder des Mundbodens zur Folge hatten und damit zu einer lebensbedrohlichen Obstruktion der Atemwege führten[16,19,33].

Lazeration

Bei Lazerationen kommt es zu einer Rissverletzung des Weichgewebes durch ein scharfes Objekt, z. B. einen Zahn, der ins Weichgewebe eindringt. Lazerationen können epitheliale und subepitheliale Gewebe betreffen (Abb. 11 und 12). Wenn sie mehr in die Tiefe reichen, sind unter Umständen auch größere Blutgefäße, Nerven, Muskeln und Speicheldrüsen verletzt.

Tiefe Lazerationen sollten schichtweise mit resorbierbarem Nahtmaterial verschlossen werden. Wenn die Wundränder nicht ständig in Bewegung sind und die Nahtversorgung zusätzlichen Stress für den Patienten bedeutet, kann auf einen Wundverschluss verzichtet werden.

Avulsionsverletzungen

Verletzungen mit einem Gewebeverlust im Zusammenhang mit Zahntraumata sind selten. Eine Avulsionsverletzung der Zunge ist von Kim et al.[17] beschrieben worden. Mit mikrochirurgischen Techniken konnte das abgebissene Zungenstück wieder rekonstruiert werden.

Medikamente

Die medikamentöse Verordnung beinhaltet immer ein Antiseptikum (0,1 %ige Chlorhexidindigluconat-Lösung) für 1 bis 2 Wochen und ein Analgetikum. Eine prophylaktische Gabe von Antibiotika bei Weichgewebsverletzungen wird in der Literatur kontrovers diskutiert[20] und nicht routinemäßig empfohlen[9]. Die Anwendung von Antibiotika richtet sich individuell nach dem Grad der Verschmutzung der Wunde (wenn die Wundreinigung bei stark verschmutzten Wunden nur unzureichend möglich war), der Art der Verletzung (bei tief penetrierenden Verletzungen häufig im Bereich der Lippen oder der Zunge) und dem betroffenen Patienten (geschwächte Immunlage, z. B. Immunsuppression, schlecht eingestellter Diabetes, Alkoholabusus). Eine gründliche Wundreinigung ist sehr effizient, um die Inzidenz von Infektionen zu reduzieren[28,34]. Empfohlen werden Penicillinpräparate oder Clindamycin. Bei assoziierten Dislokationsverletzungen der Zähne ist das Antibiotikum der Wahl Tetrazyklin.

Danksagung

Für die Dokumentation der in den Abbildungen 1 und 2 bzw. 9 und 10 dargestellten klinischen Fälle danken wir herzlich unseren Mitarbeitern Dres. S. Janner und M. Frei.

Literatur

1. Allonby-Neve CL, Okereke CD. Current management of facial wounds in UK accident and emergency departments. Ann R Coll Surg Engl 2006;88:144-150.
2. Andersson L, Andreasen JO. Soft tissue injuries. In: Andreasen JO, Andreasen FM, Andersson L (eds). Textbook and color atlas of traumatic injuries to the teeth. 4. ed. Copenhagen: Munksgaard, 2007;577-578.
3. Andreasen JO. Fractures of the alveolar process of the jaw. A clinical and radiographic follow-up study. Scand J Dent Res 1970;78:263-272.
4. Andreasen JO. Etiology and pathogenesis of traumatic dental injuries. A clinical study of 1,298 cases. Scand J Dent Res 1970;78: 329-342.
5. Andreasen JO. Injuries to the supporting bone. In: Andreasen JO, Andreasen FM, Andersson L (eds). Textbook and color atlas of traumatic injuries to the teeth. 4. ed. Copenhagen: Munksgaard, 2007:489-515.
6. Andreasen JO, Jensen SS, Schwartz O, Hillerup Y. A systematic review of prophylactic antibiotics in the surgical treatment of maxillofacial fractures. J Oral Maxillofac Surg 2006;64:1664-1668.
7. Berk WA, Osbourne DD, Taylor DD. Evaluation of the „golden period“ for wound repair: 204 cases from a Third World emergency department. Ann Emerg Med 1988;17:496-500.
8. Cruse PJ, Foord R. A five-year prospective study of 23,649 surgical wounds. Arch Surg 1973;107:206-210.
9. Cummings P, Del Beccaro MA. Antibiotics to prevent infection of simple wounds: a meta-analysis of randomized studies. Am J Emerg Med 1995;13:396-400.
10. Edlich RF, Rodeheaver GT, Morgan RF, Berman DE, Thacker JG. Principles of emergency wound management. Ann Emerg Med 1988;17:1284-1302
11. Enghoff A, Siemssen SO. Kaebefrakturer gennem 10 år. Tandlaegebladet 1956;60:851-884.

12. Freihofer HP. Ergebnisse der Behandlung von Alveolarfortsatzfrakturen. Schweiz Monatsschr Zahnheilkd 1969;79:623-629.
13. Gutwald R, Schmelzeisen R. Traumatologie. In: Hausamen J-E, Becker J, Neukam F W, Reichart PA, Schliephake H, Schmelzeisen R (Hrsg). Curriculum Mund-, Kiefer- und Gesichtschirurgie. Chirurgie Bd III. Berlin: Quintessenz, 2003:357-359.
14. Hollander JE, Singer AJ. Laceration management. Ann Emerg Med 1999;34:356-367.
15. Huelke DF, Burdi AR, Eyman CE. Mandibular fractures as related to the site of trauma and the state of dentition. J Dent Res 1961;40: 1262-1274.
16. Kattan B, Snyder HS. Lingual artery hematoma resulting in upper airway obstruction. J Emerg Med 1991;9:421-424.
17. Kim JS, Choi TH, Kim NG et al. The replantation of an amputated tongue by supermicrosurgery. J Plast Reconstr Aesthet Surg 2007;60:1152-1155.
18. Kulkarni S, Dodwad V, Chava V. Healing of periodontal flaps when closed with silk sutures and N-butyl cyanoacrylate: A clinical and histological study. Indian J Dent Res 2007;18:72-77.
19. Loukas M, Kinsella CR Jr, Kapos T, Tubbs RS, Ramachandra S. Anatomical variation in arterial supply of the mandible with special regard to implant placement. Int J Oral Maxillofac Surg 2008;37:367-371.
20. Mark DG, Granquist EJ. Are prophylactic oral antibiotics indicated for the treatment of intraoral wounds? Ann Emerg Med 2008; 52:368-372.
21. Morgan WJ, Hutchison D, Johnson HM. The delayed treatment of wounds of the hand and forearm under antibiotic cover. Br J Surg 1980;67:140-141.
22. Müller W. Diagnostik und Therapie der Alveolarfortsatzfrakturen in der zahnärztlichen Praxis. In: Harndt E (Hrsg). Deutscher Zahnärztekalender 1969. München: Hanser, 1969;28:20-34.
23. Oberg MS, Lindsey D. Do not put hydrogen peroxide or povidone iodine into wounds. Am J Dis Child 1987;141:27-28.
24. Oikarinen VJ, Malmström M. Jaw fractures. Suom Hammaslaak Toim 1969;65:95-111.
25. O'Neil DW, Clark MV, Lowe JW, Harrington MS. Oral trauma in children: a hospital survey. Oral Surg Oral Med Oral Pathol 1989;68:691-696.
26. Peterson L, Ellis E, Hupp J, Trucker M. Contemporary oral and maxillofacial surgery. 4. ed. St. Louis: Mosby, 2003.
27. Ratner D, Nelson BR, Johnson TM. Basic suture materials and suturing techniques. Semin Dermatol 1994;13:20-26.
28. Singer AJ, Hollander JE. Tissue adhesives for laceration closure. JAMA 1997;278:703-704.
29. Singer AJ, Hollander JE, Quinn JV. Evaluation and management of traumatic lacerations. N Engl J Med 1997;337:1142-1148.
30. Singer AJ, Hollander JE, Subramanian S, Malhotra AK, Villez PA. Pressure dynamics of various irrigation techniques commonly used in the emergency department. Ann Emerg Med 1994;24:36-40
31. Smartt JM, Low DW, Bartlett SP. The pediatric mandible: I. A primer on growth and development. Plast Reconstr Surg 2005;116:14e-23e.
32. Smartt JM, Low DW, Bartlett SP. The pediatric mandible: II. Management of traumatic injury or fracture. Plast Reconstr Surg 2005;116:28e-41e.
33. Song Z, Laggan B, Parulis A. Lingual hematoma treatment rationales: a case report. J Oral Maxillofac Surg 2008; 66:535-539.
34. Stefanopoulos PK, Tarantzopoulou AD. Facial bite wounds: Management update. Int J Oral Maxillofac Surg 2005;34:464-472.
35. Trope M. Clinical management of the avulsed tooth: present strategies and future directions. Dent Traumatol 2002;18:1-11.
36. Valente JH, Forti RJ, Freundlich LF, Zandieh SO, Crain EF. Wound irrigation in children: saline solution or tap water? Ann Emerg Med 2003;41:609-616.
37. Von Arx T, Chappuis V, Hänni S. Verletzungen der bleibenden Zähne. Teil 2: Therapie der Dislokationsverletzungen. Schweiz Monatsschr Zahnmed 2005;115: 1057-1073.
38. Von Arx T, Filippi A, Lussi A. Comparison of a new dental trauma splint device (TTS) with three commonly used splinting techniques. Dent Traumatol 2001;17:266-274.
39. Vyas RM, Dickinson BP, Wasson KL, Roostaeian J, Bradley JP. Pediatric facial fractures: current national incidence, distribution, and health care resource use. J Craniofac Surg 2008;19:339-349.

Schienung nach Zahntrauma

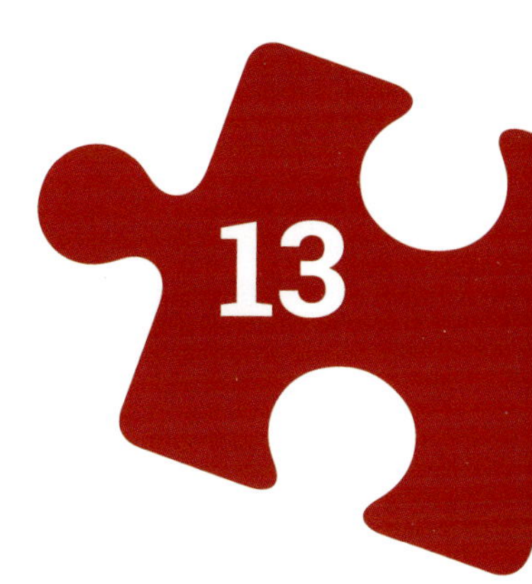

Gabriel Krastl, Roland Weiger, Andreas Filippi

Ziele der Schienung nach Trauma

Die Schienung nach Zahntrauma hat das primäre Ziel, dislozierte Zähne nach deren Reposition in der ursprünglichen Position über einen angemessenen Zeitraum zu fixieren[3]. Darüber hinaus sollen Schmerzen bei (versehentlicher) Berührung oder Belastung der betroffenen Zähne in der initialen Heilungsphase reduziert oder verhindert werden.

Lange Zeit ging man davon aus, dass die Schienung traumatisierter Zähne den gleichen Prinzipien folgen sollte wie die Immobilisation von Knochenfrakturen und verwendete primär starre Schienungen, die für mehrere Monate verblieben[7]. Erst seit den 1980er Jahren gilt als gesichert, dass Zähne mit Dislokationsverletzungen Funktionsreize benötigen, die die Regeneration parodontaler Strukturen fördern. Dementsprechend werden kurze Schienungszeiten und flexible Schienungsmaterialien heute favorisiert.

Die Schienung wird in der Regel (trotz ästhetischer Einbußen) labial angebracht. Eine palatinale Schienung ist aufwändiger, oft ein Okklusionshindernis und erschwert eine während der Schienungszeit notwendige Trepanation des Zahnes.

Folgende Anforderungen werden an eine Traumaschiene gestellt:

- schnelle Adaptation an den Zahnbogen und einfache Anwendung mittels Adhäsivtechnik;
- ausreichende Flexibilität;
- Gewährleistung einer möglichst effektiven Plaquekontrolle approximal und marginal an den verletzten Zähnen.

Diverse flexible kieferorthopädische Drähte oder Nylondrähte sind für die Schienung prinzipiell denkbar6. Dennoch hat sich in der zahnärztlichen Traumatologie in den letzten 20 Jahren die TTS-Schiene (Titanium Trauma Spint, Medartis, Basel) als Standard etabliert. Sie erfüllt alle Anforderungen und hat entscheidende Vorteile in der Handhabung[8].

Die Verwendung eines fließfähigen Komposits, das sich optisch von der Zahnfarbe abhebt, erleichtert die spätere Entfernung von Schiene und Komposit unter maximaler Zahnhartsubstanzschonung. Ideale Voraussetzungen bieten diesbezüglich fluoreszierende Komposite, die mit einer Fluoreszenzlampe problemlos detektiert und daher sehr schmelzschonend und schnell entfernt werden können (s. Kap. „Schienenentfernung nach Trauma“).

Die Schienung unter Einbezug eines gesunden Nachbarzahnes auf beiden Seiten des verletzten Zahnes ist ausreichend. In Einzelfällen (z. B. bei stark mobilen und kurz vor der Exfoliation befindlichen Milchzähnen oder bleibenden Zähnen im Durchbruch als Nachbarzähne) kann der traumatisierte Zahn auch nur an einem Nachbarzahn fixiert werden.

Empfehlungen zur Schienung nach Zahntrauma

	übliche Empfehlung	mögliche Variation der Schienungsdauer in Abhängigkeit von der Primärstabilität (1 Woche – 12 Wochen)
Konkussion	ca. 2 Wo.	flexibel
Lockerung	ca. 2 Wo.	flexibel
Extrusion	ca. 2 Wo.	flexibel
Laterale Dislokation	2 - 4 Wo.	flexibel
Intrusion	2 - 4 Wo.	flexibel
Avulsion	1 - 3 Wo.	flexibel
Wurzelfraktur	4 Wo. (bis 12 Wo.)	flexibel - rigide
Alveolarfortsatzfraktur	4 - 6 Wo.	rigide

Abb. 1 Empfehlungen zur Schienung nach Zahntrauma

Schienungsempfehlungen in Abhängigkeit von der Verletzung

Die üblichen Empfehlungen für die Dauer der Schienung richten sich üblicherweise nach dem Verletzungstyp (Abb. 1).

Aus biologischer Sicht kann die Schienungsdauer je nach Primärstabilität des Zahnes (= Lockerungsgrad nach Reposition) und Ankyloserisiko (= Schweregrad der parodontalen Schädigung) variiert werden. Bei ausgeprägten Intrusionen oder lateralen Dislokationen, die üblicherweise mit einer Erweiterung der Alveole und einer daraus resultierenden geringen Primärstabilität des reponierten Zahnes einhergehen, sind grundsätzlich längere Schienungszeiten erforderlich als nach einer Avulsion. Bei avulsierten Zähnen ist die Alveole erfahrungsgemäß kaum erweitert (Abb. 2). Der replantierte Zahn ist dementsprechend kaum mobil, was kurze Schienungszeiten zulässt. Dies ist auch aufgrund des erhöhten Resorptionsrisikos angezeigt.

Konkussion/Lockerung

Zähne mit Konkussion benötigen aus pathophysiologischer Sicht keine Schienung. Dennoch kann bei ausgeprägter Berührungsempfindlichkeit eine Schienung während der ersten 2 Wochen sinnvoll sein, um die Beschwerden des Patienten zu reduzieren. Längere Schienungszeiten sind zwar nicht von Nachteil, aber auch nicht erforderlich.

Zähne mit posttraumatischer Lockerung profitieren mit zunehmendem Lockerungsgrad (geringere Primärstabilität) von einer flexiblen Schienung von ca. 2 Wochen. Je nach Primärstabilität kann die Schienungsdauer geringfügig nach oben oder unten variiert werden.

Extrusion/Laterale Dislokation

Während für extrudierte Zähne eine Schienungsdauer von ca. 2 Wochen für die meisten Fälle ausreichend ist, kann insbesondere bei ausgeprägteren lateralen Dislokationen eine längere Schienungszeit von bis zu 4 Wochen sinnvoll sein. Neben der Erweiterung der Alveole geht die palatinale Dislokation an Oberkieferfrontzähnen in vielen Fällen mit einer Fraktur der dünnen labialen Knochenwand einher. Diese erfordert jedoch (solange es sich nicht um eine vollständige Alveolarfortsatzfraktur handelt) keine spezielle Berücksichtigung bei der Art oder Dauer der Schienung.

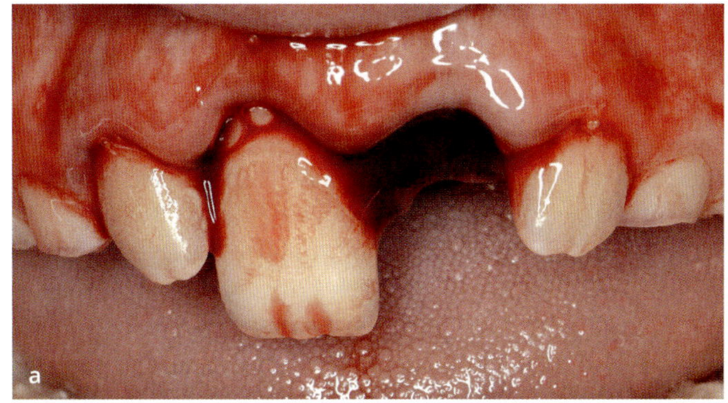

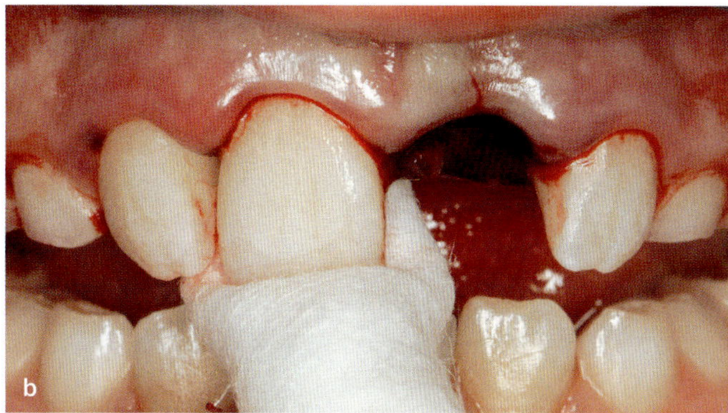

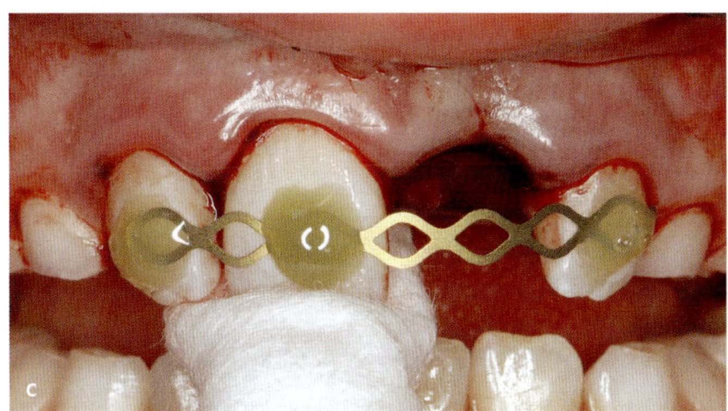

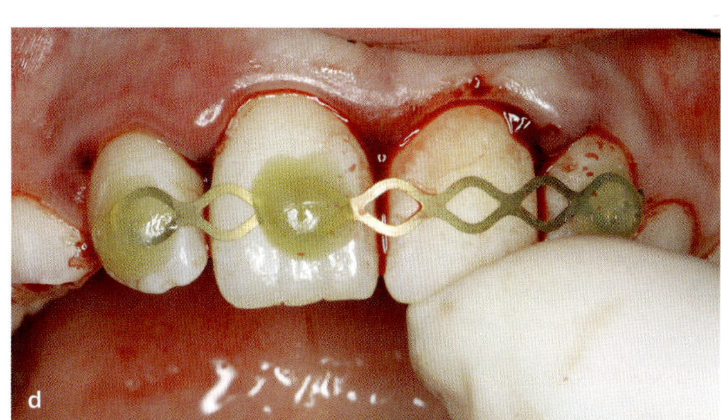

Abb. 2a Situation nach Dislokation Zahn 11 und Avulsion Zahn 21
Abb. 2b Reposition Zahn 11 mit Watterolle. Der bukkale Schmelz an 12, 11 und 22 ist bereits für die Befestigung angeätzt
Abb. 2c Fixieren der TTS-Schiene mit Flowable-Komposit
Abb. 2d Replantation des avulsierten Zahnes 21
Abb. 2e Letzte Klebestelle an 21 in Okklusion

Intrusion

Intrusionen führen üblicherweise zu einer massiven Schädigung der parodontalen Strukturen und zeigen demzufolge (trotz adäquatem endodontischen Management) ein erhöhtes Ankyloserisiko. Um das Resorptionsrisiko nicht weiter zu erhöhen, wären eigentlich eher kurze Schienungszeiten angebracht. Andererseits kann bei der typischen stark erweiterten Alveole (= geringe Primärstabilität) dennoch eine etwas längere Schienungszeit (4 Wochen) sinnvoll und auch vertretbar sein.

Avulsion

Replantierte avulsierte Zähne benötigen aufgrund der guten Primärstabilität lediglich kurze flexible Schienungszeiten von 1 bis 2 Wochen[1], die nur im Einzelfall etwas verlängert werden können. Bei avulsierten Zähnen mit ungünstiger Rettungskette ist eine Ankylose aufgrund von Ersatzresorptionen unabhängig von der Art und der Dauer der Schienung unvermeidbar.

Wurzelfraktur

Zähne mit intraalveolärer Wurzelfraktur werden üblicherweise für 4 Wochen geschient. Je weiter zervikal die Fraktur lokalisiert ist, desto ausgeprägter ist auch der Lockerungsgrad des koronalen Fragmentes. Die Schienungszeit kann dementsprechend auf bis zu 12 Wochen verlängert werden. Da bei Zähnen mit Wurzelfraktur erfahrungsgemäß das Ankyloserisiko vernachlässigbar ist, ist eine längere Schienungsdauer unproblematisch. Gleiches ist auch für rigidere Schienungen anzunehmen.

Welche Art der Schienung einen günstigen Heilungsmodus über eine Interposition von Hartgewebe im Frakturspalt erreicht, wird kontrovers diskutiert[3]. Einer älteren retrospektiven klinischen Studie zufolge brachte eine Schienung mit Kevlarfasern und Komposit die günstigsten Heilungsergebnisse[2]. Autoren, die diese Art der Schienung als flexibel einstufen, empfehlen dementsprechend flexible Schienungen für Wurzelfrakturen[4,6]. Bei genauer Betrachtung und unter Berücksichtigung der Tatsache, dass die Schienungsfasern fast vollständig mit Komposit ummantelt wurden, handelt es sich hierbei eher um eine rigidere Schienung. Vor diesem Hintergrund erscheint bei Wurzelfrakturen die Verwendung rigiderer Schienen im Vergleich zu den Dislokationsverletzungen als vertretbar.

Der Einfachheit halber kann die flexible TTS-Schiene auch bei Wurzelfrakturen als Standard verwendet werden. Ist jedoch eine etwas höhere Rigidität gewünscht, können die Kompositklebestellen flächig etwas extendiert und damit die interdentalen flexiblen Schienenanteile reduziert werden[5].

Alveolarfortsatzfraktur

Die Schienungsdauer für Alveolarfortsatzfrakturen beträgt 4 bis 6 Wochen, wobei rigidere Schienungen empfohlen werden[3,6]. Sind mehrere Zähne von einem Trauma betroffen und weisen unterschiedliche Dislokationsverletzungen (ohne Alveolarfortsatzfraktur) auf, so bestimmt der Zahn mit der längsten Schienungszeit die Gesamtschienungsdauer. Gehen solche multiplen Verletzungen zusätzlich mit einer Alveolarfortsatzfraktur einher, belässt man es bei einer 4- bis 6-wöchigen rigideren Schienung – es sei denn, ein wurzelfrakturierter Zahn würde eine darüber hinausgehende Schienungszeit erfordern (s. o.).

Literatur

1. Andersson L, Andreasen JO, Day P, et al. International Association of Dental Traumatology guidelines for the management of traumatic dental injuries: 2. Avulsion of permanent teeth. Dent Traumatol 2012;28:88-96.
2. Andreasen JO, Andreasen FM, Mejare I, Cvek M. Healing of 400 intra-alveolar root fractures. 2. Effect of treatment factors such as treatment delay, repositioning, splinting type and period and antibiotics. Dent Traumatol 2004;20:203-211.
3. Berthold C, Petschelt A. Schienung nach Zahntrauma. Die Quintessenz 2009;60:613-619.
4. Diangelis AJ, Andreasen JO, Ebeleseder KA, et al. International Association of Dental Traumatology guidelines for the management of traumatic dental injuries: 1. Fractures and luxations of permanent teeth. Dent Traumatol 2012;28:2-12.
5. Franz F, Potapov S, Petschelt A, Berthold C. Influence of adhesive point dimension and splint type on splint rigidity-evaluation by the dynamic Periotest method. Dent Traumatol 2013;29:203-211.
6. Kahler B, Hu JY, Marriot-Smith CS, Heithersay GS. Splinting of teeth following trauma: a review and a new splinting recommendation. Aust Dent J 2016;61 Suppl 1:59-73.
7. Kehoe JC. Splinting and replantation after traumatic avulsion. J Am Dent Assoc 1986;112:224-230.
8. von Arx T, Filippi A, Buser D. Splinting of traumatized teeth with a new device: TTS (Titanium Trauma Splint). Dent Traumatol 2001;17:180-184.

Schienenentfernung nach Trauma

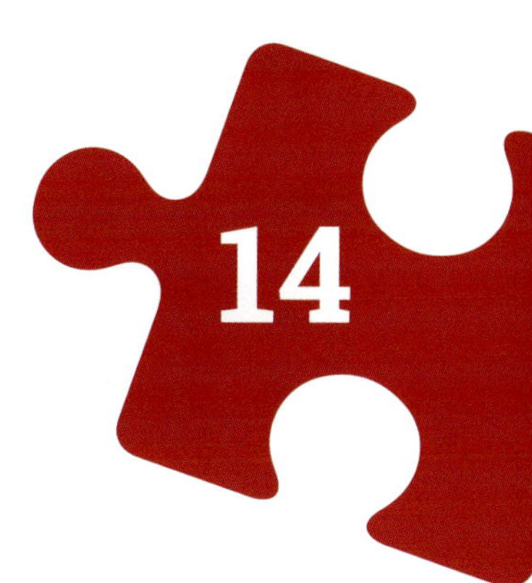

Thomas Connert, Christian Dettwiler, Fabio Saccardin, Andreas Filippi, Roland Weiger

Einleitung

Zahnunfälle treten häufig bei Erwachsenen, insbesondere aber bei Kindern auf[5]. Wenn eine Wurzelquerfraktur, eine Dislokationsverletzung oder gar eine Avulsion vorliegt, ist im Regelfall eine Schienung der betroffenen Zähne erforderlich[3]. Die Schiene muss zwischen 1 und 6, nur in seltenen Fällen (Wurzelquerfraktur) bis zu 12 Wochen getragen werden. Eine parodontale Heilung setzt zwingend voraus, dass die verwendete Schiene flexibel und nicht starr ist. Des Weiteren sollte die Hygienefähigkeit durch eine gingivaferne Fixierung gewährleistet sein, um insbesondere in der initialen Phase Wundheilungsstörungen zu vermeiden. Als Goldstandard hat sich seit der Markteinführung im Jahr 2001 die Titan-Trauma-Schiene (TTS, Fa. Medartis, Basel, Schweiz) etabliert, welche die o. g. Kriterien erfüllt und leicht an den Zahnbogen angepasst werden kann[9]. Zusätzlich enthält die TTS Aussparungen, um die adhäsive Befestigung mittels Komposit zu ermöglichen. Da Zahnunfälle einen negativen Einfluss auf das Wohlbefinden der Betroffenen („quality of life")[4] haben können und der Anspruch an die Ästhetik stark gestiegen ist, wird die TTS nun auch in einer matt-silbernen Variante angeboten. In Kombination mit einem zahnfarbenen Komposit sind diese Schienungen relativ unauffällig und sozial kompatibel.

Bei der Schienenentfernung kann das zahnfarbene Material jedoch Probleme verursachen, da eine Abgrenzung zur Zahnhartsubstanz oftmals sehr schwierig ist. Als Folge treten unnötige Schädigungen der Zahnhartsubstanz auf, oder es wird Komposit belassen, der unter Umständen eine Plaqueretentionsstelle bildet bzw. bedingt durch die Verfärbung der Kompositränder zu ästhetischen Einbußen führt. Um diese Problematik zu umgehen, kann man sich die fluoreszierenden Eigenschaften mancher Komposite zunutze machen[7]. Werden diese mit einer bestimmten Wellenlänge (ca. 405 nm) beleuchtet, wird die maximale Fluoreszenz des Materials angeregt, wodurch sich Zahn und Komposit im Erscheinungsbild stark voneinander unterscheiden. Nachfolgend wird diese sogenannte Fluorescence-aided Identification Technique (FIT) vorgestellt, mit der Komposit vollständig entfernt werden kann, ohne dabei den Schmelz zu verletzen[2].

Vollständige und schmelzschonende Schienenentfernung

Für die Anwendung der FIT sollte ein fließfähiges Komposit mit stark fluoreszierenden Eigenschaften zum Einsatz kommen (Tab. 1). Abbildung 1 zeigt eine korrekt adhäsiv befestigte Schiene. Das verwendete fließfähige Komposit ist einfach zu applizieren und

Tab. 1 Fluoreszenzeigenschaften von Komposit (nach Meller und Klein[6])

gut	mittel	schlecht
• Enamel Plus HFO (Fa. GDF, Rosbach) • Charisma (Fa. Kulzer, Hanau) • Venus Diamond (Fa. Kulzer, Hanau) • Empress Direct (Fa. Ivoclar Vivadent, Ellwangen) • Venus (Fa. Kulzer, Hanau)	• Spectrum (Fa. Dentsply Sirona, Konstanz) • Enamel Plus HRi (Fa. GDF, Rosbach) • Esthet-X HD (Fa. Dentsply Sirona, Konstanz) • Amaris (Fa. Voco, Cuxhaven) • Tetric EvoCeram (Fa. Ivoclar Vivadent, Ellwangen) • Grandio (Fa. Voco, Cuxhaven) • Miris 2 (Fa. Coltène/Whaledent, Langenau)	• Ceram-X Duo (Fa. Dentsply Sirona, Konstanz) • EcuSphere (Fa. DMG Chemisch-Pharmazeutische Fabrik, Hamburg) • Filtek Supreme XT (Fa. 3M Oral Care, Seefeld) • Filtek Z250 (Fa. 3M Oral Care, Seefeld)

weist eine glatte Oberfläche auf, die weder eine Plaqueretentionsstelle darstellt noch die Lippe irritiert. Diesbezüglich sollten die Enden der Schiene mit einer Kronenschere abgerundet werden und vollständig von Komposit umschlossen sein.

Abbildung 2 zeigt die gleiche Situation unter Verwendung einer Lampe mit einer Wellenlänge von ca. 405 nm. Geeignete Produkte sind beispielsweise SiroInspect (Fa. Dentsply Sirona, Bensheim) oder D-Light Pro (Fa. GC Germany, Bad Homburg). Das Komposit hebt sich jetzt optisch eindeutig vom Zahn ab und kann somit selektiv entfernt werden. Neben der Fluoreszenzlampe werden noch eine grobe Diamantwalze, ein „Debonder" (z. B. Klebstoffentferner, Komet Dental, Fa. Gebr. Brasseler Lemgo) und Poliergummis oder -scheiben (z. B. Sof-Lex, Fa. 3M Oral Care, Landsberg) benötigt.

Wie in Abbildung 3 dargestellt, wird nun mit der groben Diamantwalze das Komposit unter tangentialer Führung bis auf das Metall der Schiene reduziert. Dies geschieht unter Wasserkühlung, um die Pulpa vor thermischen Reizen zu schützen. Wenn die Schiene auf der Oberfläche vollständig freigelegt ist, kann sie im Anschluss mit einer Pinzette ohne großen Kraftaufwand abgezogen werden (Abb. 4). Größere und leicht erkennbare Rückstände von Komposit lassen sich noch mit der diamantierten Walze reduzieren. Feinere Kompositschichten unterhalb der TTS sollten jedoch mit einem geeigneten Hartmetallfinierer (Debonder) entfernt werden.

In Abbildung 5 ist zu sehen, dass sich das Ausmaß der Kompositreste unter konventioneller Beleuchtung (insbesondere unter Wasserkühlung) kaum oder gar nicht vom Zahn unterscheiden lässt. Abbildung 6 zeigt hingegen, dass auch sehr dünne Schichten des Befestigungskomposits bei Anwendung der FIT klar zu erkennen sind. Wichtig ist, dass die inkorporierte Beleuchtung des Winkelstücks während der Entfernung der Kompositreste abgeschaltet oder weggedreht wird. Der Behandler kann mit der einen Hand das Winkelstück und mit der anderen die Lampe halten, während die Assistenzkraft die Lippe oder Wange abhält und gleichzeitig absaugt.

Unter ständiger Kontrolle mit der Fluoreszenzlampe wird das Komposit nun komplett entfernt, bis keine Rückstände mehr erkennbar sind (Abb. 7). Die Politur kann mit Gummipolierern (Brownie, Greenie und Supergreenie, Fa. Shofu Dental, Ratingen) oder Sof-Lex-Scheiben erfolgen. Als Abschluss des Prozederes wird eine Fluoridierung empfohlen. Abbildung 8 zeigt das Endresultat nach Schienenentfernung mittels FIT: Das adhäsiv befestigte Komposit konnte unter maximaler Schonung der Zahnhartsubstanz vollständig entfernt werden. Da das zwischenzeitliche Trocknen der Zahnoberfläche zur Inspektion bei Anwendung der FIT entfällt, ist diese Technik im Vergleich zu einer konventionellen Beleuchtung nicht nur schmelzschonend, sondern auch zeitsparend.

Diskussion

Moderne zahnfarbene Komposite sind optisch oft kaum noch von der Zahnhartsubstanz zu unterscheiden. Diese herausragende Eigenschaft im Bereich der Ästhetik führt aber unter Umständen zu Schwierigkeiten, wenn der farblich perfekt angepasste Werkstoff entfernt werden muss. Um das Problem zu

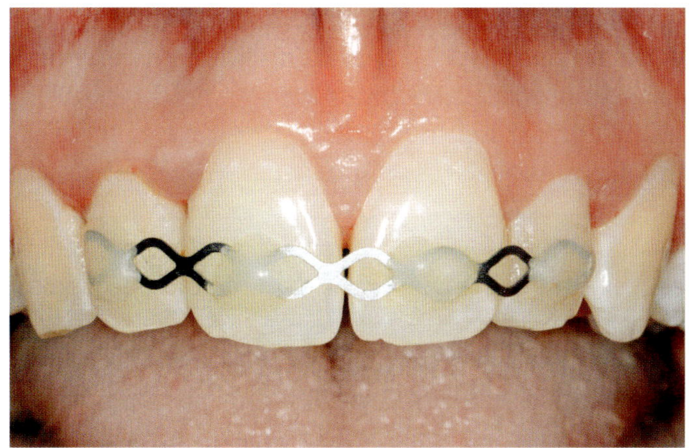

Abb. 1 Mit zahnfarbenem, fließfähigem Komposit adhäsiv befestigte Titan-Trauma-Schiene

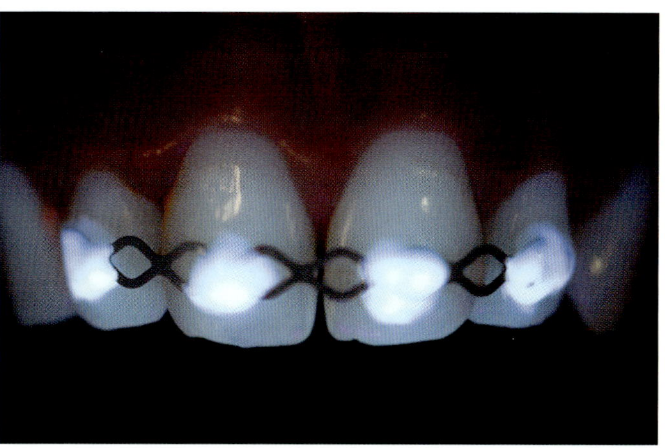

Abb. 2 Durch den Einsatz der FIT wird die Fluoreszenz des Komposits angeregt, so dass es sich optisch deutlich von der Zahnhartsubstanz abhebt

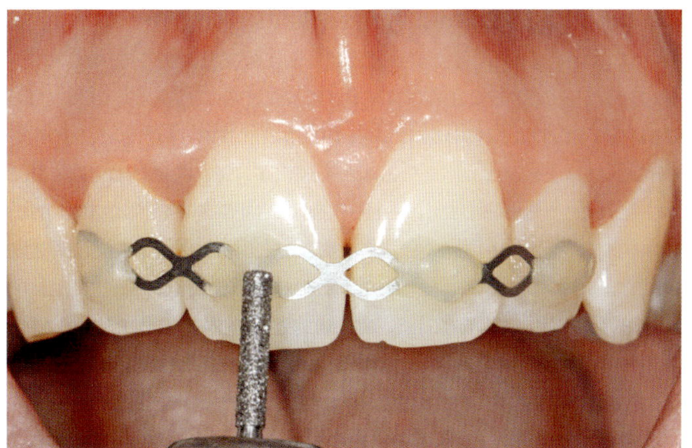

Abb. 3 Das Komposit wird mittels Diamantwalze bis zum Metall der Schiene reduziert

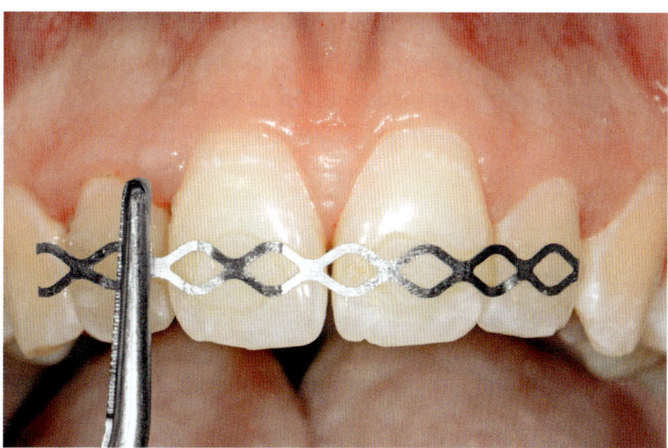

Abb. 4 Die freigelegte Titan-Trauma-Schiene kann mit einer Pinzette leicht entfernt werden

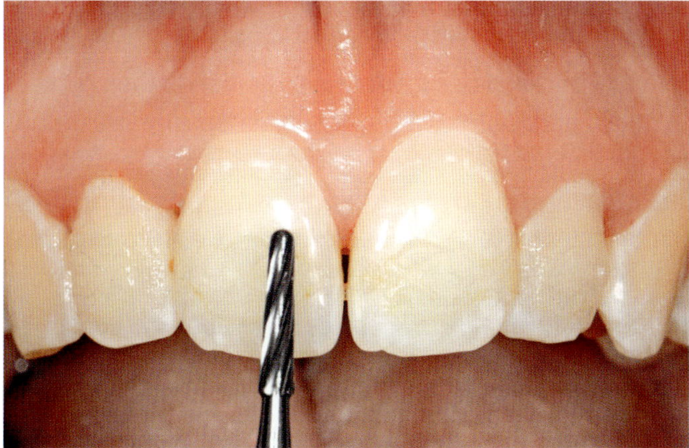

Abb. 5 Feine Kompositreste werden mit einem Debonder unter Wasserkühlung entfernt. Die Unterscheidung zwischen Komposit und Zahnhartsubstanz ist bei konventioneller Beleuchtung kaum möglich

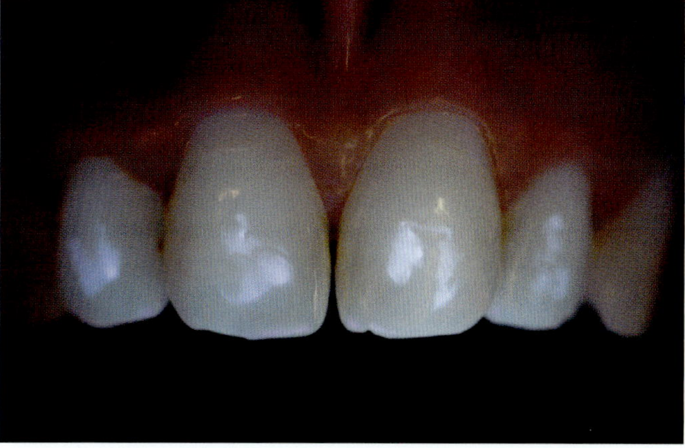

Abb. 6 Unter Anwendung von FIT können auch feine Kompositschichten gut von der Zahnhartsubstanz unterschieden werden

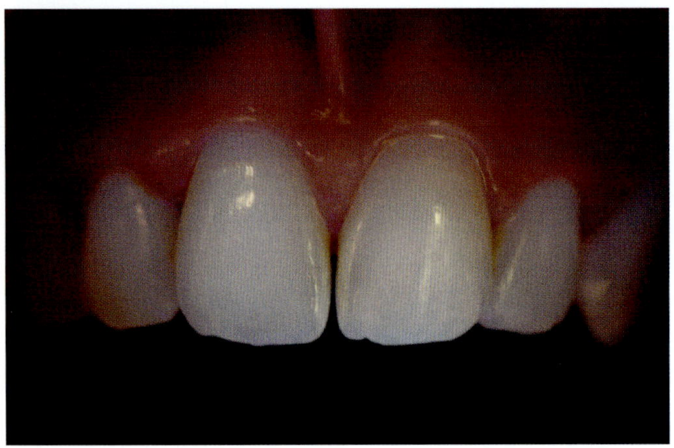

Abb. 7 Kontrolle der Entfernung des adhäsiv befestigten Komposits mittels FIT

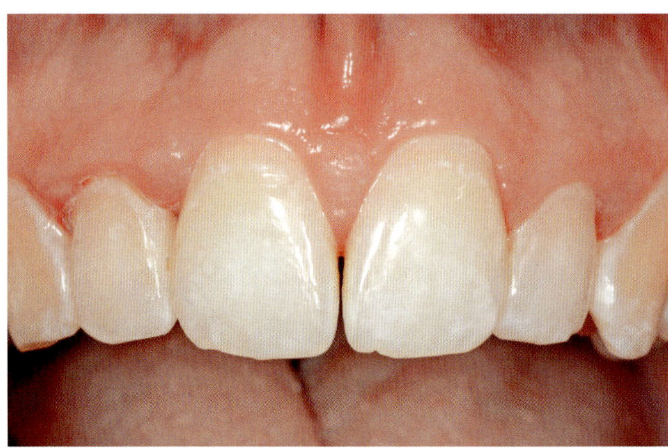

Abb. 8 Endresultat nach schmelzschonender Schienenentfernung mittels FIT

lösen, ist es möglich, die FIT als einfaches Hilfsmittel zur besseren Visualisierung des Komposits zu verwenden. Die fluoreszierenden Eigenschaften von Kompositen können sich allerdings je nach Hersteller und Farbe stark voneinander unterscheiden (vgl. Tab. 1).

Der Einsatz der FIT ist nicht nur im Bereich der Schienenentfernung nach Zahnunfällen hilfreich, sondern die Technik lässt sich auch zur Detektion von zahnfarbenen Restaurationen im Front- und Seitenzahnbereich während der Befundung[6] und bei der Entfernung von kieferorthopädischen Brackets nutzen[8]. Des Weiteren können Klasse-II-Füllungen im Seitenzahngebiet mit Hilfe der FIT schneller und minimalinvasiver als mit einer konventionellen Beleuchtung entfernt werden[1].

Schlussfolgerungen

In der Praxis treten Zahnunfälle häufig auf, und die betroffenen Zähne müssen z. B. bei Dislokationsverletzungen in der Regel geschient werden. Die Schienung sollte mit einer TTS und einem dünnfließenden, stark fluoreszierenden Komposit erfolgen. Mit Hilfe der FIT kann das Befestigungskomposit später schnell, vollständig und unter maximaler Schonung der Zahnhartsubstanz entfernt werden. Es wird empfohlen, die Technik bei der Schienenentfernung standardmäßig einzusetzen.

Literatur

1. Dettwiler C, Eggmann F, Matthisson L, Meller C, Weiger R, Connert T. Fluorescence-aided composite removal in directly restored permanent posterior teeth. Oper Dent 2019 Aug 2 [Epub ahead of print].
2. Dettwiler C, Meller C, Eggmann F et al. Evaluation of a Fluorescence-aided Identification Technique (FIT) for removal of composite bonded trauma splints. Dent Traumatol 2018;34: 353-359.
3. Diangelis AJ, Andreasen JO, Ebeleseder KA et al. International Association of Dental Traumatology guidelines for the management of traumatic dental injuries: 1. Fractures and luxations of permanent teeth. Dent Traumatol 2012;28:2-12.
4. Freire-Maia FB, Auad SM, Abreu MH et al. Oral health-related quality of life and traumatic dental injuries in young permanent incisors in Brazilian schoolchildren: a multilevel approach. PloS One 2015;10: e0135369.
5. Glendor U. Epidemiology of traumatic dental injuries – a 12 year review of the literature. Dent Traumatol 2008;24:603-611.
6. Meller C, Connert T, Löst C, ElAyouti A. Reliability of a Fluorescence-aided Identification Technique (FIT) for detecting tooth-colored restorations: an ex vivo comparative study. Clin Oral Investig 2017;21:347-355.
7. Meller C, Klein C. Fluorescence properties of commercial composite resin restorative materials in dentistry. Dent Mater J 2012;31:916-923.
8. Schott TC, Meller C. A new Fluorescence-aided Identification Technique (FIT) for optimal removal of resin-based bracket bonding remnants after orthodontic debracketing. Quintessence Int 2018;49:809-813.
9. Von Arx T, Filippi A, Buser D. Splinting of traumatized teeth with a new device: TTS (Titanium Trauma Splint). Dent Traumatol 2001;17:180-184.

Endodontische Spätfolgen nach Zahntrauma

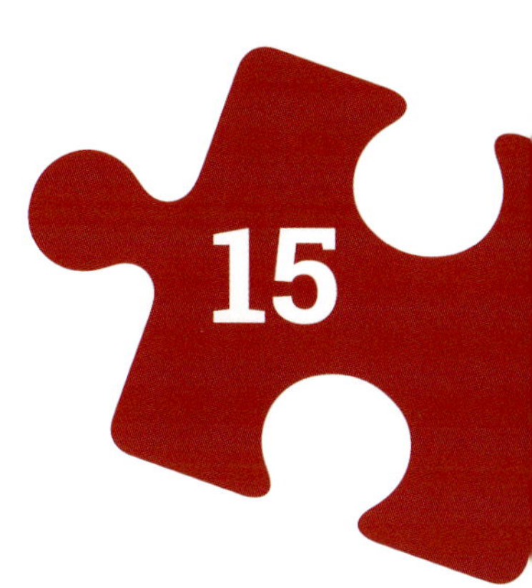

Roland Weiger, Gabriel Krastl

Einleitung

Spätfolgen, die von einer traumatisch geschädigten Pulpa ausgehen, können Monate oder Jahre nach dem Unfallereignis auftreten und den Zahnerhalt nachhaltig gefährden. Letzteres trifft insbesondere auf Kinder und Jugendliche zu. Grundsätzlich gilt für die Erstversorgung, dass im Sinne der Prävention die notwendigen therapeutischen Maßnahmen zum richtigen Zeitpunkt eingeleitet und sachgerecht durchgeführt werden müssen. So verhindern z. B. die adäquate Versorgung von Dentinwunden und eine rechtzeitige endodontische Intervention eine frühzeitige Infektion des Wurzelkanalsystems (vgl. den Beitrag Krastl et al. „Primärversorgung nach Trauma: MUSS – SOLL – KANN" ab Seite 13 in diesem Buch).

Diagnostik

Die Bedeutung regelmäßiger Nachkontrollen erschließt sich aus den möglichen Spätfolgen, die auch bei richtiger initialer Versorgung nicht mit Sicherheit ausgeschlossen werden können. Je schwerer die Zahnverletzung ist, desto eher ergeben sich zu einem späteren Zeitpunkt Komplikationen, die einer endodontischen Intervention bedürfen.

Unter der Voraussetzung, dass Zähne mit Dislokationsverletzungen nach einer Schienung und ggf. Reposition wieder klinisch belastungsfähig sind, fokussiert die nachfolgende intraorale klinische Untersuchung – neben der Suche nach Fistelausgängen und der Erhebung der zirkulären Sondierungstiefen – auf die Überprüfung von Sensibilität und Perkussion der offenkundig verletzten sowie der benachbarten Zähne und die Beurteilung von Zahnverfärbungen[17]. Schmerzsymptome im Sinne einer (ir)reversiblen Pulpitis treten äußerst selten auf. Besondere Bedeutung kommt der röntgenologischen Untersuchung zu, bei der möglichst identische Einstellungen die Vergleichbarkeit mit früheren Aufnahmen erleichtern. Neben apikalen oder lateralen Aufhellungszonen interessieren im Vergleich mit dem kontralateralen Zahn die Wurzellänge und die Ausdehnung des Pulpakavums (Abb. 1a bis c). Auch im Verlauf auftretende Veränderungen im Bereich und der Innenkontur des Wurzelkanals (zunehmende interne Resorptionen) sowie der Außenkontur der Wurzel (infektionsbedingte Resorptionen oder Ersatzresorptionen) liefern Hinweise auf den Pulpazustand. Die vollständige Erfassung auf der Basis einer strukturierten Dokumentation und der Vergleich mit früheren Befunden stellen die Grundlage für die Diagnosestellung und ggf. die Einleitung endodontischer Therapieschritte dar.

Abb. 1a bis c 27-jährige Patientin mit Zustand nach einem im Alter von 7 Jahren erlittenen Trauma mit Dislokation der Zähne 12, 11 und 21:

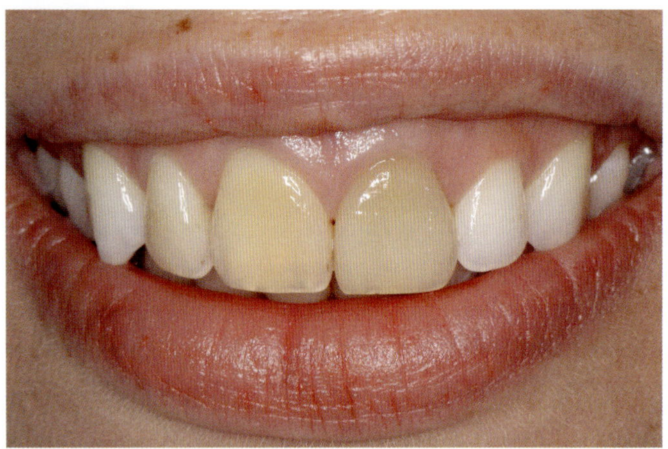

Abb. 1a Klinisch erscheinen die Zähne 12 und 11 eher gelblich verfärbt, während Zahn 21 eine gräuliche Verfärbung der Zahnkrone zeigt

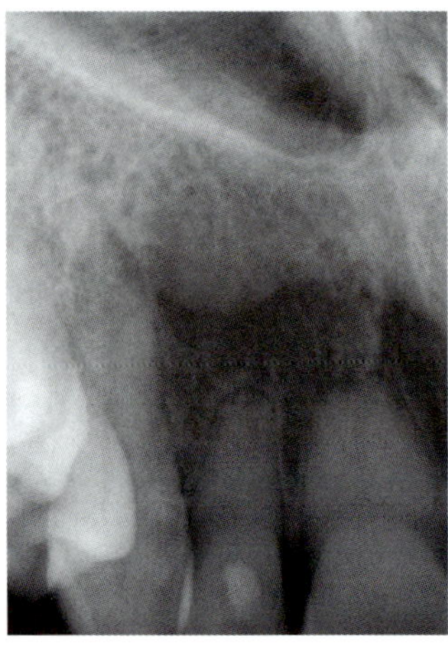

Abb. 1b Radiologisch imponieren Obliterationen an den Zähnen 12 und 11

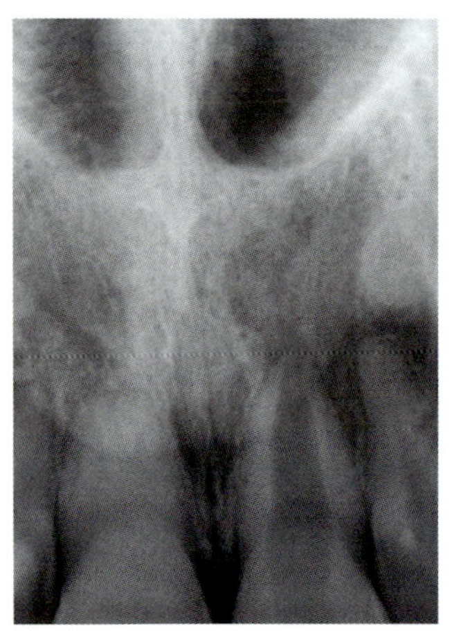

Abb. 1c An Zahn 21 deuten das weite Pulpalumen und die dünne Dentinwände darauf hin, dass das Wurzelwachstum nach dem Unfall sistierte. Es besteht der Verdacht auf eine infizierte Pulpanekrose mit apikaler Parodontitis

Mögliche Spätfolgen

Art und Schweregrad möglicher Spätkomplikationen sind eng mit dem Ausmaß der pulpalen Schädigung, dem Umfang der parodontalen Verletzung, der einsetzenden Infektion des Wurzelkanalsystems und der Qualität der Erstversorgung verknüpft[15]. Eine Übersicht über mögliche Spätfolgen gibt Abbildung 2[16]. Es wird in diesem Zusammenhang auch auf den Beitrag Ebeleseder „Therapie des traumatisierten Parodonts“ ab Seite 67 in diesem Buch hingewiesen.

Vom infizierten Wurzelkanalsystem ausgehende Parodontitis

Eine apikale Parodontitis gehört zu den häufigsten Spätfolgen nach einem Zahntrauma. Selten zeigt sich eine laterale Parodontitis, die von einem Seitenkanal ausgeht (Ausnahme: Wurzelfraktur). Mikroorganismen können über verschiedene Zutrittspforten in das Wurzelkanalsystem gelangen und dort von einer traumatisch zum Teil erheblich (neurovaskulär) vorgeschädigten Pulpa nicht mehr eliminiert werden. Es kommt allmählich zur vollständigen mikrobiellen Besiedlung des Wurzelkanalsystems („infizierte Pulpanekrose“), was im weiteren Verlauf zu einer apikalen oder lateralen Parodontitis führen kann. Dies vollzieht sich klinisch zumeist unbemerkt. Zu beobachten ist gelegentlich, dass nicht nur apikale Knochenanteile, sondern auch größere Areale der Wurzel von apikal resorbiert werden. Allerdings darf röntgenologisch eine durch ausgeprägte Dislokation des Zahnes erweiterte Alveole initial nicht als apikale Läsion fehlinterpretiert werden.

Infektionsbedingte externe Wurzelresorptionen

Mit zunehmender Schädigung des Wurzelzements (Avulsion, Intrusion) und einsetzender bakterieller Besiedlung des Endodonts entstehen infektionsbedingte Resorptionen. Histologisch ist den Bezirken mit nekrotischem oder fehlendem Wurzelzement Granulationsgewebe eng benachbart, das über Dentinoklasten denudiertes Wurzeldentin resorbiert. Es wird davon ausgegangen, dass die Progredienz derartiger Resorptionen zusätzliche Stimuli voraussetzt. Als Hauptreiz gelten Mikroorganismen und deren Toxine, die über offene Dentinkanälchen ins Wurzelsystem gelangen und den resorptiven Prozess unterhalten[7,15]. Bei Kindern kann eine vollständige Auflösung der Wurzel innerhalb von Monaten erfolgen. Röntgenologisch finden sich transluzente Zonen unterschiedlicher Größe

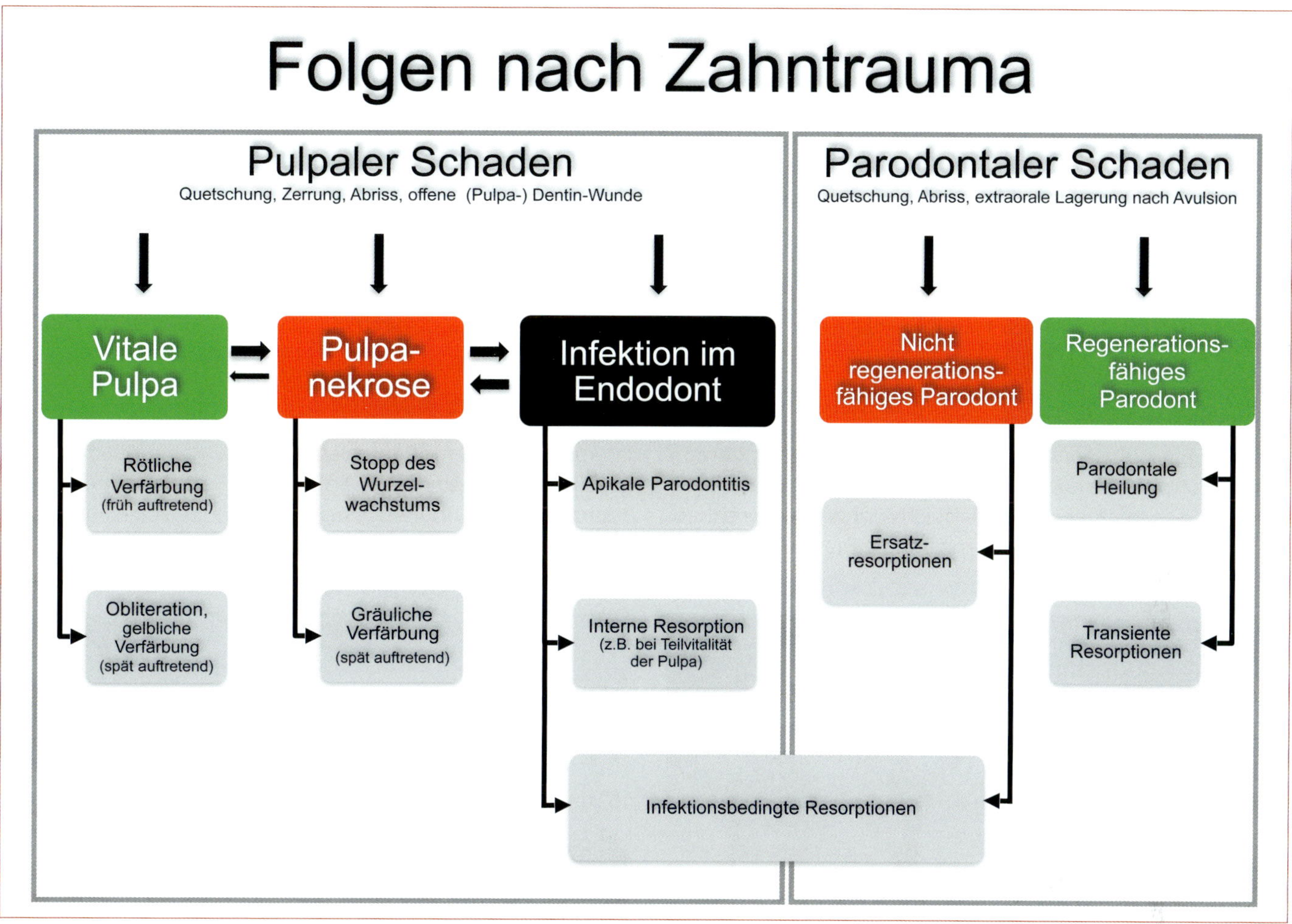

Abb. 2 Zusammenhang zwischen Pulpazustand und Art der Spätfolge

entlang einer unregelmäßigen Wurzelaußenkontur (Abb. 3). Aus therapeutischer Sicht steht die Wurzelkanalaufbereitung (Elimination der Infektion) im Mittelpunkt. Auch die zusätzliche intrakanaläre Applikation von Kortikoiden ist eine Option.

Infektionsbedingte interne Wurzelresorptionen

In seltenen Fällen geht die aufgrund eindringender Mikroorganismen und Toxine einsetzende Pulpitis und nachfolgende Pulpanekrose mit internen, im Röntgenbild sichtbaren Resorptionen einher. Der Zahn ist klinisch symptomlos und reagiert auf den Kältetest. Eine exzentrische Röntgenaufnahme hilft bei der Abgrenzung von externen zervikalen Resorptionen. Der intern lokalisierte Resorptionsprozess schreitet fort, solange die Versorgung des Resorptionsgewebes über den apikalen, vitalen Pulpaanteil gewährleistet ist. Eine endodontische Behandlung ist angezeigt[5,13].

Ersatzresorptionen

Ersatzresorptionen treten nach ausgedehnten Nekrosen des parodontalen Ligaments und nach Abklingen der entzündlichen Prozesse in der Umgebung der Wurzeloberfläche auf. Die Zahnwurzel wird allmählich von Dentinoklasten resorbiert, und gleichzeitig werden die resorbierten Bezirke durch Knochen ersetzt[7,15]. In der überwiegenden Zahl der Fälle sind diese Zähne bereits im Rahmen der Erstversorgung einer Wurzelkanalbehandlung unterzogen worden. Eine günstige Beeinflussung solcher Ersatzresorptio-

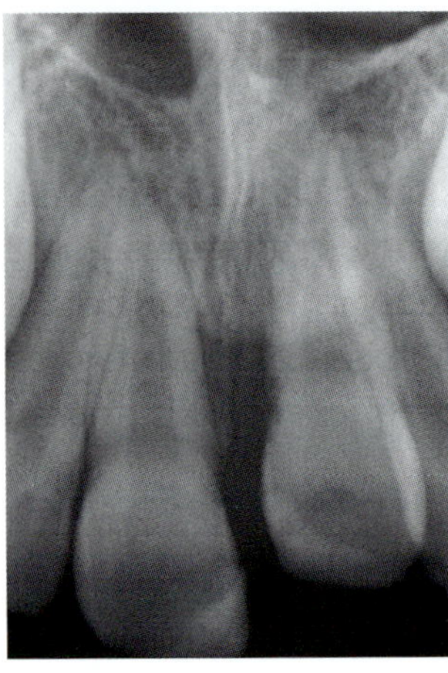

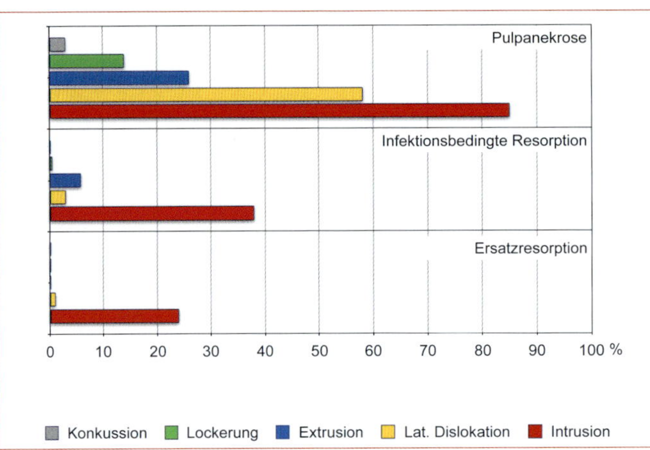

Abb. 3 Zustand 8 Wochen nach Intrusion des Zahnes 21, der alio loco weder reponiert noch trepaniert wurde. Radiologisch zeigen sich klare Hinweise auf das Vorliegen einer infektionsbedingten Wurzelresorption

Abb. 4 Häufigkeit von Spätfolgen in Abhängigkeit von der Verletzungsart (modifiziert nach Andreasen und Vestergaard Pedersen[1])

nen über z. B. eine intrakanaläre Einlage – nach Entfernung der vorhandenen Wurzelkanalfüllung – ist bisher nicht beschrieben worden. Die therapeutischen Möglichkeiten bei vorliegenden Ersatzresorptionen sind bis heute sehr beschränkt und werden an anderer Stelle angesprochen.

Zahnverfärbungen

Gräuliche Veränderungen des Zahnes, die sich im Vergleich zum Ausgangsbefund und zum entsprechenden Nachbarzahn ergeben, weisen auf eine Pulpanekrose des traumatisierten Zahnes hin. Ein internes Bleaching kann die ursprüngliche Zahnfarbe wiederherstellen und setzt eine adäquate Wurzelkanalbehandlung voraus. Hingegen ist eine allmähliche Zunahme des Gelbtons – ähnlich wie bei Zähnen älterer Menschen – zumeist mit einer Obliteration des Pulpakavums und auch des Wurzelkanals häufig nach einer geringgradigen Dislokationsverletzung (Konkussion oder Lockerung) assoziiert. Bei jugendlichen Zähnen bzw. Zähnen mit offenem Apex treten Obliterationen jedoch auch nach lateraler Dislokation oder geringgradiger Intrusion auf[2]. Die Reaktion auf den Sensibilitätstest bleibt hier oftmals aus. Ist der röntgenologische Befund ansonsten unauffällig, kann von einer vitalen Pulpa ausgegangen werden (vgl. Abb. 1a bis c).

Spätfolgen nach Zahnhartsubstanzverletzungen

Kronenfraktur

In der Regel bleibt die Pulpa nach einer Kronenfraktur vital, solange die Dentinwunde suffizient abgedeckt und schließlich dauerhaft und bakteriendicht mit einer Restauration versorgt wird. Geht die Kronenfraktur zusätzlich mit einer Dislokation des Zahnes einher, so sinken die Chancen auf Erhalt der Pulpavitalität mit zunehmendem Ausmaß der Auslenkung des Zahnes (s. u. Abschnitt „Laterale Dislokation und Extrusion")[9-11].

Bei einer Kronenfraktur mit traumatisch eröffneter Pulpa ist der Zeitraum bis zur Versorgung der Pulpawunde wesentlich, denn er beeinflusst maßgeblich die Wahrscheinlichkeit einer späteren Pulpanekrose. Eine direkte Überkappung, die innerhalb der ersten zwei Stunden erfolgt, oder eine partielle Pulpotomie, die innerhalb der ersten beiden Tage nach Trauma durchgeführt wird, weisen hohe Erfolgschancen auf (vgl. den Beitrag Galler et al. „Vitalerhaltung der Pulpa nach Trauma" ab Seite 27 in diesem Buch)[4,8]. Im Fall eines Misserfolgs (nicht mehr vorhandene Reaktion auf den Kältetest, apikale Aufhellung, ohne/mit gräulicher Verfärbung der Krone) ist eine Wurzelkanalbehandlung indiziert. Sistiert das Wurzelwachstum bei wurzelunreifen Zähnen, sind eine Wurzelkanalbehandlung mit Mineraltrioxidaggregat (MTA) als apikalem Verschluss oder in ausgesuchten Fällen eine Revitalisation angezeigt.

Wurzelfraktur

Ein endodontischer Misserfolg tritt bei sachgerechtem Vorgehen (Reposition und Schienung des koronalen Fragments) in 20 % der Fälle auf[3]. Eine fehlende Reaktion auf den Sensibilitätstest nach dem Trauma stellt primär keine Indikation für eine endodontische Intervention dar. Insbesondere bei großem Durchmesser des Wurzelkanals in Höhe der Frakturstelle ist eine Regeneration bzw. Revaskularisation der pulpalen Strukturen im koronalen Fragment zu erwarten. Vor diesem Hintergrund empfiehlt es sich, selbst bei negativem Sensibilitätstest eine Wurzelkanalbehandlung frühestens nach 6 Monaten durchzuführen. Sofern eine endodontische Behandlung indiziert ist, bleibt sie auf das koronale Fragment beschränkt, während eine Instrumentierung des apikalen Anteils der Pulpa nicht erforderlich ist. Wenn sich in Höhe des Bruchspalts röntgenologisch eine laterale Läsion erkennen lässt, die gelegentlich mit einer Fistel einhergehen kann, bleibt die Wurzelkanalbehandlung ebenfalls auf das koronale Fragment limitiert (vgl. den Beitrag Eggmann/Weiger „Wurzelfrakturen" ab Seite 53 in diesem Buch). Die Erfolgsaussichten einer solchen Wurzelkanalbehandlung liegen zwischen 70 und 80 %[3,6]. Da die Pulpa des apikalen Fragments zumeist obliteriert, bedarf sie keiner endodontischen Intervention. Infektionsbedingte externe oder interne Resorptionen sind selten festzustellen.

Spätfolgen nach Dislokationsverletzungen

Bei Dislokationsverletzungen steht die Heilung der parodontalen Gewebe im Vordergrund. Mit zunehmendem Schweregrad (Avulsion, Intrusion, ausgeprägte laterale Dislokation) gefährden Resorptionen den Zahn nachhaltig (Abb. 4). Je jünger der Patient ist, desto schneller verlaufen die Resorptionsprozesse. Lässt sich die Infektion des Wurzelkanalsystems durch eine rechtzeitige Wurzelkanalbehandlung verhindern, können bei ausgedehntem Zementschaden ohne Heilungspotenzial Ersatzresorptionen einsetzen.

Laterale Dislokation und Extrusion

Extrudierte Zähne lassen sich mit wenig Aufwand reponieren und schienen, während lateral dislozierte Zähne oftmals vorsichtig aus ihrer Verkeilung im Alveolarknochen gelöst werden müssen. Die Prognose der Pulpa hängt vom Ausmaß der Auslenkung des Zahnes und vom Stand des Wurzelwachstums ab. Entscheidet man sich – bei realistischer Chance auf ein Überleben oder eine Regeneration der Pulpa – gegen eine Wurzelkanalbehandlung, sind engmaschige Kontrollen innerhalb der ersten 12 Monate unerlässlich, da in diesem Zeitraum nicht selten Symptome einer (infizierten) Pulpanekrose auftreten. Der betroffene Zahn sollte nach 3, spätestens nach 6 Monaten auf den thermischen oder elektrischen Sensibilitätstest reagieren. Weitere Hinweise auf eine Pulpanekrose sind allmähliche gräuliche Verfärbung, fehlendes Wurzelwachstum sowie – selten – positive Perkussion und apikaler Druckpunkt. Im Röntgenbild können bereits nach 3 Monaten apikale Veränderungen sichtbar werden, die vom infizierten Wurzelkanalsystem ausgehen. Setzt sich das Wurzelwachstum bei unreifen Zähnen fort oder zeichnen sich Obliterationen ab, ist von einer vitalen Pulpa auszugehen. Bei Zähnen mit abgeschlossenem Wurzellängenwachstum muss im weiteren Verlauf in 77 % (laterale Dislokation) bzw. 55 % (Extrusion) der Fälle mit einer Pulpanekrose gerechnet werden. Diese tritt hingegen bei Zähnen mit nicht abgeschlossenem Wurzellängenwachstum lediglich in etwa 10 % der Fälle auf (Abb. 5a bis c). Infektionsbedingte Resorptionen bleiben im Allgemeinen mit 3 bis 6 % die Ausnahme[1]. Nikoui et al.[12] berichteten, dass bei jungen Patienten (Durchschnittsalter: 11,4 Jahre) zwei von fünf Zähnen (40 %) nach lateraler Dislokation eine Pulpanekrose erlitten. Die Diagnose ließ sich in der Regel innerhalb der ersten Monate nach dem Unfall stellen. Ebenso fanden sich bei weiteren zwei von fünf Zähnen Obliterationen.

Intrusion

Während bei offenem Apex Intrusionen in ca. 60 % der Fälle zu einer Pulpanekrose führen, ist bei abgeschlossenem Wurzelwachstum nicht mit einem Überleben der Pulpa zu rechnen[1]. Aufgrund der ausgedehnten Zementschädigung und des daraus resultierenden hohen Resorptionsrisikos hängt die Prognose in entscheidendem Maße von einer möglichst frühzeitigen Wurzelkanalaufbereitung ab

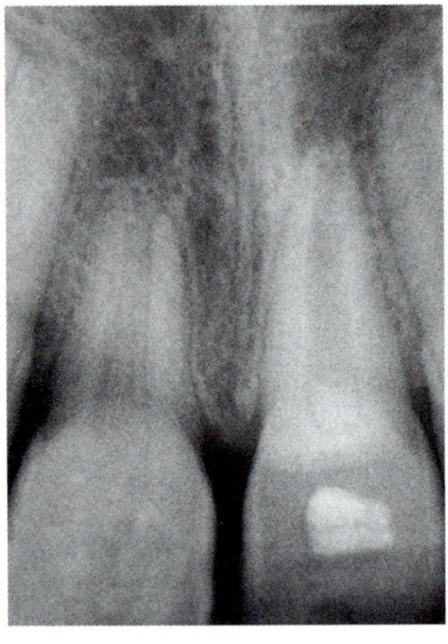

Abb. 5a Situation 22 Monate nach Trauma mit Dislokation der Zähne 11 und 21. Während an Zahn 11 eine Revaskularisation der Pulpa eingetreten ist, kam es an Zahn 21 zu einer infizierten Pulpanekrose mit apikaler Parodontitis

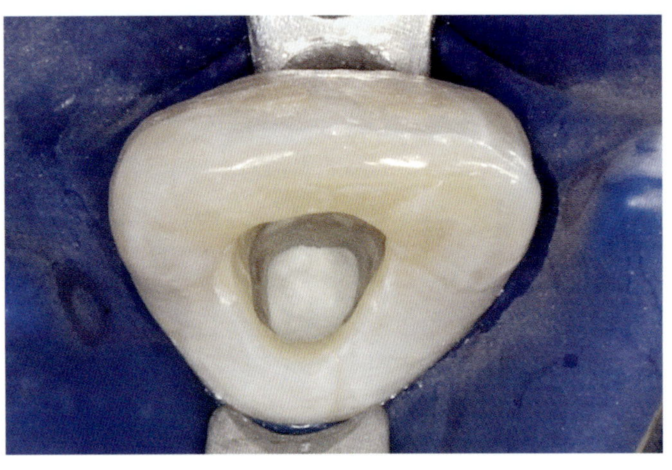

Abb. 5b Apikale Barriere („apical plug“) an Zahn 21

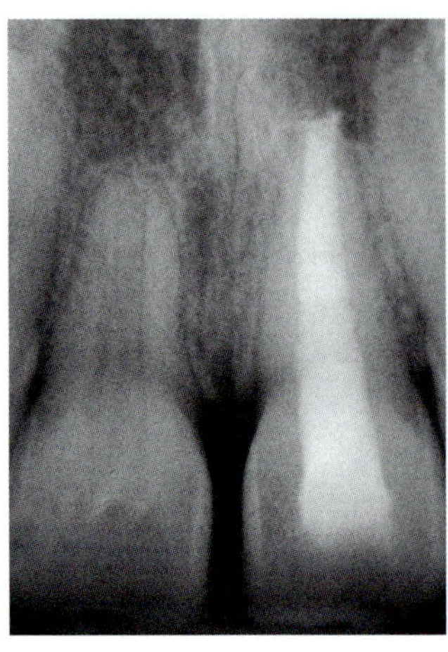

Abb. 5c Kontrollaufnahme nach Wurzelkanalfüllung und restaurativer Versorgung an Zahn 21

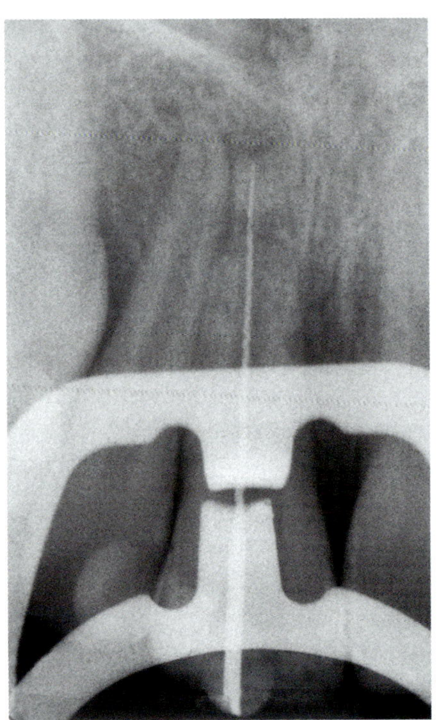

Abb. 6a Zustand 3 Monate nach Avulsion von Zahn 11 mit Verdacht auf infektionsbedingte externe Resorptionen. Die erforderliche Wurzelkanalbehandlung wurde 1 bis 2 Wochen nach der Replantation nicht eingeleitet

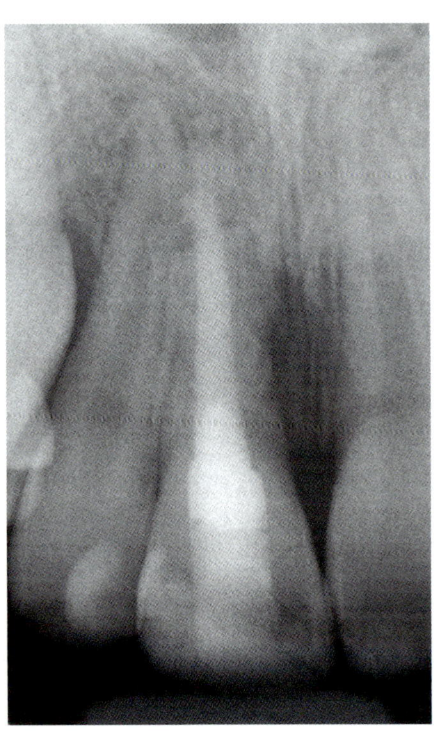

Abb. 6b Zustand nach vollständiger chemomechanischer Aufbereitung und Applikation einer Calciumydroxideinlage

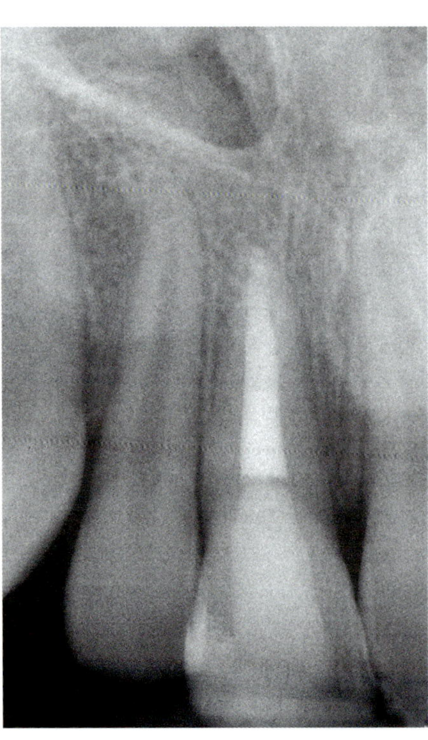

Abb. 6c 2 1/2 Jahre später sind die periapikalen Verhältnisse unauffällig. Der Parodontalspalt ist durchgängig verfolgbar

(vgl. Abb. 3). Hierzu bedarf es bei ausgeprägter Intrusion einer schonenden Reposition als Voraussetzung für eine ordnungsgemäße Herstellung der Zugangskavität und eine suffiziente Wurzelkanalaufbereitung. Bei rechtzeitiger, adäquater endodontischer Intervention verbleibt das Risiko von Ersatzresorptionen als Spätfolge und einer damit verbundenen Ankylose. Wenn keine Wurzelkanalbehandlung erfolgt, weil eine Reeruption bei geringgradiger Intrusion abgewartet wird, ist eine engmaschige röntgenologische Kontrolle unerlässlich. Zeichnen sich infektionsbedingte externe Resorptionen ab, muss die Wurzelkanalbehandlung umgehend eingeleitet werden.

Avulsion

Voraussetzung für den Zahnerhalt ist u. a. ein rasches, sachgerechtes Vorgehen am Unfallort und in der zahnärztlichen Praxis. Bei unsachgemäßer Aufbewahrung des avulsierten Zahnes, verspäteter Replantation, nicht adäquater Schienungsart und -dauer, zu spät oder nicht eingeleiteter Wurzelkanalbehandlung oder insuffizienter endodontischer Therapie sind Spätfolgen absehbar. Gelingt es nicht, den Zementschaden zu limitieren und die Regenerations- bzw. Reparationsprozesse zu fördern, treten Ersatzresorptionen und im Fall der Besiedlung des Wurzelkanalsystems infektionsbedingte externe Resorptionen auf.

Grundsätzlich kommt bei avulsierten Zähnen mit abgeschlossenem Wurzelwachstum einer frühen Wurzelkanalbehandlung, die unmittelbar nach der Reposition und Schienung oder wenige Tage später durchgeführt wird, ein präventiver Charakter zu. In dieser kurzen Zeit kann noch nicht von einer Infektion des nicht mehr durchbluteten Pulpagewebes ausgegangen werden. Die mikrobielle Besiedlung des Wurzelkanalsystems stellt sich 2 bis 3 Wochen nach der Replantation ein[14]. Unterbleibt bis dahin die Wurzelkanalbehandlung, liegt deren Fokus auf der Therapie dann auftretender infektionsbedingter externer Resorptionen. Zur Elimination der Mikroorganismen und deren Toxine aus dem Wurzelkanal ist eine extensive chemomechanische Reinigung erforderlich, die insbesondere die aktivierte Spülung mit Natriumhypochlorit umfasst und bei unreifen Zähnen nur eine zurückhaltende Bearbeitung dünner Dentinwände vorsieht. Bezüglich der Einlage darf Calciumhydroxid als Goldstandard betrachtet werden (Abb. 6a bis c). Inwieweit der Einsatz von Kortikoiden oder anderen Substanzen im Wurzelkanal im Rahmen der Behandlung dieser Spätfolgen bessere Ergebnisse liefert, bleibt nach wie vor unbeantwortet. Bei offenem Apex bietet es sich an, MTA als apikale Barriere („apical plug") zu platzieren. Der verbliebene Wurzelkanal wird vorzugsweise mit erwärmter Guttapercha und einem Sealer obturiert. Die Gesamtbehandlungszeit fällt im Vergleich zur einer Apexifikation deutlich kürzer aus.

Literatur

1. Andreasen FM, Vestergaard Pedersen B. Prognosis of luxated permanent teeth – the develop-ment of pulp necrosis. Endod Dent Traumatol 1985;1:207-220.
2. Andreasen FM, Zhijie Y, Thomsen BL, Andersen PK. Occurrence of pulp canal obliteration after luxation injuries in the permanent dentition. Endod Dent Traumatol 1987;3:103-115.
3. Cvek M, Tsilingaridis G, Andreasen JO. Survival of 534 incisors after intra-alveolar root fracture in patients aged 7-17 years. Dent Traumatol 2008;24:379-387.
4. Dammaschke T, Galler KM, Krastl G. Aktuelle Empfehlungen zur Vitalerhaltung der Pulpa. Dtsch Zahnärztl Z 2019;74:40-49.
5. Ebeleseder KA, Kqiku L. Arrest and calcification repair of internal root resorption with a novel treatment approach: Report of two cases. Dent Traumatol 2015; 31:332-337.
6. Jacobsen I, Kerekes K. Diagnosis and treatment of pulp necrosis in permanent anterior teeth with root fracture. Scand J Dent Res 1980;88:370-376.
7. Krastl G, Weiger R. Externe Wurzelresorptionen nach Dislokationsverletzungen. Endodontie 2012;21:33-43.
8. Krastl G, Weiger R. Vital pulp therapy after trauma. Endodontic Practice Today 2014;8:293-300.
9. Lauridsen E, Hermann NV, Gerds TA, Ahrensburg SS, Kreiborg S, Andreasen JO. Combination injuries 1. The risk of pulp necrosis in permanent teeth with concussion injuries and concomitant crown fractures. Dent Traumatol 2012; 28:364-370.
10. Lauridsen E, Hermann NV, Gerds TA, Ahrensburg SS, Kreiborg S, Andreasen JO. Combination injuries 2. The risk of pulp necrosis in permanent teeth with subluxation injuries and concomitant crown fractures. Dent Traumatol 2012;28:371-378.
11. Lauridsen E, Hermann NV, Gerds TA, Ahrensburg SS, Kreiborg S, Andreasen JO. Combination injuries 3. The risk of pulp necrosis in permanent teeth with extrusion or lateral luxation and concomitant crown fractures without pulp exposure. Dent Traumatol 2012;28:379-385.

12. Nikoui M, Kenny DJ, Barrett EJ. Clinical outcomes for permanent incisor luxations in a pediatric population. III. Lateral luxations. Dent Traumatol 2003;19:280-285.
13. Patel S, Ricucci D, Durak C, Tay F. Internal root resorption: a review. J Endod 2010;36:1107-1121.
14. Tronstad L. Root resorption – etiology, terminology and clinical manifestations. Endod Dent Traumatol 1988;4:241-252.
15. Trope M. Root resorption due to dental trauma. Endod Topics 2002;1:79-100.
16. Weiger R, Krastl G. Spätfolgen nach Zahntrauma. Quintessenz 2009;60:621-629.
17. Weiger R, Krastl G, Filippi A, Lienert N. AcciDent 3.0 (App for iOS and Android). 2019.

Die digitale Volumentomografie nach Zahntrauma

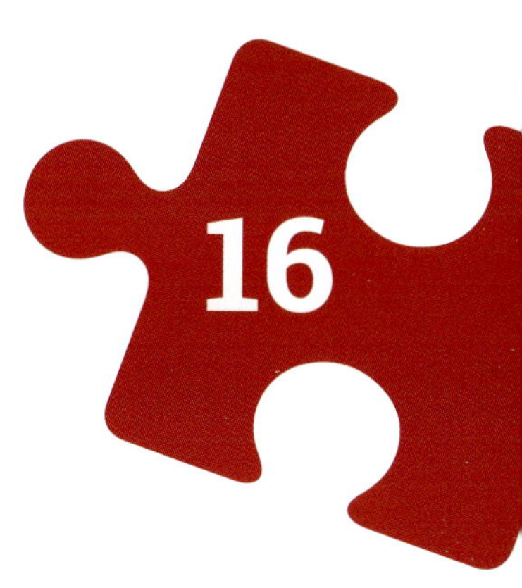

Dorothea C. Dagassan-Berndt

Einleitung

Zahnunfälle sind bei Kindern und Jugendlichen häufig und erfordern schnelle und kompetente diagnostische Entscheidungen. Grundlagen jeder radiologischen Untersuchung sind die Anamnese und der klinische Befund. Bei der Wahl des Verfahrens muss stets der Grundsatz gelten, dass mit der Aufnahmetechnik ein Optimum an diagnostischer Information erreicht wird[27]. Des Weiteren handelt es sich bei Zahnunfällen um Versicherungsfälle, sodass eine gute Dokumentation auch aus diesem Grund notwendig ist. Es wird darauf hingewiesen, dass jeder Röntgenuntersuchung eine rechtfertigende Indikation zugrunde liegen muss. Aufnahmen, die von Versicherungen zur Dokumentation des Unfalls angefragt werden, aber keinen Mehrwert für die Behandlung haben, sollten aus Strahlenschutzgründen nicht durchgeführt werden.

Die Standardaufnahme bei Zahnunfällen stellt weiterhin das intraorale Einzelröntgen dar. Weiterführende Röntgenuntersuchungen wie Schädelaufnahmen, digitale Volumentomografien (DVTs), Computertomogramme (CTs) oder eine Bildgebung in einer weiteren Ebene sind in speziellen Fällen indiziert. Ziel aller Untersuchungen soll eine exakte Diagnose mit einem darauf aufbauenden Therapiekonzept sein.

Die digitale Volumentomografie – Grundlagen

Während sich in der Traumatologie die Behandlungsmethoden in den letzten Jahren stark weiterentwickelt haben, ist mit der digitalen Volumentomographie (DVT) auch in der Bildgebung ein großer Fortschritt gemacht worden. Vor etwa 20 Jahren wurde diese neue bildgebende Technologie vorgestellt[5,6,17,23]. Die DVT generiert bei relativ geringer Strahlenbelastung überlagerungsfreie, dreidimensionale und hochauflösende Bilder. Die Auflösung wird mittels Voxelgröße angegeben. Ein Voxel entspricht dem kleinstmöglichen aufzulösenden Würfel innerhalb des Volumens. Je nach Gerät und Scan betragen die Kantenlängen der Voxel zwischen 0,075 und 0,6 mm. Die Strahlenbelastung beträgt je nach Gerät etwa das 3- bis 7-Fache einer Panoramaschichtaufnahme und kann je nach Scan-Protokoll sogar noch darunter liegen[15,16,26]. Die effektive Dosis hängt wesentlich von dem jeweiligen Gerät, der Größe des Aufnahmezylinders und den gewählten Aufnahmeeinstellungen ab[8,19]. Ein konischer Röntgenstrahl bewegt sich in einer kreisförmigen Bewegung um den Kopf des Patienten, der von einem Detektor gescannt wird. Die meisten Geräte bieten unterschiedlich große Volumina an, sodass sowohl große als auch kleine Areale in allen drei Raumebenen dargestellt werden können. Die Ebene der Diagnostik kann frei gewählt werden.

Aufgrund der höheren Strahlenbelastung im Vergleich zum intraoralen Einzelröntgen muss die rechtfertigende Indikation streng gestellt sein. Dies gilt insbesondere vor dem Hintergrund, dass Zahnunfallpatienten meist Kinder oder Jugendliche sind. Die Fragestellung muss sorgfältig festgelegt werden, um das adäquate bildgebende Verfahren wählen zu können. Eine DVT ist dann indiziert, wenn sich voraussichtlich ein Mehrwert gegenüber dem intraoralen Einzelröntgen ergibt.

Akute Zahntraumafolgen

Ein Unfall stellt für alle Beteiligten und auch für den Zahnarzt eine unvorhergesehene Situation dar. Eine konzentrierte, gründliche und effektive Diagnostik ist das zentrale Ziel und bildet die Grundlage für die richtige Therapie. Das Ausmaß der Verletzungen insbesondere der Hartgewebe (Zahnhartsubstanzen und Knochen) sind bei der klinischen Inspektion nicht immer ersichtlich, sodass hier eine radiologische Darstellung erforderlich ist. Mit dieser bestätigen oder erweitern sich klinisch erhobene Befunde. Weitere Verdachtsdiagnosen können eventuell ausgeschlossen werden.

Übersichtsaufnahmen wie Panoramaschichtaufnahmen oder Schädelaufnahmen werden zum Ausschluss von Kieferfrakturen insbesondere bei Stürzen auf den Kinnbereich benötigt. Die wichtigste radiologische Aufnahme zur Diagnostik verunfallter Zähne stellt das intraorale Einzelröntgen dar. Im Bereich der Frontzähne ist im Oberkiefer der bogenförmige Verlauf des Kiefers besonders ausgeprägt. Auch bei korrekter Positionierung des Films im Mund kann es zu Überlagerungen der Nachbarstrukturen kommen. Dies macht die Darstellung „kleinerer“ Befunde in diesem Bereich besonders schwierig. Die Technologie der dreidimensionalen DVT hat für viele Fälle die diagnostischen Einsatzmöglichkeiten erheblich verändert[21]. Dreidimensionale Bilder können im Vergleich zu konventionellen CTs mit relativ geringer Dosis und höher Auflösung generiert werden[22].

Zu akuten Traumafolgen gehören Zahndislokationen, Kronen- oder Wurzelfrakturen sowie kombinierte Kronen-Wurzelfrakturen und Alveolarfortsatz-/Kieferfrakturen.

Ausgeprägte Dislokationsverletzungen können mit Frakturen der Alveolarwand einhergehen. Diese sind auf intraoralen Zahnfilmen nicht darzustellen[23]. Ergibt sich aber klinisch der Verdacht auf Knochenfrakturen, ist die zusätzliche Anfertigung einer DVT ratsam (Abb. 1). Diese Aufnahme kann die Therapie z. B. hinsichtlich einer längeren Schienungsdauer beeinflussen.

Wurzelfrakturen haben meistens einen schrägen Frakturverlauf, der mit der Richtung des Röntgenstrahls bei orthogonaler Einstellung nicht übereinstimmt. Daher ist der Frakturspalt häufig nicht sichtbar oder stellt sich als ovale Aufhellung dar. Apikal exzentrische Aufnahmen können bei Oberkiefer-Frontzähnen die Darstellung zwar verbessern, beantworten aber nicht die prognostisch entscheidende Frage, ob eine Verbindung des Frakturspaltes zur Mundhöhle besteht. Hierfür bietet die DVT optimale Darstellungsmöglichkeiten (Abb. 2).

Bei Kronen-Wurzelfrakturen ist die Therapie des Zahnerhalts mit der subgingivalen Defektausdehnung korreliert[3]. Diese kann nach Entfernung des mobilen koronalen Fragments klinisch beurteilt werden. Die routinemäßige radiologische Diagnostik hat den Zweck, weitere Frakturen am gleichen Zahn oder an mitbeteiligten Zähnen darzustellen. Ergeben sich unklare Befunde, kann die DVT indiziert sein.

Zahnfragmente oder Fremdkörper können durch Zahnunfälle in die perioralen Gewebe „versprengt“ werden. Die DVT eignet sich aufgrund ihrer guten geometrischen Genauigkeit[15,20] zur Lokalisation dieser Fragmente, wenn deren Position klinisch nicht eindeutig ermittelt werden kann (Abb. 3). Operationszugänge für deren Entfernung können exakt geplant werden. Außerdem erhält der Operateur ein Bild der Größe und Anzahl der Fragmente oder Fremdkörper. Bei guter präoperativer Dokumentation können die entfernten Fragmente oder Fremdkörper mit denen auf der DVT verglichen werden. Auf die postoperative „Leeraufnahme“ kann bei gutem Operationsverlauf verzichtet werden.

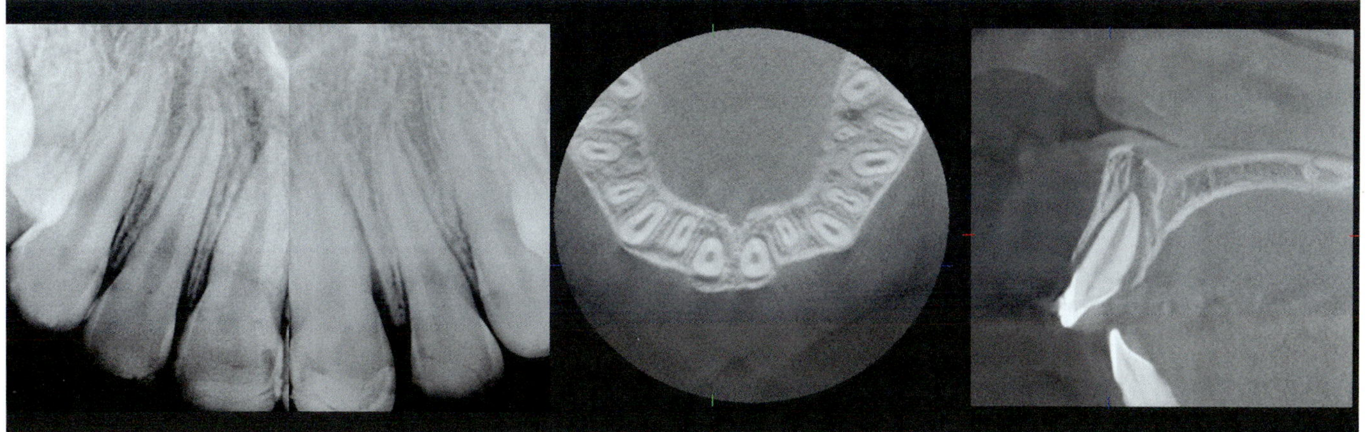

Abb. 1 Bukkale Knochenfraktur Regio 11/21 bei einem 14-jährigen Mädchen: Die DVT ermöglicht die Darstellung der im konventionellen Röntgen nicht sichtbaren Fraktur bei klinischem Verdacht

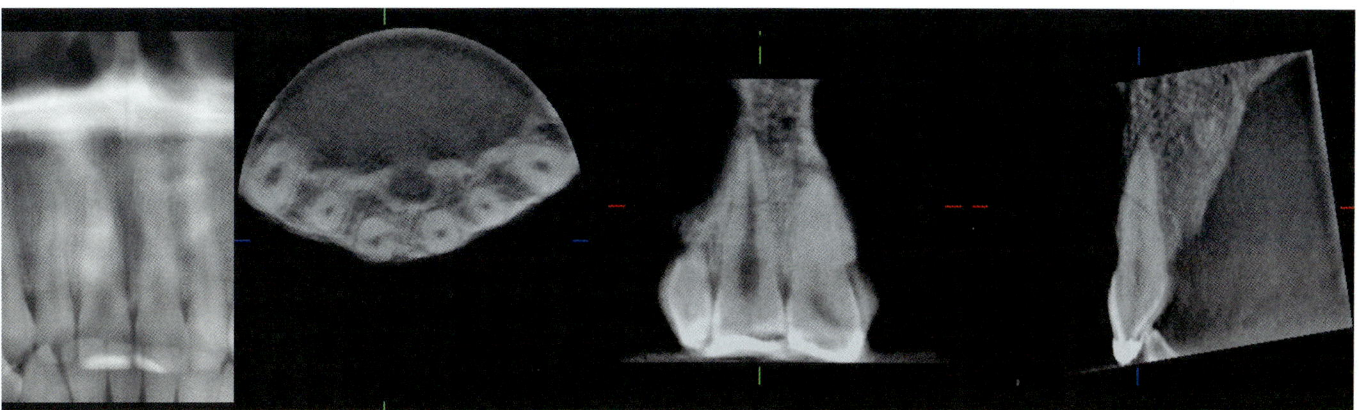

Abb. 2 Wurzelquerfraktur an Zahn 11 bei einem 11-jährigen Jungen: Die DVT ermöglicht die genaue Darstellung des Frakturverlaufes und stellt sicher, dass keine Verbindung zur Mundhöhle besteht

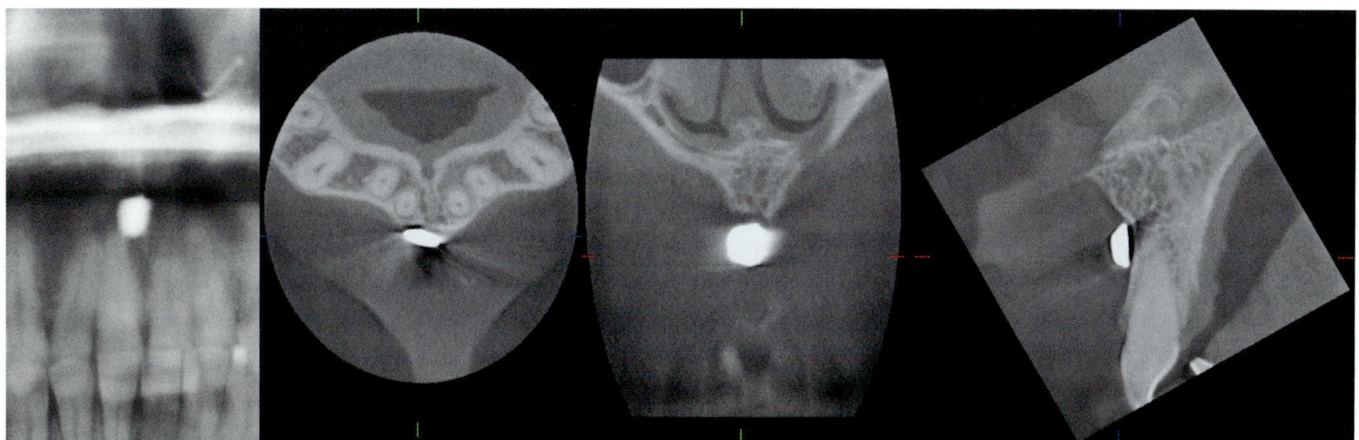

Abb. 3 Verlagerter Fremdkörper Regio 11/21 bei einer 22-jährigen Frau: Die DVT erlaubt die exakte Lokalisation des dem Knochen bukkal aufgelagerten Fremdkörpers und klärt den operativen Zugang bei einer chirurgischen Entfernung

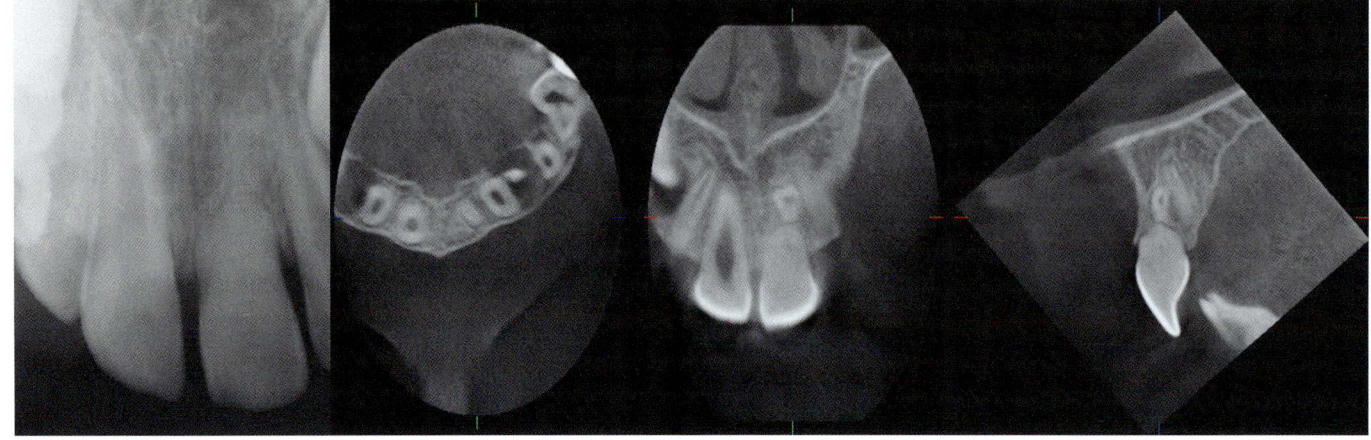

Abb. 4 Ersatzgewebsresorption an Zahn 21 bei einem 8-jährigen Jungen: Die DVT gibt genaue Auskunft über den Fortschritt der Wurzelresorption 5 Jahre nach Wurzelquerfraktur

Spätfolgen nach Zahntrauma

Prognostisch relevante Spätfolgen nach Zahntrauma sind im Wesentlichen Ersatzgewebsresorptionen, infektionsbedingte Resorptionen und zervikale Resorptionen[8]. Auch Spätfolgen nach Milchzahntrauma, wie Missbildungen der bleibenden Zähne, werden hierzu gezählt.

Die Behandlung von Resorptionen ist oft komplex, zeitaufwändig und schwer prognostizierbar. Dies liegt auch an der bisherigen zweidimensionalen radiologischen Darstellung, bei der das Ausmaß oft nicht exakt diagnostiziert werden kann[7]. Die Visualisierung von Befunden hilft in der Aufklärung der Patienten und ihrer Eltern, das aktuelle Geschehen zu erklären und somit die jeweilige Behandlungsnotwendigkeit plausibel zu machen – gerade in Fällen, in denen noch keine Schmerzen oder ästhetische Einbußen vorhanden sind. Die am häufigsten betroffenen oberen Schneidezähne können mit der DVT im Vergleich zu anderen Aufnahmetechniken besonders gut dargestellt werden. Durch sog. „Reslice"-Funktionen der Software ist es möglich, den verunfallten Zahn nach bestimmten Achsen auszurichten, um damit eine streng orthogonale Diagnostik durchzuführen. Der bogenförmige Verlauf des Oberkiefers ergibt in manchen Fällen eine suboptimale oder schlechte Positionierung des Zahnfilmes. Die DVT ermöglicht einerseits eine überlagerungsfreie Darstellung des verunfallten Zahnes und andererseits lässt sich z. B. die Größe von Resorptionslakunen präzise bestimmen, was zur Therapieentscheidung beitragen kann.

Ersatzgewebsresorptionen gehen initial mit einem Verlust des Parodontalspalts einher und sind in dieser Phase auf intraoralem Einzelröntgen selten darstellbar[1,4]. Später führt der sukzessive Ersatz der Wurzel durch Knochen zu einer Auflösung der Kontur der Oberfläche[27]. Bei intraoralen Einzelröntgen können aber jeweils nur die mesialen und distalen Wurzeloberflächen sichtbar gemacht werden. Eine dreidimensionale Darstellung der betroffenen Zähne offenbart das Ausmaß auf der gesamten Wurzeloberfläche (Abb. 4). Die Entscheidung über eine intentionelle Replantation mit Einsatz von Emdogain kann anhand dieser Bilder mit höherer Sicherheit getroffen werden[10,11].

Infektionsbedingte Resorptionen stellen sich auf intraoralem Einzelröntgen als osteolytische Defekte unter Einbezug von Zement, Dentin und Alveolarknochen dar[28]. Unklar bleibt in allen intraoralen Einzelröntgenaufnahmen die Ausdehnung der Resorptionen. Der Einsatz der DVT kann im Längsschnitt wie auch im Querschnittsprofil das exakte Ausmaß der Resorption, den irreversiblen Schaden an der Zahnstruktur, darstellen[7]. Solche Aufnahmen ermöglichen Rückschlüsse auf die Erhaltungswürdigkeit des Zahnes (Abb. 5).

Zervikale Resorptionen sind eine aggressive und destruktive Form der externen Wurzelresorption, deren Ursache weitgehend ungeklärt ist, wobei ein

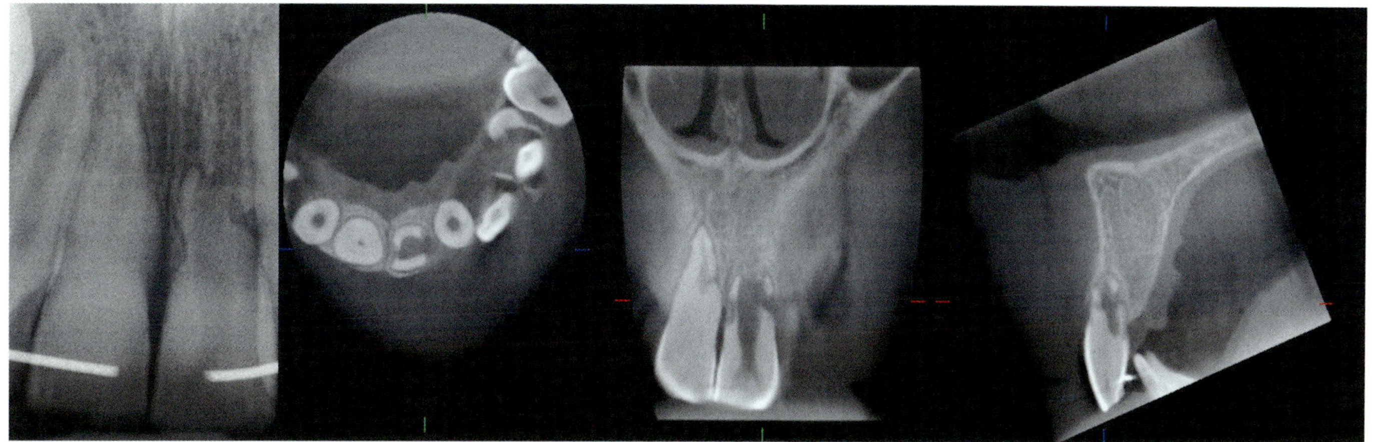

Abb. 5 Infektionsbedingte Resorption an Zahn 21 bei einem 11-jährigen Mädchen: Die DVT verdeutlicht die Ausdehnung der Resorption und lässt Rückschlüsse auf die Erhaltungswürdigkeit des Zahnes zu

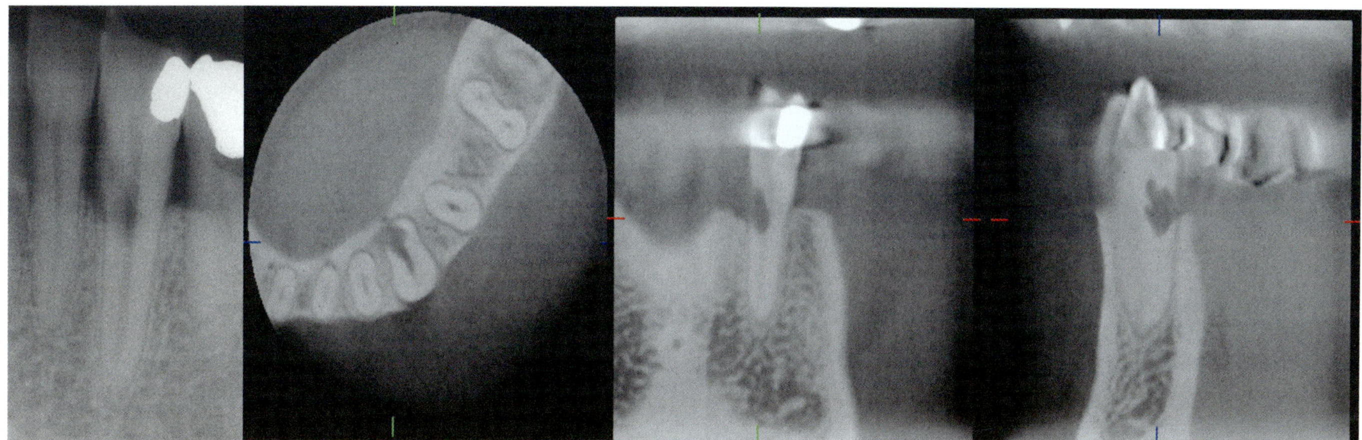

Abb. 6 Zervikale Resorption an Zahn 33 bei einem 60-jährigen Mann: Die DVT verdeutlicht, dass die im Zahnfilm als interne Resorption fehlinterpretierbare Aufhellung eine externe zervikale Resorption darstellt, und zeigt die lingual gelegene Eintrittspforte

Zahntrauma jedoch zu den hauptsächlichen prädisponierenden Faktoren zählt[14]. Meist sind zervikale Resorptionen Zufallsbefunde auf Röntgenaufnahmen. Auf dem intraoralen Einzelröntgen erscheinen sie als eine unregelmäßige Radioluzenz oder als unscharf begrenzte marmorierte Aufhellungen. Eine genaue Beurteilung und eine Abgrenzung zur therapeutisch anders anzugehenden internen Resorption bereiten häufig Schwierigkeiten. Hierfür sind Aufnahmen in einer zweiten Ebene ratsam. Exzentrische intraorale Einzelröntgen- oder CT-Aufnahmen sind dem DVT aufgrund des hohen Auflösungsvermögens und der im Vergleich zum CT geringen Strahlenbelastung[6,20,23,26] unterlegen (Abb. 6). Sie erlaubt eine genaue Beurteilung des Ausmaßes der Resorption und klärt weitere Fragen wie die Eintrittsstelle in den Zahn oder eine mögliche Beteiligung der Pulpa. Außerdem können mit einigen Geräten besonders kleine Volumina aufgenommen werden, wodurch hauptsächlich der betroffene Zahn dargestellt und somit die Strahlenbelastung weiter minimiert werden kann. Abgesehen von den bereits genannten Vorteilen ist die DVT weniger kostenintensiv als vergleichbare CT-Aufnahmen.

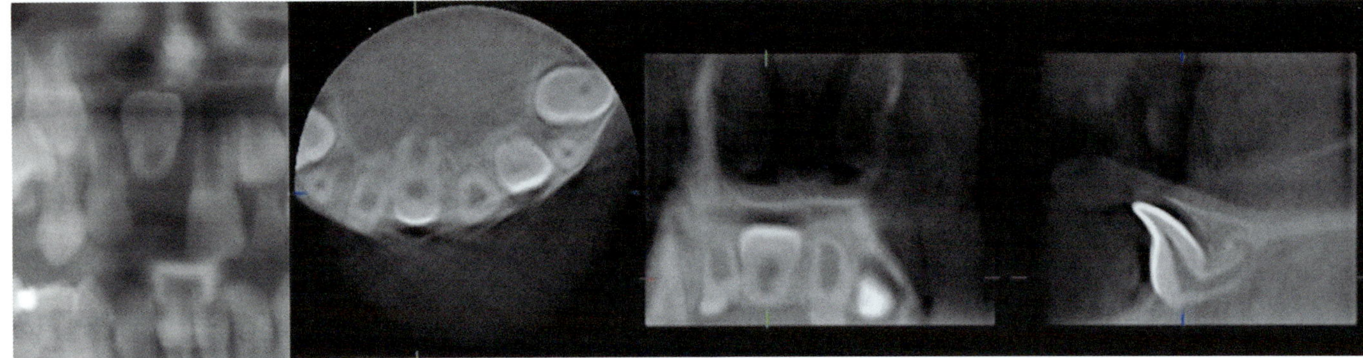

Abb. 7 Vestibuläre Wurzelkrümmung des Zahnes 11 bei einem 10-jährigen Mädchen nach Milchzahnavulsion: Die DVT erlaubt die Beurteilung der Erhaltungswürdigkeit bzw. der Transplantationsfähigkeit. Weiter klärt sie den operativen Zugang bei einer chirurgischen Entfernung

Missbildungen bleibender Zähne nach Milchzahntraumata gehören zu den Spätfolgen nach Zahntrauma, wobei hier die Dilazerationen resp. vestibuläre Wurzelkrümmungen abgehandelt werden sollen. Der Verdacht entsteht bei fehlendem Durchbruch des Zahnes oder als Verdachtsdiagnose per Zufallsbefund auf einer Panoramaschichtaufnahme. Eine radiologische Untersuchung ist für die Diagnostik von Dilazerationen unerlässlich[9], wobei dazu eine Panoramaschichtaufnahme allein nicht ausreicht. Dilazerationen sind auf zweidimensionalen Bildern schwer von fusionierten Wurzeln und dichten Knocheninseln (dense bone islands) zu unterscheiden. Die Diagnosestellung erfordert entweder zusätzliche Röntgenaufnahmen aus verschiedenen Winkeln oder eine DVT.

Das Erkennen und die Diagnose einer Dilazeration oder Wurzelkrümmung legt das Therapiekonzept fest. Das Ausmaß der Krümmung entscheidet über die Möglichkeit des Zahnerhalts mittels Replantation und Stiftbehandlung oder die Planung der operativen Entfernung[12] (Abb. 7).

Spezielle Aspekte der DVT

Bewegungs- und Metallartefakte können die Diagnostik mittels DVT stark limitieren. Bei der Aufnahme von verunfallten Kindern ist zu beachten, dass diese der Aufnahme zustimmen sollten und für eine kurze Zeit ruhig in dem Gerät sitzen oder stehen können. Die Prävalenz durch Bewegungsartefakte ist bei Kindern unter 16 Jahren höher als bei älteren Patienten[29]. Ein weinendes Kind stellt aufgrund der entstehenden Bewegungsartefakte eine Kontraindikation für eine DVT dar. Durch hochabsorbierende Materialien wie Amalgam, Gold, Titan oder Guttapercha entstehen strahlenförmige Artefakte und Auslöschungsartefakte. Im Vergleich zu manchen CT-Aufnahmen sind diese zwar geringer[25], können aber trotzdem die Interpretierbarkeit mancher Befunde einschränken. So sind z. B. Längsfrakturen in bereits wurzelkanalbehandelten Zähnen bei fehlender Fragmentdislokation nur schwer zu diagnostizieren.

Fazit

Die DVT ist ein effizientes Verfahren zur überlagerungsfreien, hochauflösenden, dreidimensionalen Darstellung ausgewählter dentomaxillofazialer Bereiche. Bei strenger rechtfertigender Indikationsstellung können Befunde der zahnärztlichen Traumatologie exakt dargestellt werden. Aufgrund dieser präzisen Diagnostik erleichtert die DVT die Behandlungsplanung im Hinblick auf den Therapieentscheid sowie die Prognose und beeinflusst damit den Therapieerfolg bei verunfallten Zähnen.

Literatur

1. Andersson L, Blomlöf L, Lindskog S, Feiglin B, Hammarström L. Tooth ankylosis. Clinical, radiographic and histological assessments. Int J Oral Surg 1984;13:423-431.
2. Andreasen FM. Transient root resorption after dental trauma: the clinician's dilemma. J Esthet Restor Dent 2003;15:80-92.
3. Andreasen JO, Andreasen FM. Crown-root fractures. In: Andreasen JO, Andreasen FM (eds). Textbook and color atlas of traumatic injuries to the teeth. Copenhagen: Munksgaard; 1994:257-277.
4. Andreasen JO, Borum MK, Jacobsen HL, Andreasen FM. Replantation of 400 avulsed permanent incisors. 4. Factors related to periodontal ligament healing. Endod Dent Traumatol 1995;11:76-89.
5. Arai Y, Tammisalo E, Iwai K, Hashimoto K, Shinoda K. Development of a compact computed tomographic apparatus for dental use. Dentomaxillofac Radiol 1999;28:245-248.
6. Bianci SD, Lojacono A. 2D and 3D images generated by cone beam computed tomography (CBCT) for dentomaxillofacial investigations. In CARS 1998 – Computer Assisted Radiology and Surgery. Proceedings of the 12th International Symposium and Exhibition. Amsterdam: Elsevier, 1998:792-797.
7. Cohenca N, Simon JH, Mathur A, Malfaz JM. Clinical indications for digital imaging in dento-alveolar trauma: Part 2:root resorption. Dent Traumatol 2007;23:105-113.
8. Dula K, Bornstein MM, Buser D, Dagassan-Berndt D, Ettlin DA, Filippi A, Gabioud F, Katsaros C, Krastl G, Lambrecht JT, Lauber R, Luebbers HT, Pazera P, Türp JC. SADMFR Guidelines for the Use of Cone-Beam Computed Tomography/ Digital Volume Tomography. Swiss Dental Journal 2014;124:1170-1183.
9. Filippi A, Arx T von, Buser D. Externe Wurzelresorptionen nach Zahntrauma: Diagnose, Konsequenzen, Therapie. Schweiz Monatsschr Zahnmed 2000;110:712-724.
10. Filippi A, Pohl Y, Arx T von. Treatment of replacement resorption by intentional replantation, resection of the ankylosed sites, and Emdogain - results of a 6-year survey. Dent Traumatol 2006;22:307-311.
11. Filippi A, Pohl Y, Arx T von. Treatment of replacement resorption with Emdogain - a prospective clinical study. Dent Traumatol 2002;18:138-143.
12. Filippi A, Pohl Y, Tekin U. Transplantation of displaced and dilacerated anterior teeth. Endod Dent Traumatol 1998;14:93-98.
13. Hamasha AA, Al-Khateeb T, Darwazeh A. Prevalence of dilaceration in Jordanien adults. Int Endod J 2002;35:910-912.
14. Heithersay GS. Invasive cervical resorption: an analysis of potential predisposing factors. Quintessence Int 1999;30:83-95.
15. Hirsch E, Wolf U, Heinicke F, Silva MA. Dosimetry of the cone beam computed tomography Veraviewepocs 3D compared with the 3D Accuitomo in different fields of view. Dentomaxillofac Radiol 2008;37:268-273.
16. Lascala CA, Panella J, Marques MM. Analysis fo the accuracy of linear measurements obtained by cone beam computed tomography (CBCT-NewTom). Dentomaxillofac Radiol 2004;33:291-294.
17. Lemkamp M, Filippi A, Berndt D, Lambrecht JT. Diagnostische Möglichkeiten der digitalen Volumentomografie. Schweiz Monatsschr Zahnmed 2006;116:645-650.
18. Ludlow JB, Davies-Ludlow LE, Brooks SL. Dosimetry of two extraoral direct digital imaging devices: NewTom cone beam CT and Orthophos Plus DS panoramic unit. Dentomaxillofac Radiol 2003;32:229-234.
19. Ludlow JB, Davies-Ludlow LE, Brooks SL, Howerton WB. Dosimetry of 3 CBCT devices for oral and maxillofacial radiology: CB Mercuray, NewTom 3G and i-CAT. Dentomaxillofac Radiol 2006;35:219-226.
20. Mah JK, Danforth RA, Bumann A, Hatcher D. Radiation absorbed in maxillofacial imaging with a new dental computed tomography device. Oral Surg Oral Med Oral Pathol Oral Radiol Endod 2003;96:508-513.
21. Marmulla R, Wörtche R, Mühling J, Hassfeld C. Geometric accuracy of the NewTom 9000 CBCT. Dentomaxillofac Radiol 2005;34:28-31.
22. Mora MA, Mol A, Tyndall DA, Rivera EM. In vitro assessment of local tomography for the detection of longitudinal tooth fractures. Oral Surg Oral Med Oral Pathol Oral Radiol Endod 2007;103:825-829.
23. Mozzo P, Procacci C, Tacconi A, Martini PT, Andreis IA. A new volumetric CT machine for dental imaging based on the cone-beam technique: preliminary results. Eur Radiol 1998;8:1558-1564.
24. Nair MK, Nair UP, Gröndahl HG, Webber RL, Wallace JA. Detection of artificially induced vertical radicular fractures using Tuned Aperture Computed Tomography. Eur J Oral Sci 2001;109:375-379.
25. Schulze D, Heiland M, Blake F, Rother U, Schmelzle R. Evaluation of quality of reformatted images from two cone-beam computed tomographic systems. J Craniomaxillofac Surg 2005;33:19-23.
26. Schulze D, Heiland M, Thurmann H, Adam G. Radiation exposure during midfacial imaging using 4- and 16-slice computed tomography, cone beam computed tomography systems and conventional radiography. Dentomaxillofac Radiol 2004;33:83-86.
27. Sitzmann F. Wann sind zur Sicherung von Diagnosen und Therapie Röntgenaufnahmen nötig. DZZ 1992;48: 93-95.
28. Soares Ade J, Gomes BP, Zaia AA, Ferraz CC, de Souza-Filho FJ. Relationship between clinical-radiographic evaluation and outcome of teeth replantation. Dent Traumatol 2008;24: 183-188.
29. Spin-Neto R, Matzen LH, Schropp L, Gotfredsen E, Wenzel A. Detection of patient movement during CBCT examination using video observation compared with accelerometer-gyroscope tracking system. Dentomaxillofac Radiol 2017;46:20160289.

Milchzahntrauma

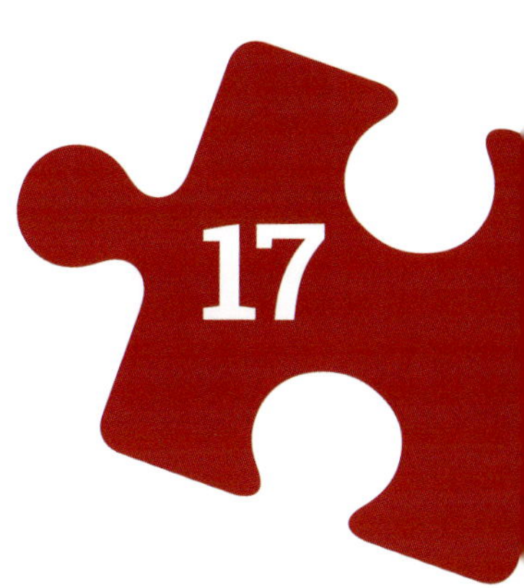

Gabriel Krastl, Andreas Filippi, Roland Weiger

Einleitung

Epidemiologischen Studien zufolge hat bereits jedes 3. Kind bis zum 5. Lebensjahr ein Michzahntrauma erlitten – am häufigsten ereignen sich diese Unfälle zwischen dem 18. und 30. Lebensmonat[3]. In dieser Entwicklungsphase sind einerseits die motorischen Fähigkeiten eingeschränkt und andererseits potenzielle Risiken im Umfeld für das Kind noch nicht abschätzbar[10].

Wie im bleibenden Gebiss sind obere mittlere Inzisivi wegen ihrer exponierteren Stellung am häufigsten betroffen[1,26]. Aufgrund der elastischeren Struktur des Alveolarknochens bei Kleinkindern sind Dislokationsverletzungen im Milchgebiss deutlich häufiger als Zahnfrakturen[26]. Letztere machen weniger als 20 % aller Milchzahnverletzungen aus[4]. Zum Vergleich: Für das Wechsel- und bleibende Gebiss geht man von knapp 60 % aus[4].

Die begrenzte Verweildauer in der Mundhöhle lässt die Bemühungen um einen Erhalt traumatisierter Milchzähne oftmals in den Hintergrund treten. Zwar hat die im Seitenzahngebiet wichtige Platzhalterfunktion der Milchzähne im Frontzahngebiet keine große Bedeutung, jedoch kann der Verlust eines Frontzahns der ersten Dentition sowohl die Sprachentwicklung als auch die psychische Entwicklung des Kindes beeinträchtigen. Aus biologischer Sicht gelten für die Behandlung von Milchzahnverletzungen die gleichen Prinzipien wie im bleibenden Gebiss. Andererseits wird die Therapie durch eine Vielzahl verschiedener Faktoren erschwert. Allen voran bestimmt die Behandlungsfähigkeit des Kindes, ob eine Behandlung adäquat, kompromissbehaftet oder überhaupt nicht möglich ist. Weitere Einschränkungen betreffen Trockenlegung, adhäsive Maßnahmen auf Milchzahnschmelz (z. B. Schienungen oder Kompositaufbauten) sowie endodontische Maßnahmen an teilresorbierten Wurzeln.

Generell rückt die Sorge um eine regelrechte Weiterentwicklung des nachfolgenden Zahnkeims in den Fokus aller Bemühungen[16,17,29]. Da der traumatisch entstandene mechanische Schaden nicht mehr kompensierbar ist, gilt es, weitere Schäden durch eine falsche oder nicht rechtzeitig einsetzende Behandlung zu vermeiden[18].

Diagnostik und Klassifikation

Eine adäquate Diagnostik hilft bei der Gesamtbeurteilung des Verletzungsausmaßes und stellt die Basis für die spätere Therapieentscheidung dar.

Zur klinischen Untersuchung gehören im Idealfall die Feststellung von Zahnlockerungen, Dislokationen, zirkulären Sondierungstiefen und Verletzungen der Weichgewebe sowie die Überprüfung von Sensibilität

Tab. 1 Klassifikation von Milchzahntraumata

Milchzahnfrakturen	Milchzahndislokationen
Kronenfraktur (mit und ohne Pulpabeteiligung) Schmelz- oder Schmelz-Dentin-Fraktur mit möglicher Exposition der Pulpa	**Konkussion** Berührungssempfindlichkeit, keine erhöhte Mobilität
Kronen-Wurzel-Fraktur (mit und ohne Pulpabeteiligung) Bis in die Wurzel reichende Kronenfraktur; mobiles Kronenfragment ist oftmals noch an der Gingiva befestigt	**Lockerung** Erhöhte Mobilität ohne Positionsänderung Berührungsempfindlichkeit, Blutung aus dem Sulkus möglich
Wurzelfraktur Fraktur der Zahnwurzel, meistens im mittleren oder apikalen Drittel; oftmals erhöhte Mobilität des koronalen Fragments ggf. mit Dislokation	**Laterale Dislokation** Dislokation nach oral oder labial (z. B. nach Sturz mit Objekt im Mund); meistens deutlich erhöhte Mobilität bei erweiterter Alveole
	Extrusion Zahn erscheint verlängert bei erhöhter Mobilität
	Intrusion Zahn erscheint verkürzt oder ist gar nicht mehr sichtbar
	Avulsion Komplette Herauslösung des Zahnes aus seiner Alveole

und Perkussion. Vielfach wird man sich allerdings mit der Beurteilung der sichtbaren Verletzungen der Zahnhartsubstanz oder der Gingiva, der Zahnstellung sowie einer erhöhten Zahnmobilität zufriedengeben müssen. Die Aussagekraft des Sensibilitätstests ist bei Kleinkindern oft eingeschränkt.

Die radiologische Untersuchung der betroffenen Zahnregion ist oftmals schwierig durchzuführen, gibt aber entscheidende zusätzliche Hinweise über das Ausmaß der Verletzung. In Halbwinkelprojektion oder Aufbissprojektion durchgeführte Aufnahmen ermöglichen die Diagnostik von Knochen- oder Wurzelfrakturen sowie von möglichen Fremdkörpern im Weichgewebe.

Bei Dislokationsverletzungen kann das Röntgenbild – adäquate Projektionsrichtung vorausgesetzt – Aufschluss über die Verlagerung der Wurzel in Bezug auf den bleibenden Zahnkeim geben. Weiterhin lässt sich das Ausmaß der physiologischen Wurzelresorption beurteilen. Wenn möglich sind standardisierte Einstellungen zu wählen, die im Rahmen der Nachkontrollen beibehalten werden. So kann im weiteren Verlauf der Vergleich der Ausdehnung des Pulpahohlraums zwischen verletztem Zahn und möglicherweise nicht betroffenen kontralateralen oder Nachbarzähnen Hinweise auf den Vitalitätszustand der Pulpa geben.

Nicht zuletzt aus forensischen Gründen ist ein Ausschluss von Alveolarfortsatz-, Unterkiefer-, Mittelgesichtsfrakturen sowie weiteren schwerwiegenderen Verletzungen im Kopf-Hals-Bereich erforderlich. Im Zweifelsfall sollte die sofortige Überweisung an eine entsprechende klinische Einrichtung veranlasst werden.

Die Klassifikation von Milchzahntraumata ist ausgerichtet an der Einteilung der Verletzungen im bleibenden Gebiss und kann der Tabelle 1 entnommen werden.

Therapie von Milchzahnfrakturen

Ästhetische Überlegungen spielen im Milchzahngebiss nur eine untergeordnete Rolle. Die konkrete Behandlung richtet sich weniger nach dem therapeutisch Möglichen, sondern vielmehr nach der individuellen Behandlungs- und Belastungsfähigkeit des betroffenen Kindes[9].

Kronenfraktur ohne Pulpabeteiligung

Frakturen, die nur den Zahnschmelz betreffen, bedürfen keiner restaurativen Versorgung. Scharfe Kanten werden geglättet und poliert. Kommt es zu einer

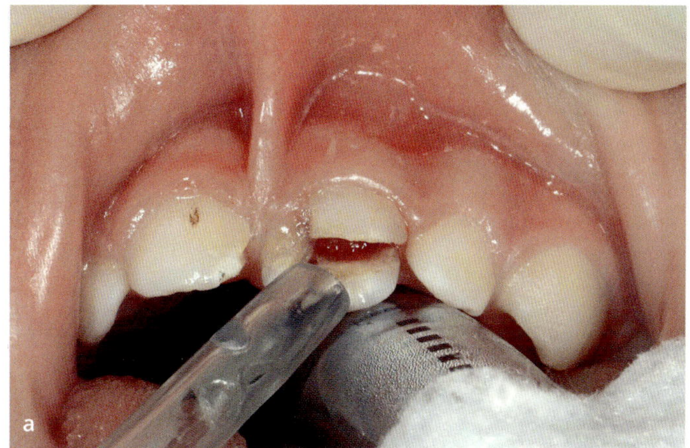

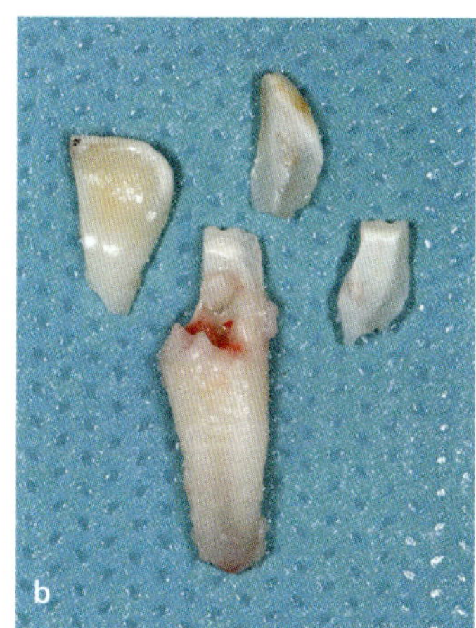

Abb. 1a Nicht erhaltungswürdiger Zahn 61 mit Kronen-Wurzel-Fraktur

Abb. 1b Extrahierter Zahn

Freilegung von Dentin, ist im Sinne einer Infektionsprophylaxe des endodontischen Systems eine zeitnahe Versorgung sinnvoll. Universalkomposite oder Kompomere erlauben eine zügige suffiziente Versorgung. Spezielle Schichttechniken sind nicht erforderlich und sollten vor dem Hintergrund des höheren Zeitbedarfs nicht zum Einsatz kommen. Eine zusätzliche Schädigung der Pulpa aufgrund einer begleitenden Dislokationsverletzung erhöht die Wahrscheinlichkeit einer infizierten Pulpanekrose maßgeblich und muss im Rahmen der Nachkontrollen berücksichtigt werden.

Kronenfraktur mit Pulpaeröffnung

Bei vorhandener Pulpaeröffnung ist vor restaurativer Versorgung eine endodontische Therapie erforderlich. Vor dem Hintergrund einer höheren Erfolgssicherheit und der einfacheren Platzierung des Überkappungsmittels ist die partielle Pulpotomie der direkten Überkappung (unabhängig von der Größe der Eröffnungsstelle) vorzuziehen[19]. Auf die amputierte Pulpa wird das Überkappungsmittel aufgebracht. Aus biologischer Sicht gelten hydraulische Kalziumsilikatzemente nach heutiger Auffassung als Mittel der Wahl für vitalerhaltende endodontische Maßnahmen[6]. Einschränkend sind die bei manchen Materialien beobachteten, teils massiven Verfärbungen der Zahnkrone[24]. Die restaurative Versorgung mit Komposit oder Kompomer schließt sich an. Bei richtiger Indikation ist mit einer Vitalerhaltung des Pulpastumpfs zu rechnen. Einschränkungen existieren bei beeinträchtigter Pulpadurchblutung aufgrund einer begleitenden Dislokationsverletzung. Histologische Untersuchungen belegen ferner, dass Pulpen vormals intakter Milchzähne mit komplizierter Kronenfraktur (= Pulpaeröffnung) eine geringere Anzahl an Entzündungszellen aufweisen und daher eher auf vitalerhaltende Maßnahmen ansprechen als erste Inzisivi mit kariöser Vorschädigung[25].

Kronen-Wurzel-Fraktur

Unter Berücksichtigung der Tatsache, dass zur adäquaten Behandlung von Kronen-Wurzel-Frakturen im bleibenden Gebiss oftmals chirurgische Maßnahmen erforderlich sind, wird man im Milchgebiss in den meisten Fällen von einem Zahnerhalt absehen (Abb. 1).

Wurzelfraktur

Wurzelfrakturen sind immer mit einer Dislokationsverletzung des koronalen Fragments verbunden. Bei geringfügiger Lockerung und posttraumatisch unveränderter Zahnposition ist keine Therapie erforderlich (Abb. 2). Bei starker Dislokation und/oder Lockerung ist die Entfernung des koronalen Fragments indiziert. Das apikale Fragment bleibt vital und wird der physiologischen Resorption durch den bleibenden Keim überlassen[10]. Verzögerungen im Zahndurchbruch sind dadurch nicht zu erwarten.

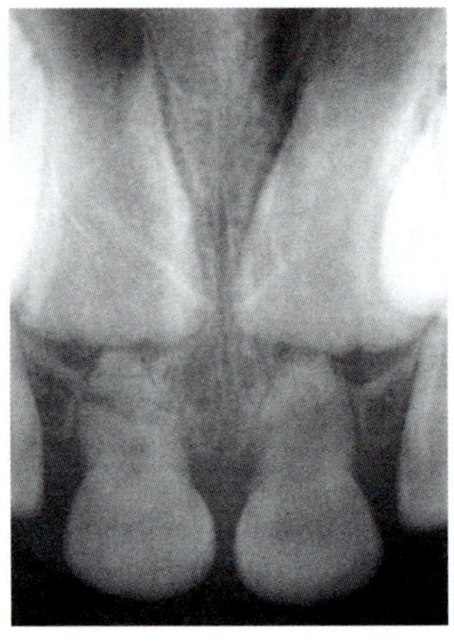

Abb. 2a Wurzelquerfraktur bei Zahn 51 eines 5,5-jährigen Kindes

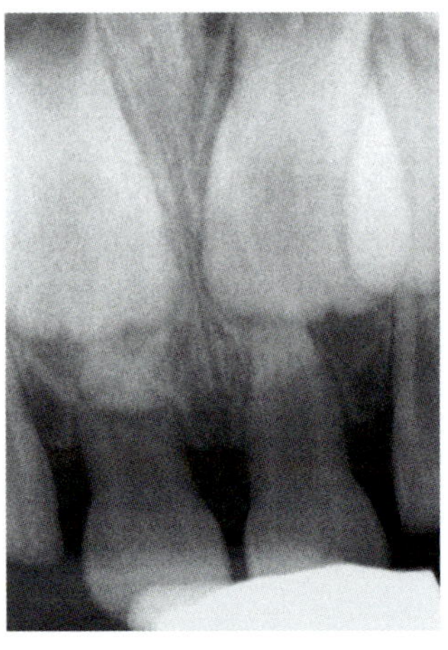

Abb. 2b Radiologische Situation 3 Monate nach Trauma

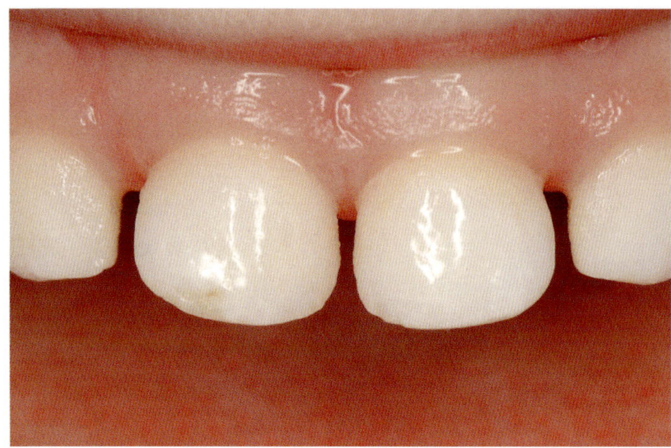

Abb. 2c Unauffällige klinische Situation 3 Monate nach dem Unfall bei nur leicht erhöhter Mobilität von Zahn 51

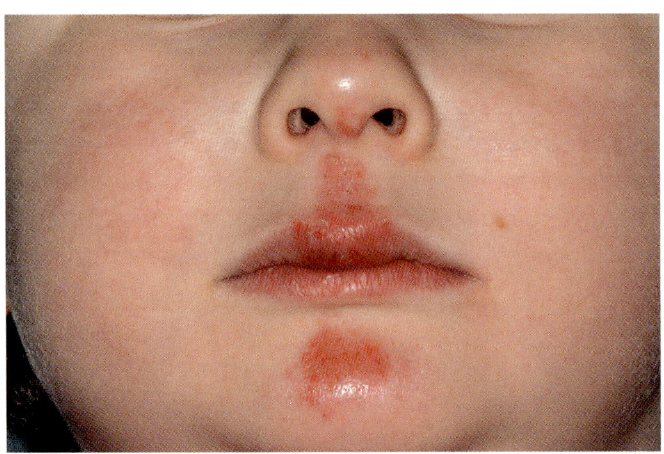

Abb. 3a 6-jähriger Patient nach Sturz auf das Gesicht. Insbesondere die Verletzung am Kinn macht einen Ausschluss möglicher Kieferfrakturen erforderlich

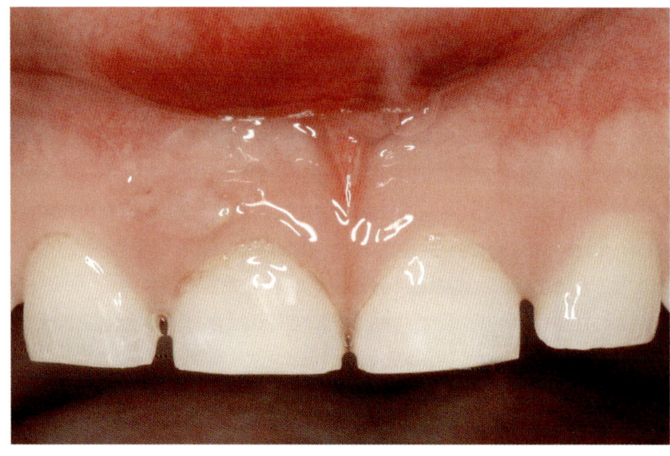

Abb. 3b Die beiden mittleren Milchinzisivi sind gelockert. Bei Zahn 51 ist eine dezente Blutung aus dem Sulkus erkennbar

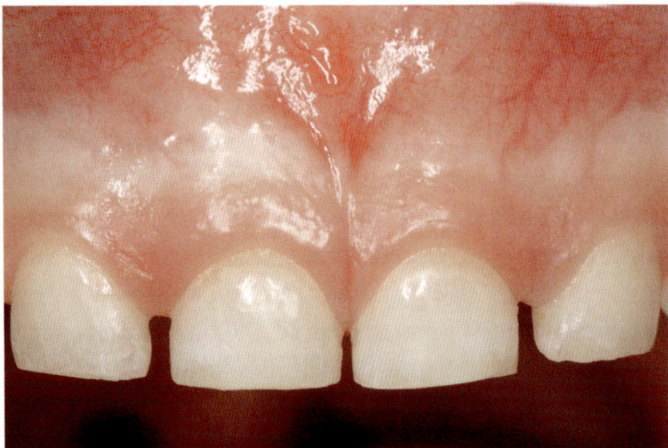

Abb. 3c Unauffällige klinische Situation 6 Monate nach Lockerung der Zähne 51 und 61

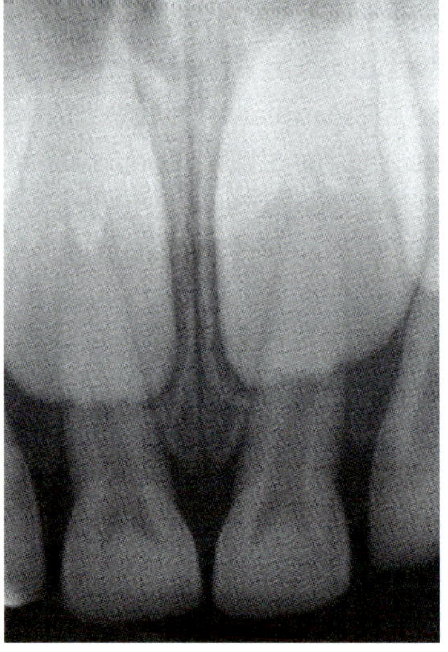

Abb. 3d Ebenfalls unauffällige radiologische Situation ein halbes Jahr nach Trauma

Therapie von Dislokationsverletzungen

Dislokationsverletzungen treten in unterschiedlichem Ausmaß auf und schädigen primär das Parodont, aber auch die Pulpa in Abhängigkeit von der Auslenkung des Zahnes[20–22].

Im bleibenden Gebiss werden üblicherweise flexible Schienen eingesetzt, die eine funktionelle Belastung der dislozierten Zähne erlauben und so eine Regeneration parodontaler Strukturen fördern. Die Möglichkeiten zur Schienung sind im Milchgebiss häufig durch anatomische und morphologische Gegebenheiten (geringe Fläche zur Schienenfixierung und ungünstiges Ätzmuster nach Phosphorsäureapplikation) sowie durch eine möglicherweise mangelnde Behandlungsfähigkeit des Kindes eingeschränkt. Vor diesem Hintergrund müssen stark gelockerte und dislozierte Zähne – auch im Sinne der Prävention einer Aspiration – oft extrahiert werden.

Konkussion und Lockerung

Die Verletzung der parodontalen Strukturen führt trotz fehlender Dislokation zu einer erhöhten Berührungsempfindlichkeit (Abb. 3). Eine Schienung ist nicht zwingend erforderlich.

Mit einer Vitalerhaltung der Pulpa ist in den meisten Fällen zu rechnen. Obliterationen der Pulpa treten gelegentlich auf (Abb. 4).

Extrusion und laterale Dislokation

Aufgrund des vielfach beobachteten offenen Bisses im Kleinkindalter führt eine Milchzahndislokation nicht zwingend zu einer Okklusionsstörung. Dennoch kann eine schonende Reposition sinnvoll sein. Dies gilt insbesondere, wenn die Gefahr einer Verlagerung der Milchzahnwurzel in den bleibenden Zahnkeim gegeben ist (bukkale Dislokation). Eine druckarme Reposition dislozierter Milchzähne gelingt am ehesten unmittelbar nach dem Unfall. Zu einem späteren Zeitpunkt steht ein bereits organisiertes Blutkoagulum einer schonenden vollständigen Reposition möglicherweise im Weg. Vor dem Hintergrund einer eventuellen Keimschädigung ist in diesen Fällen das Abwarten auf eine spontane Reposition eher zu

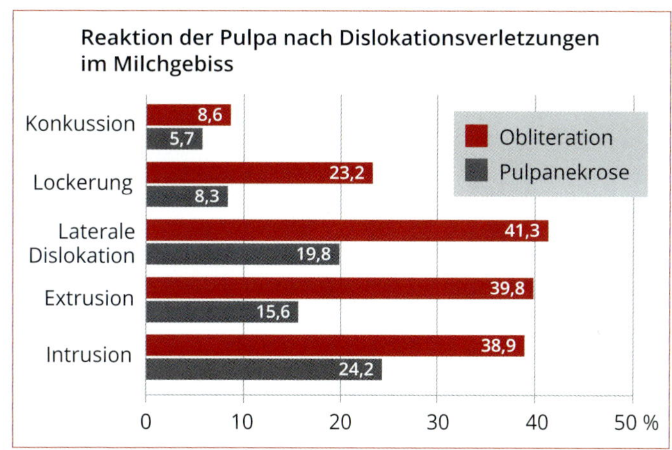

Abb. 4 Risiko für Veränderungen der Pulpa nach Dislokationsverletzungen im Milchgebiss[20–22]

rechtfertigen. Bei starker Lockerung kann die Entfernung erforderlich werden.

Aufgrund der Auslenkung des Zahnes aus seiner ursprünglichen Position ist die Schädigung der Pulpa ausgeprägter und das Risiko für Heilungskomplikationen höher als bei Konkussion oder Lockerung (Abb. 4 und 5).

Intrusion

Die Intrusion ist die schwerwiegendste Verletzungsart im Milchgebiss. Sie betrifft mit bis zu 22 % einen hohen Prozentsatz traumatisierter Milchzähne[7] und führt zu einer massiven Schädigung pulpaler und parodontaler Strukturen am betroffenen Milchzahn. Darüber hinaus ist in einer Vielzahl der Fälle (65 %) mit einer Entwicklungsstörung des bleibenden Zahnkeims zu rechnen[2]. Die Therapie sollte daher auf eine Minimierung negativer Auswirkungen für die bleibenden Zähne fokussiert sein und hängt von der Lage des intrudierten Milchzahnes in Relation zum bleibenden Keim ab[23]. In den meisten Fällen (80 %) begünstigt die nach labial gekrümmte Wurzelspitze des Milchzahnes eine Verlagerung durch die labiale Knochenlamelle, also weg vom bleibenden Zahnkeim. Eine ungünstigere Verlagerung nach palatinal in den Zahnkeim hinein wird selten angetroffen (20 %)[14]. Die Beurteilung ist nicht immer einfach und erfolgt soweit möglich klinisch und im Zweifelsfall (z. B. bei vollständigen Intrusionen) auch radiologisch. Von einer

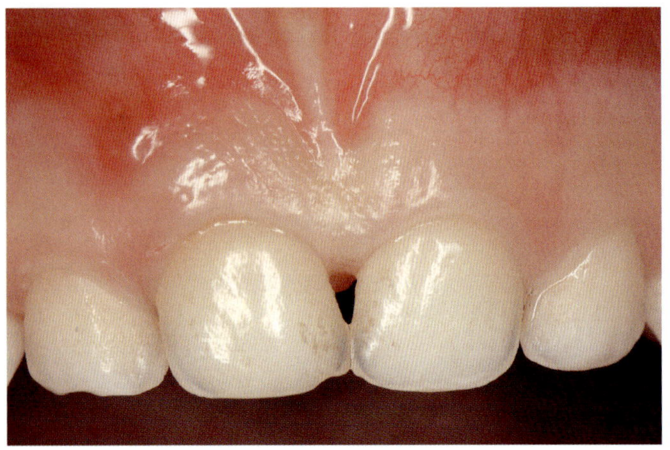

Abb. 5a Zustand 3 Monate nach Dislokation von Zahn 51 bei einem 5-jährigen Kind: Die dezente Schwellung der keratinisierten Gingiva und die kreisförmige erhabene Rötung am Übergang zur Alveolarmukosa deutet auf einen Fistelgang hin

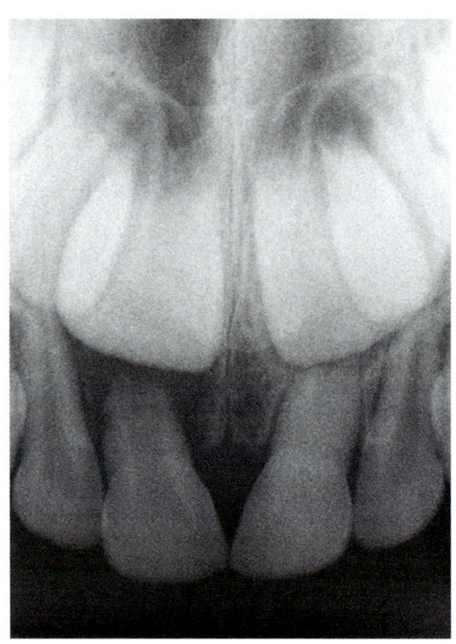

Abb. 5b Der Zahnfilm zeigt eine ausgeprägte apikale Parodontitis ausgehend vom Zahn 51 nach Pulpanekrose. Bei mangelnder Kooperationsbereitschaft wäre die Extraktion indiziert; Nebenbefund: Obliteration des Wurzelkanals am ebenfalls vom Unfall betroffenen Zahn 61

Labialverlagerung kann ausgegangen werden, wenn der intrudierte Zahn als harte Schwellung des Alveolarfortsatzes palpierbar ist und auf einer Aufbissaufnahme (falls indiziert und durchführbar) im Vergleich zum nicht verletzten kontralateralen Zahn verkürzt dargestellt wird. Alternativ können laterale Aufnahmen mit einem seitlich am Gesicht festgehaltenen Aufbissfilm bzw. Sensor die Lage des intrudierten Zahnes darstellen[28]. Für intrudierte seitliche Schneidezähne oder im Fall multipler Intrusionen ist die laterale Aufnahme nicht hilfreich und daher nicht indiziert[15]. Gleichfalls ist bei partiellen Intrusionen mit geringer Gefahr einer Mitbeteiligung des Zahnkeims die Notwendigkeit einer Röntgenaufnahme kritisch zu hinterfragen.

Ist der Zahnkeim durch die Intrusion mit hoher Wahrscheinlichkeit nicht tangiert (z. B. bei geringer Intrusion oder Labialverlagerung), ist das Warten auf eine Reeruption gerechtfertigt (Abb. 6) und auch in 80 % der Fälle erfolgreich[22]. Die Reeruption erfolgt üblicherweise innerhalb der ersten 3 Monate nach dem Unfall. Ist in den ersten 6 Wochen keine Tendenz zur Reeruption erkennbar, sollte der intrudierte Milchzahn entfernt werden. Gleiches gilt für die seltenen Fälle einer Intrusion in den bleibenden Zahnkeim, die als verlängerte Darstellung des betroffenen Zahnes in der Aufbissaufnahme imponiert. Hier ist die chirurgische Entfernung als Maßnahme zur Schadensbegrenzung angezeigt, wobei darauf zu achten ist, dass im Rahmen des chirurgischen Eingriffs der bleibende Zahnkeim nicht zusätzlich mechanisch geschädigt wird[10]. Daher ist es ratsam, diese Maßnahme durch einen erfahrenen Chirurgen durchführen zu lassen.

Avulsion

Das Auffinden des avulsierten Zahnes bringt die Gewissheit, dass dieser tatsächlich avulsiert und nicht intrudiert wurde. Fehlt der Milchzahn, sollte eine Intrusion immer radiologisch ausgeschlossen werden. Eine parodontale Heilung replantierter Milchzähne wäre bei kurzer extraalveolärer Verweildauer und/oder Lagerung in einem physiologischen Medium aus biologischer Sicht möglich[13]. Aufgrund fehlender Studien und möglicher Risiken für den bleibenden Keim wird die Replantation avulsierter Milchzähne aus heutiger Sicht grundsätzlich nicht empfohlen[23] (Abb. 7). Nach einer Milchzahnavulsion ist in über 60 % der Fälle mit Entwicklungsstörungen des bleibenden Keims zu rechnen[2].

Nachsorge und Management bei Komplikationen

Die Nachsorge nach Abschluss der Therapie dient zur Früherkennung potenzieller Komplikationen wie

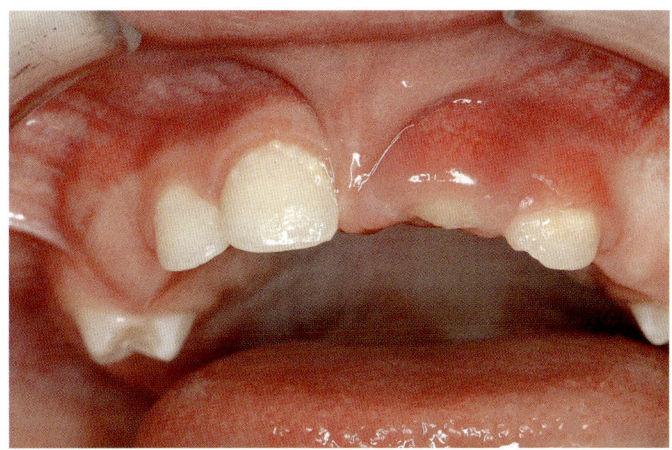

Abb. 6a Klinische Situation 9 Tage nach Intrusion von Zahn 61: Die Schneidekante des intrudierten Zahns ist gerade wieder sichtbar. Durch die starke Schwellung wird das Ausmaß der Intrusion überschätzt

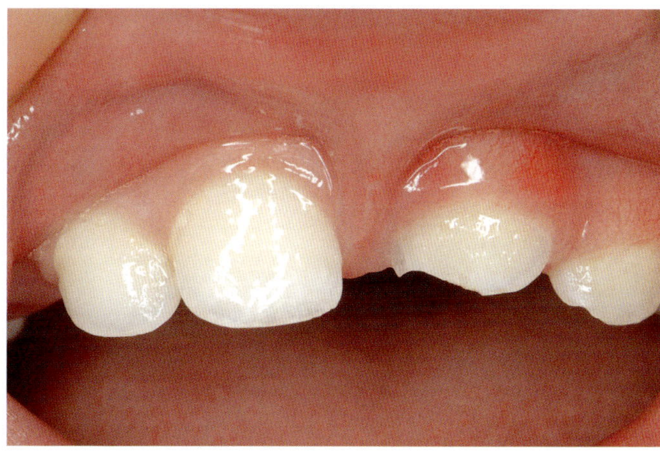

Abb. 6b 6 Wochen nach dem Unfall ist die Reeruption bereits zur Hälfte abgeschlossen. Inzisal wird eine unkomplizierte Schmelz-Dentin-Fraktur erkennbar

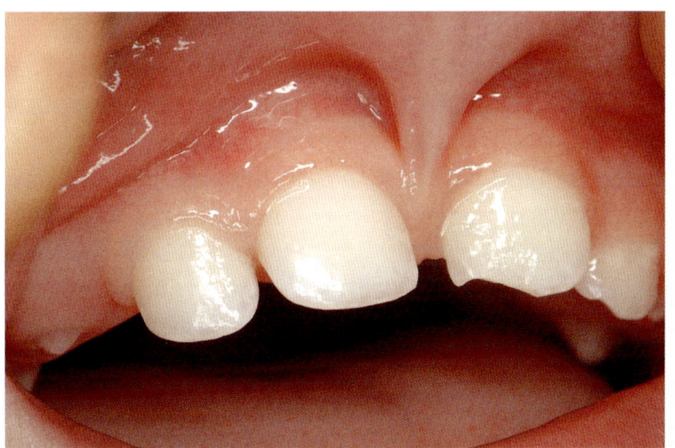

Abb. 6c Weitgehend abgeschlossene Reeruption 3 Monate nach dem Unfall

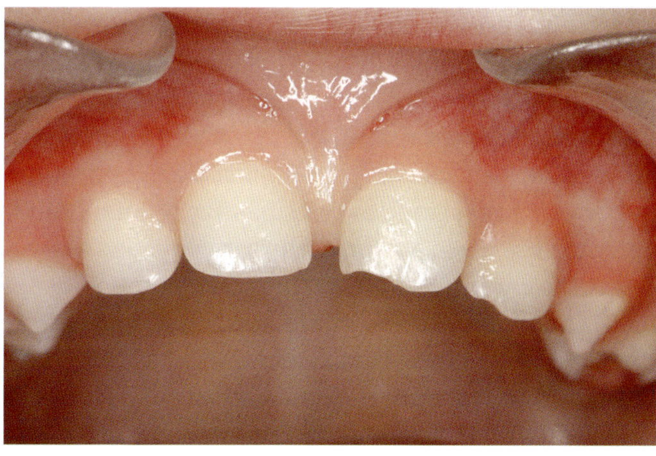

Abb. 6d Klinisch unauffälliger Befund ein halbes Jahr nach dem Unfall

periapikale Entzündungen und Resorptionen und ermöglicht die Einschätzung möglicher Risiken für den bleibenden Zahnkeim. Innerhalb der ersten zwei Monate nach dem Unfall erscheint es insbesondere bei ausgeprägten Dislokationen (laterale Dislokation, Extrusion und Intrusion) ratsam, engmaschig zu kontrollieren. Nach wenigen Wochen ist in den meisten Fällen ersichtlich, ob die eingeschlagene Therapie die erwarteten Ergebnisse zeitigt. Im Anschluss an die Halbjahreskontrolle sind jährliche Kontrollen bis zum Zahnwechsel empfehlenswert. Im Einzelfall sind Abweichungen von den genannten Kontrollintervallen insbesondere bezüglich der röntgenologischen Nachuntersuchungen möglich und diese abhängig von der klinischen Situation festzulegen.

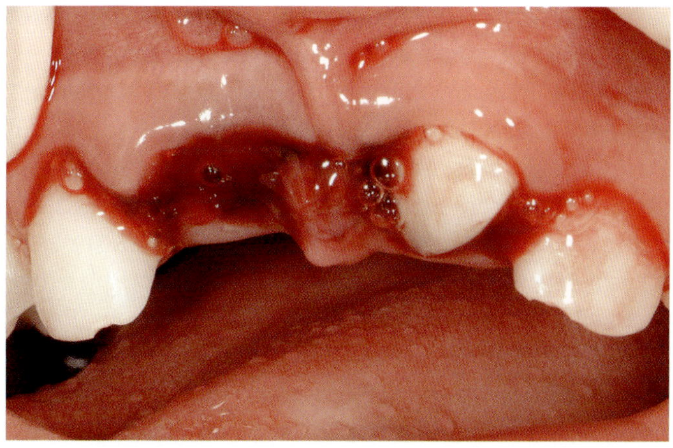

Abb. 7 Komplexes Milchzahntrauma mit Avulsion von Zahn 51, Intrusion von Zahn 61 sowie Lockerung und Kronenfraktur der Zähne 52 und 62

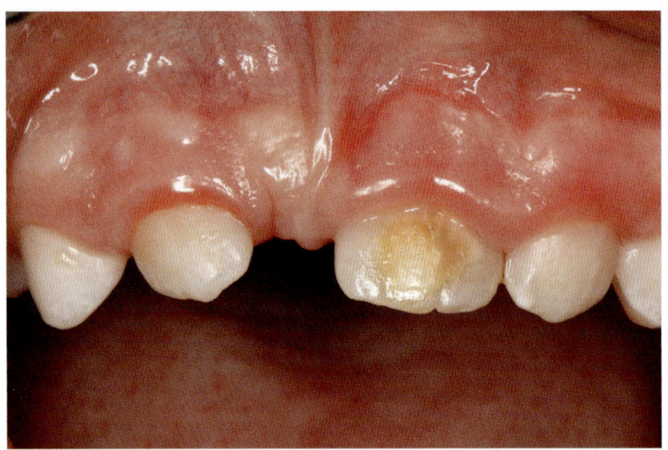

Abb. 8a 8,5-jähriger Patient mit Zustand nach Intrusion 51/61 im Alter von ca. 3,5 Jahren. Zahn 11 bricht nicht durch

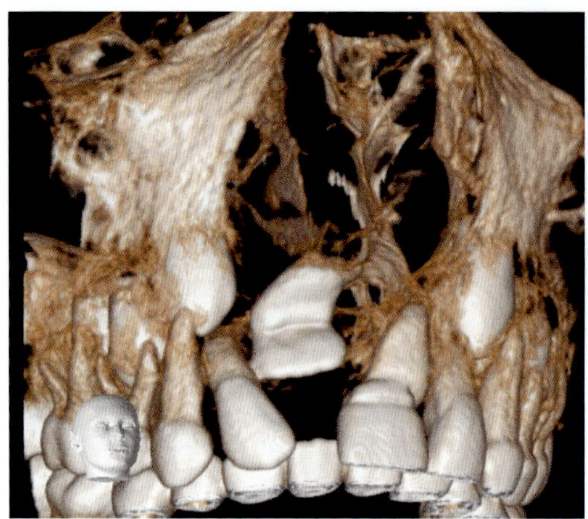

Abb. 8b Das DVT zeigt die durch die Zahnkeimschädigung bedingten Entwicklungsstörungen an 11 (starke Dilazeration) und 21 (zirkuläre Schmelzhypoplasie und leichte Dilazeration)

Komplikationen, die im Rahmen der Nachsorge diagnostiziert werden, haben meistens ihren Ursprung in einer Infektion der Pulpa. Aufgrund der geringen Aussagekraft des Sensibilitätstests bei Kleinkindern müssen weitere Kriterien herangezogen werden, um eine (infizierte) Pulpanekrose zu diagnostizieren. Sichere Zeichen hierfür sind eine Fistel oder ein Abszess ausgehend vom betroffenen Zahn sowie eine röntgenologisch darstellbare apikale Parodontitis. Zu berücksichtigen ist allerdings, dass das Zahnsäckchen des Keims in Einzelfällen eine apikale Läsion am Milchzahn vortäuschen kann[10]. Als unzuverlässige Zeichen einer Pulpanekrose werden aus heutiger Sicht Verfärbungen der Zahnkrone angesehen. Die Ergebnisse einer aktuellen klinischen Langzeitstudie belegen, dass infolge eines Traumas dunkel verfärbte Milchinzisivi keine endodontische Intervention erfordern, sofern keine weiteren klinischen oder radiologischen Symptome vorhanden sind. Weder der betroffene Milchzahn noch der bleibende Keim profitieren von der Durchführung einer Wurzelkanalbehandlung[12].

Führen die erhobenen Befunde zur Diagnose „infizierte Pulpanekrose", existieren zwei Therapievarianten: Wurzelkanalbehandlung oder Zahnentfernung. Ein längeres Hinauszögern der Therapie sollte konsequenterweise vermieden werden. Die Wurzelkanalbehandlung richtet sich nach den üblichen Kriterien für Milchzähne und erfordert die Verwendung eines resorbierbaren Wurzelkanalfüllmaterials. Für eine detaillierte Abhandlung der Milchzahnendodontie wird auf entsprechende Beiträge verwiesen[11].

Einfluss des Milchzahntraumas auf die bleibende Dentition

Eine Schädigung des bleibenden Keims kann entweder durch mechanische Einflüsse oder durch die Entzündungsreaktion infolge einer Infektion der Milchzahnpulpa ausgelöst werden.

Neben dem eigentlichen Trauma kann ein mechanischer Schaden auch Folge einer Manipulation im Rahmen der Therapie (z. B. forcierte Reposition eines dislozierten Milchzahns) sein. Der negative Einfluss periapikaler entzündlicher Läsionen eines Milchzahns auf den in Entwicklung befindlichen bleibenden Keim ist bekannt[27]. Die Ergebnisse einer klinischen Untersuchung belegen bereits für humane kariöse Milchinzisivi ein doppelt so hohes Risiko für das Auftreten von Schmelzdefekten des bleibenden Zahnes, während das Risiko bei extraktionswürdigen Milchzähnen (aufgrund kariöser Zerstörung oder Vorhandensein eines Abszesses) auf das 5-Fache steigt[5].

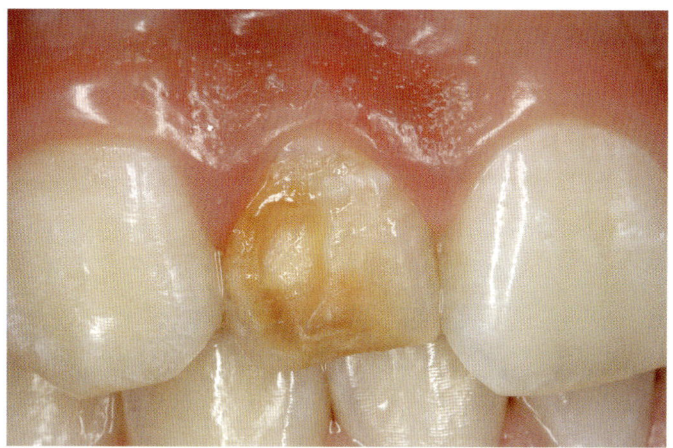

Abb. 9a Zahn 12 mit relativ großflächiger Fehlbildung der Zahnkrone im Sinne von Schmelzhypoplasien und bräunlichen Verfärbungen infolge einer Milchzahnintrusion im Alter von 2 Jahren

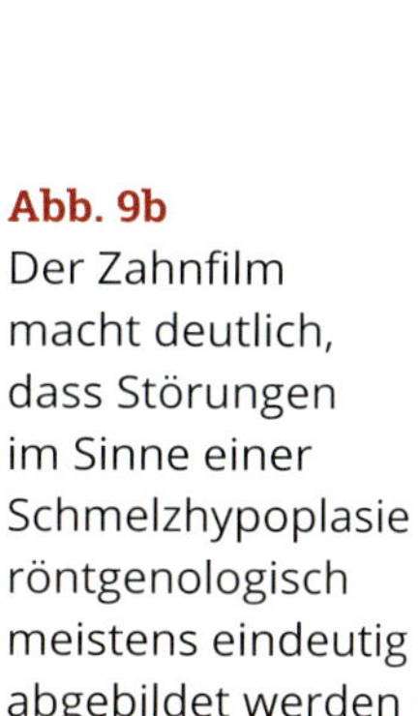

Abb. 9b Der Zahnfilm macht deutlich, dass Störungen im Sinne einer Schmelzhypoplasie röntgenologisch meistens eindeutig abgebildet werden

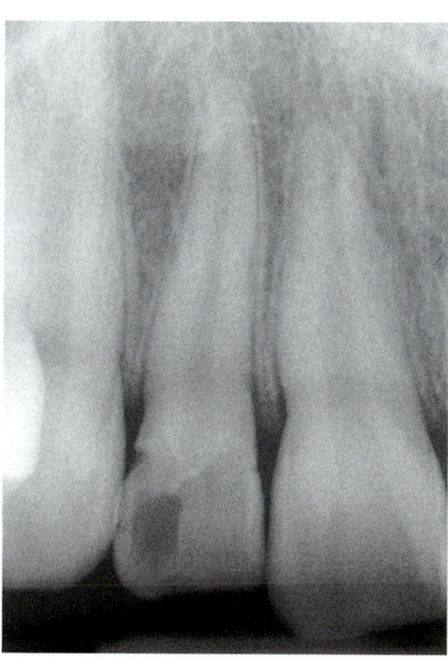

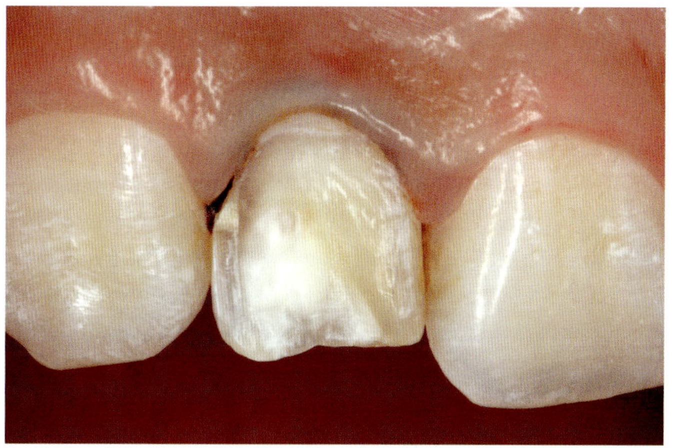

Abb. 9c Zustand Zahn 12 nach Abtrag der hypomineralisierten und stark verfärbten Zahnstrukturen

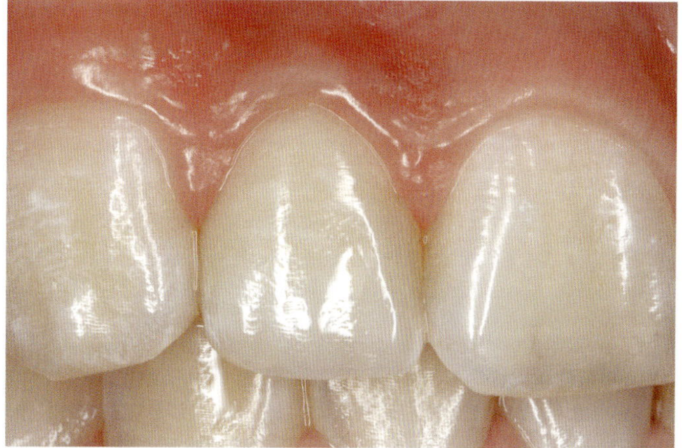

Abb. 9d Zustand 6 Monate nach restaurativer Versorgung mit Komposit

Traumainduzierte Zahnkeimschäden sind sehr vielfältig und schließen nach Andreasen[2] folgende anatomische und histologische Veränderungen mit ein:

- weiße oder gelb-braune Schmelzverfärbungen mit oder ohne Schmelzhypoplasie,
- Dilazerationen der Krone oder der Wurzel (Abb. 8),
- odontomähnliche Missbildungen,
- Wurzelduplikationen,
- Wurzelangulationen,
- Stillstand des Wurzelwachstums,
- Sequestration des Keims,
- Störungen des Zahndurchbruchs.

Die Art und Lokalisation der Entwicklungsstörungen hängt maßgeblich vom Entwicklungsstadium des bleibenden Keims und damit vom Patientenalter zum Zeitpunkt des Unfalls ab. Entwicklungsstörungen bleibender Frontzahnkronen sind beispielsweise im Alter von ca. 2 Jahren zu verzeichnen, wenn die Mineralisation begonnen hat, aber noch nicht abgeschlossen ist. Eine ästhetische Korrektur ist nach Zahndurchbruch in vielen Fällen mit Komposit möglich (Abb. 9). Spätere Milchzahntraumata (im Alter von 2 bis 5 Jahren) mit Einfluss auf den bleibenden Zahnkeim wirken sich eher auf die in Bildung begriffenen Wurzelanteile aus[8].

Literatur

1. Andreasen JO. Etiology and pathogenesis of traumatic dental injuries. A clinical study of 1298 cases. ScandJDentRes 1970;78:329-342.
2. Andreasen JO, Flores MT, Lauridsen E. Injuries to Developing Teeth. In: Andreasen JO, Andreasen FM, Andersson L (Hrsg.). Textbook and color atlas of traumatic injuries to the teeth. Copenhagen: Wiley Backwell, 2019:589-625.
3. Andreasen JO, Ravn JJ. Epidemiology of traumatic dental injuries to primary and permanent teeth in a Danish population sample. Int J Oral Surg 1972;1:235-239.
4. Borum MK, Andreasen JO. Therapeutic and economic implications of traumatic dental injuries in Denmark: an estimate based on 7549 patients treated at a major trauma centre. Int J Paediatr Dent 2001;11:249-258.
5. Broadbent JM, Thomson WM, Williams SM. Does caries in primary teeth predict enamel defects in permanent teeth? A longitudinal study. J Dent Res 2005;84:260-264.
6. Dammaschke T, Galler KM, Krastl G. Aktuelle Empfehlungen zur Vitalerhaltung der Pulpa. DZZ 2019;74:40-49.
7. Diab M, ElBadrawy HE. Intrusion injuries of primary incisors. Part I: Review and management. Quint Int 2000;31:327-334.
8. Diab M, ElBadrawy HE. Intrusion injuries of primary incisors. Part III: Effects on the permanent successors. Quint Int 2000;31:377-384.
9. Filippi A, Krastl G. Traumatologie im Milch- und Wechselgebiss. Quintessenz 2007;58:739-752.
10. Flores MT, Holan G, Andreasen JO, Lauridsen E. Injuries to the Primary Dentition. In: Andreasen JO, Andreasen FM, Andersson L (Hrsg.). Textbook and color atlas of traumatic injuries to the teeth. Volume 4. Copenhagen: Wiley Blackwell, 2019:556-588.
11. Heinrich-Weltzien R, Kühnisch J. Edodontische Behandlungsmaßnahmen im Milchgebiss - Aktuelle Sichtweisen und Konsequenzen für die klinische Praxis. Oralprophylaxe & Kinderzahnheilkunde 2016;38:14-22.
12. Holan G. Long-term effect of different treatment modalities for traumatized primary incisors presenting dark coronal discoloration with no other signs of injury. Dent Traumatol 2006;22:14-17.
13. Holan G. Replantation of avulsed primary incisors: a critical review of a controversial treatment. Dent Traumatol 2013;29:178-184.
14. Holan G, Ram D. Sequelae and prognosis of intruded primary incisors: a retrospective study. Pediatr Dent 1999;21:242-247.
15. Holan G, Ram D, Fuks AB. The diagnostic value of lateral extraoral radiography for intruded maxillary primary incisors. Pediatr Dent 2002;24:38-42.
16. Krämer N. Traumatologie im Milchgebiss Teil 1: Verletzungen der Zahnhartsubstanz. Quintessenz 2013;64:961-971.
17. Krämer N. Traumatologie im Milchgebiss Teil 2: Luxationsverletzungen. Die Quintessenz 2013;64:1247-1255.
18. Krastl G, Weiger R. Milchzahntrauma. Quintessenz 2009;60:531-539.
19. Kupietzky A, Holan G. Treatment of crown fractures with pulp exposure in primary incisors. PediatrDent 2003;25:241-247.
20. Lauridsen E, Blanche P, Amaloo C, Andreasen JO. The risk of healing complications in primary teeth with concussion or subluxation injury-A retrospective cohort study. Dent Traumatol 2017;33:337-344.
21. Lauridsen E, Blanche P, Yousaf N, Andreasen JO. The risk of healing complications in primary teeth with extrusive or lateral luxation-A retrospective cohort study. Dent Traumatol 2017;33:307-316.
22. Lauridsen E, Blanche P, Yousaf N, Andreasen JO. The risk of healing complications in primary teeth with intrusive luxation: A retrospective cohort study. Dent Traumatol 2017;33:329-336.
23. Malmgren B, Andreasen JO, Flores MT, et al. International Association of Dental Traumatology guidelines for the management of traumatic dental injuries: 3. Injuries in the primary dentition. Dent Traumatol 2012;28:174-182.
24. Naik S, Hegde AM. Mineral trioxide aggregate as a pulpotomy agent in primary molars: An in vivo study. JIndian Soc Pedod Prev Dent 2005;23:13-16.
25. Raslan N, Wetzel WE. Exposed human pulp caused by trauma and/or caries in primary dentition: a histological evaluation. DentTraumatol 2006;22:145-153.
26. Schatz JP, Joho JP. A retrospective study of dento-alveolar injuries. Endod Dent Traumatol 1994;10:11-14.
27. Valderhaug J. Periapical inflammation in primary teeth and its effect on the permanent successors. Int J Oral Surg 1974;3:171-182.
28. Van Waes H. Dentale Traumatologie bei Kindern und Jugendlichen. In: Van Waes H, Stöckli P (Hrsg.). Farbatlanten der Zahnmedizin: Kinderzahnmedizin. Stuttgart: Georg Thieme Verlag, 2008:289-372.
29. Viergutz G, Hetzer G. Traumatologie im Milchgebiss. Zahnmedizin up2date 2008;2:303-317.

„Guided Endodontics“ nach Zahntrauma

18

Thomas Connert, Sebastian Kühl, Ralf Krug, Roland Weiger, Gabriel Krastl

Einleitung

Die Kalzifizierung des Wurzelkanalsystems, auch Obliteration genannt, ist eine häufige Folgeerscheinung von Zahnunfällen, welche insbesondere nach Dislokationsverletzungen auftritt[2]. Obwohl der zugrunde liegende Mechanismus noch nicht vollständig geklärt ist, geht man davon aus, dass der Ursprung in einer Schädigung der neurovaskulären Versorgung des Zahnes liegt[4]. Je nach Stadium des Wurzelwachstums sowie Art und Intensität des Traumas entwickelt der betroffene Zahn eine Pulpanekrose oder reagiert mit einer beschleunigten Apposition von Zahnhartsubstanz, falls seine Vitalität erhalten bleibt[1]. Auch wenn der Sensibilitätstest bei traumatisierten Zähnen oft negativ ausfällt, wird eine Wurzelkanalbehandlung im Regelfall nur bei vorliegender apikaler Parodontitis eingeleitet. Letztere ist Ausdruck einer infizierten Pulpanekrose, die sich nach einem langen Zeitraum auch bei diesen Zähnen ausbilden kann[12]. Der Prozess der Kalzifizierung – ausgehend von einer ursprünglich vitalen Pulpa[13] – kommt zum Stillstand, und es verbleibt ein kleines, zumeist apikal gelegenes Kanallumen mit infiziertem Pulpagewebe. Die Präparation einer adäquaten Zugangskavität ist in diesen Fällen mit einer hohen technischen Fehlerrate assoziiert und kann selbst für Spezialisten eine Herausforderung darstellen[8,9]. Des Weiteren wird häufig bei der Suche nach dem Eingang des Wurzelkanals unnötig viel Zahnhartsubstanz entfernt, was sich negativ auf die Stabilität und somit auf die Langzeitprognose des Zahnes auswirken kann[11].

Um solche technischen Fehler wie z. B. Perforationen zu vermeiden, wurde kürzlich ein neuer Therapieansatz namens „Guided Endodontics“ beschrieben[10,14]. Hierbei erfolgt auf der Basis eines digitalen Volumentomogramms (DVT) und eines intraoralen Oberflächenscans die virtuelle Planung einer optimalen Zugangskavität und einer Bohrschablone. Letztere wird anschließend mittels eines 3-D-Druckers hergestellt und der Bohrer anhand einer eingefügten Führungshülse aus Metall zielgerichtet bis zur Öffnung des verbliebenen Wurzelkanals geführt. Im Folgenden soll das Verfahren anhand eines klinischen Beispiels genauer erläutert werden.

Ablauf der „Guided Endodontics“-Technik

Die Abbildungen 1 und 2 zeigen einen alio loco anbehandelten, symptomatischen oberen Eckzahn, bei dem sich der Wurzelkanal trotz Verwendung eines Operationsmikroskops nicht erschließen ließ. Für die Durchführung der virtuellen Planung werden ein hochauflösendes DVT mit eingeschränktem „field of

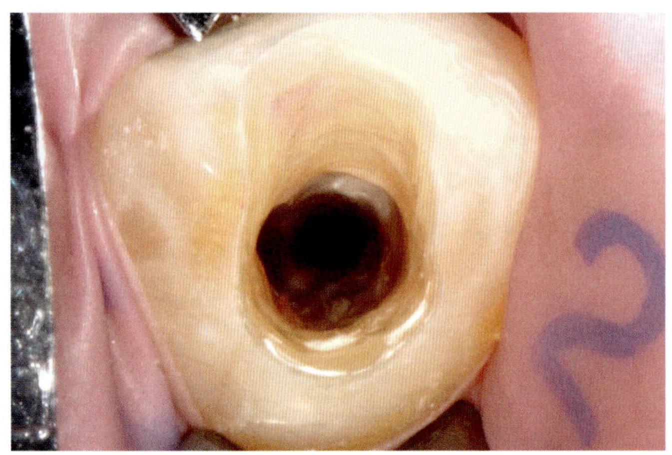

Abb. 1 Klinisches Bild des alio loco anbehandelten Zahnes 13: Trotz Operationsmikroskop konnte der Wurzelkanal nicht erschlossen werden

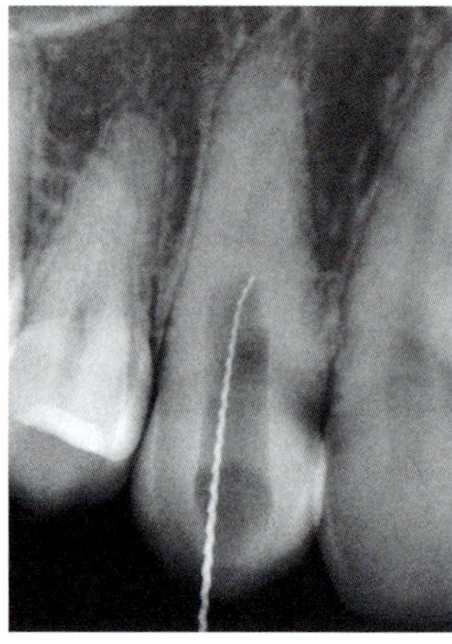

Abb. 2 Das zu Orientierungszwecken angefertigte Röntgenbild zeigt den bereits ausgeprägten Substanzverlust und die erfolglose Wurzelkanalsuche

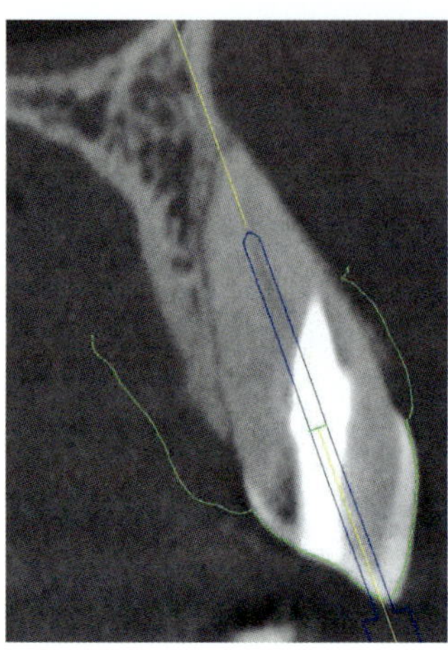

Abb. 3 Zweidimensionales Schnittbild aus der Planungssoftware. Anhand des provisorischen Verschlusses ist gut erkennbar, dass bei der konventionellen Wurzelkanalbehandlung eine Via falsa nach bukkal vorliegt, welche kurz vor der Perforation stand. Der virtuelle Bohrer (blau) wird so platziert, dass er zum Eingang des kalzifizierten Wurzelkanals führt

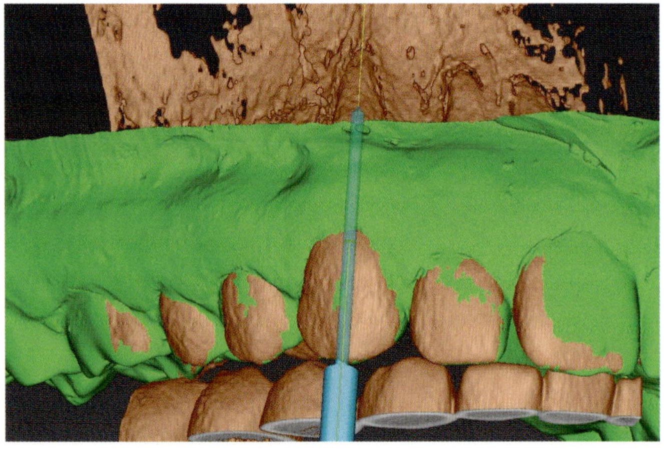

Abb. 4 Dreidimensionale Darstellung der virtuellen Planung der Zugangskavität. Der DVT-Datensatz (braun) kann präzise mit dem Oberflächenscan (grün) überlagert werden. Der virtuelle Bohrer reicht bis ins apikale Wurzeldrittel

view“ und ein digitaler Oberflächenscan mit Hilfe einer geeigneten Software (z. B. coDiagnostiX, Fa. Dental Wings, Montreal, Kanada, oder Sicat Endo, Fa. Sicat, Bonn) überlagert. Den maßstabsgetreuen virtuellen Bohrer positioniert man nun so innerhalb des Datensatzes, dass die Bohrerspitze den Wurzelkanal im apikalen Drittel des Zahnes erreicht (Abb. 3 und 4). Anschließend wird mit einem in die Software integrierten Programmmodul die Bohrschablone designt, als STL-Datei („surface tesselation language“) exportiert und mit einem 3-D-Drucker produziert. Es erfolgt noch die Eingliederung einer ebenfalls virtuell geplanten Führungshülse aus Metall (Fa. steco systemtechnik, Hamburg), bevor die Passung der Schablone am Patienten getestet wird (Abb. 5).

Der verwendete Bohrer (Endoseal, Fa. atec Dental, Ebringen) hat einen Durchmesser von 1 mm und soll mit geringer Drehzahl sowie intermittierenden Bewegungen bis zum Anschlag an die Bohrschablone gebracht werden. Dieser Anschlag dient als Tiefenstopp und stellt die Endposition der virtuellen Planung dar. Gemäß der Planung sollte der Wurzelkanal nun mit Handfeilen erschlossen werden können, und danach lässt sich eine konventionelle Wurzelkanalbehandlung durchführen (Abb. 6).

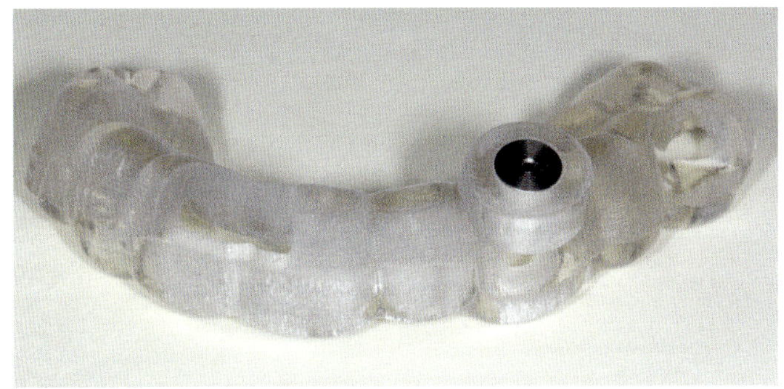

Abb. 5 Fertige Bohrschablone aus dem 3-D-Drucker mit eingegliederter Führungshülse aus Metall. Die Sichtfenster ermöglichen eine Überprüfung der Passgenauigkeit

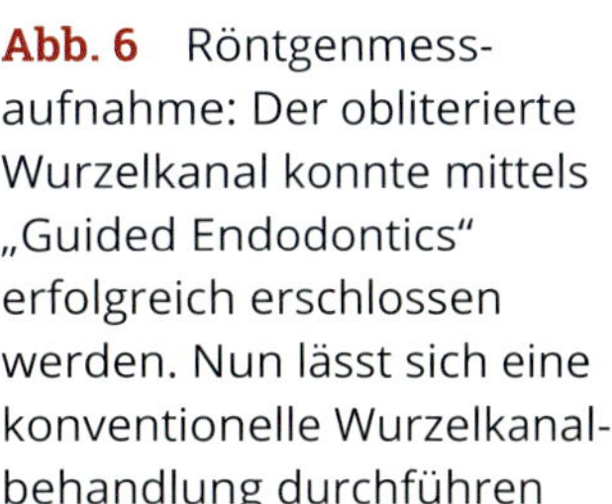

Abb. 6 Röntgenmessaufnahme: Der obliterierte Wurzelkanal konnte mittels „Guided Endodontics" erfolgreich erschlossen werden. Nun lässt sich eine konventionelle Wurzelkanalbehandlung durchführen

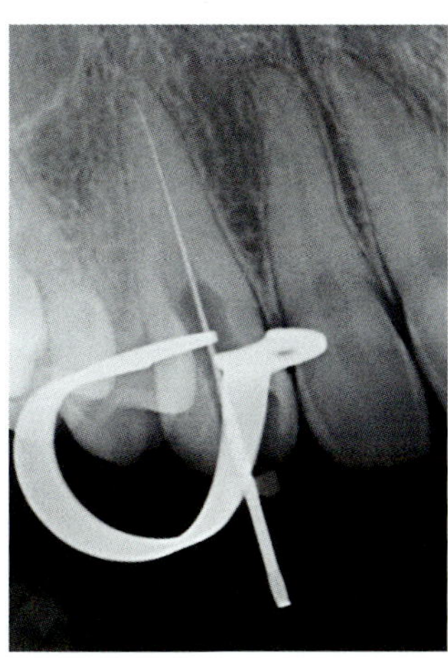

Diskussion

Mit der „Guided Endodontics"-Technik können kalzifizierte Wurzelkanäle erschlossen werden. Ex-vivo-Studien belegen die behandlerunabhängige Genauigkeit und Minimalinvasivität dieses Verfahrens bis in das apikale Drittel der Wurzel[5,7,14]. Die erfolgreiche Durchführung wurde auch schon anhand einzelner Falldarstellungen und einer klinischen Studie mit 50 Fällen beschrieben[3,6,10].

Die Technik ist aber nicht uneingeschränkt anwendbar, sondern wegen des erhöhten Platzbedarfs vornehmlich für den Einsatz im Frontzahngebiet geeignet. Zudem kann sie nur in geraden Wurzeln oder geraden Anteilen gekrümmter Wurzeln genutzt werden. Des Weiteren sollte insbesondere bei Kindern und Jugendlichen die durch die digitale Volumentomographie bedingte erhöhte Strahlendosis kritisch hinterfragt werden. Dem größeren Zeitaufwand für die Planung steht die schnelle Erschließung des Wurzelkanals am Patienten gegenüber.

Schlussfolgerung

„Guided Endodontics" stellt ein sicheres Verfahren dar, mit dem kalzifizierte Wurzelkanäle behandlerunabhängig unter Schonung der Zahnhartsubstanz erschlossen werden können.

Literatur

1. Andreasen JO. Luxation of permanent teeth due to trauma. A clinical and radiographic follow-up study of 189 injured teeth. Scand J Dent Res 1970; 78:273-286.
2. Andreasen FM, Zhijie Y, Thomsen BL, Andersen PK. Occurrence of pulp canal obliteration after luxation injuries in the permanent dentition. Endod Dent Traumatol 1987;3:103-115.
3. Buchgreitz J, Buchgreitz M, Bjorndal L. Guided root canal preparation using cone beam computed tomography and optical surface scans – an observational study of pulp space obliteration and drill path depth in 50 patients. Int Endod J 2019;52:559-568.
4. Caviedes-Bucheli J, Gomez-Sosa JF, Azuero-Holguin MM, Ormeno-Gomez M, Pinto-Pascual V, Munoz HR. Angiogenic mechanisms of human dental pulp and their relationship with substance P expression in response to occlusal trauma. Int Endod J 2017;50:339-351.
5. Connert T, Krug R, Eggmann F et al. Guided endodontics versus conventional access cavity preparation: a comparative study on substance loss using 3-dimensional-printed teeth. J Endod 2019;45:327-331.
6. Connert T, Zehnder MS, Amato M, Weiger R, Kühl S, Krastl G. Micro-guided Endodontics: a method to achieve minimally invasive access cavity preparation and root canal location in mandibular incisors using a novel computer-guided technique. Int Endod J 2018;51: 247-255.
7. Connert T, Zehnder MS, Weiger R, Kühl S, Krastl G. Microguided Endodontics: accuracy of a miniaturized technique for apically extended access cavity preparation in anterior teeth. J Endod 2017;43:787-790.
8. Cvek M, Granath L, Lundberg M. Failures and healing in endodonti-cally treated non-vital anterior teeth with posttraumatically reduced pulpal lumen. Acta Odontol Scand 1982;40:223-228.

9. Kiefner P, Connert T, ElAyouti A, Weiger R. Treatment of calcified root canals in elderly people: a clinical study about the accessibility, the time needed and the outcome with a three-year follow- up. Gerodontology 2017;34:164-170.
10. Krastl G, Zehnder MS, Connert T, Weiger R, Kühl S. Guided Endodontics: a novel treatment approach for teeth with pulp canal calcification and apical pathology. Dent Traumatol 2016;32:240-246.
11. Lang H, Korkmaz Y, Schneider K, Raab WH. Impact of endodontic treatments on the rigidity of the root. J Dent Res 2006;85:364-368.
12. Oginni AO, Adekoya-Sofowora CA, Kolawole KA. Evaluation of radiographs, clinical signs and symptoms associated with pulp canal obliteration: an aid to treatment decision. Dent Traumatol 2009;25:620-625.
13. Smith JW. Calcific metamorphosis: a treatment dilemma. Oral Surg Oral Med Oral Pathol 1982;54:441-444.
14. Zehnder MS, Connert T, Weiger R, Krastl G, Kühl S. Guided endodontics: accuracy of a novel method for guided access cavity preparation and root canal location. Int Endod J 2016;49:966-972.

Bleaching nach Trauma

Mauro Amato

Ursachen für Zahnverfärbungen

Ein verfärbter Zahn im Frontzahnbereich bildet für viele Patienten ein ästhetisches Problem. Besonders nach einem Zahnunfall können sich Zähne verfärben. In der Regel sind intrinsische Verfärbungen die Ursache dafür. Wenn ein Trauma zu einer Pulpanekrose führt, kann der Abbau des Pulpagewebes den Zahn gräulich verfärben. Die fehlende Reaktion auf den Vitalitätstest ist ein Hinweis für den Befund einer Pulpanekrose. Aber auch Materialien, die zur Wurzelkanalbehandlung verwendet werden, können die Zähne verfärben. Daher sollten diese Materialien immer unterhalb vom Zahnfleischrand und nicht im ästhetisch relevanten Bereich der klinischen Krone angewendet werden.

Verfärben sich Zähne ohne Wurzelkanalbehandlung gelblich, kann das ein Hinweis auf eine Pulpaobliteration sein. Auch in diesem Fall fällt der Vitalitätstest wegen der Obliteration unter Umständen negativ aus, oder der betroffene Zahn reagiert verzögert. Ein im Röntgenbild partiell oder komplett verengter Wurzelkanal bestätigt oftmals den Befund. Wenn abgesehen von der Obliteration keine Pathologie festzustellen ist, kann die Therapie nicht invasiv von extern erfolgen[1].

Wirkmechanismus des Bleachings

Es gibt verschiedene Bleichmittel, die zur Zahnaufhellung genutzt werden können. Die klassischen Produkte sind Wasserstoffperoxid, Carbamidperoxid oder Natriumperborat. Wasserstoffperoxidgels werden hauptsächlich beim sogenannten In-Office-Bleaching angewendet. Carbamidperoxid kommt beim Homebleaching-Verfahren zum Einsatz, und Natriumperborat ist beim internen Bleaching (Walking-Bleach-Technik) ein viel verwendetes Bleichmittel. Alle diese Produkte führen schlussendlich zur Freisetzung von Wasserstoffperoxid, das durch verschiedene Einflüsse zu Radikalen zerfällt. Das Perhydroxyl-Radikal bzw. der daraus freigesetzte naszierende Sauerstoff setzt die gewünschte Redoxreaktion in Gang und ist für die Aufhellung zuständig. Die Reaktion kann durch Licht oder Wärme beschleunigt werden. Für die Walking-Bleach-Technik ist dies allerdings nicht empfohlen.

Klinische Anwendung des internen Bleachings (Walking-Bleach-Technik)

Nach Entfernung der Verfärbungsursache wie nekrotische Pulpareste oder überschüssiges Wurzelkanalfüllmaterial erfolgt eine Reduzierung der Wurzelkanalfüllung bis ca. 2 mm unterhalb der Schmelz-Zement-Grenze oder der Gingiva. Eine Abdeckung im Sinne einer Unterfüllung mit einem Zement wird empfohlen, damit das Bleichmittel nicht nach apikal diffundieren kann. Da die Dentintubuli nach koronal aufsteigend verlaufen, muss das Bleichmittel tiefer als die Verfärbung eingebracht werden.

Als Bleichmittel wird bei der Walking-Bleach-Technik üblicherweise Natriumperborat mit destilliertem Wasser zu einer Paste gemischt. Eine Anmischung mit Wasserstoffperoxid bringt hinsichtlich des Endergebnisses keine Vorteile. Heute werden zum Teil auch Wasserstoffperoxidgels propagiert, die aber deutlich teurer sind und sich ebenfalls nicht vorteilhaft auf das Bleichresultat auswirken. Nach dem Einbringen des Bleichmittels muss noch genügend Platz für den temporären Verschluss gelassen werden. Je nach Material sollte eine Schichtstärke von 3 bis 4 mm für eine stabile Füllung ausreichen. Wenn die Schichtstärke nicht eingehalten werden kann, lässt sich die provisorische Füllung mit einer dünnen Kompositschicht (z. B. mit einem fließfähigen Komposit) abdecken.

Das Ausmaß der Verfärbung bestimmt das Bleichintervall. Zeigt sich eine stärkere Verfärbung, kann die Nachkontrolle erst nach 7 bis 10 Tagen erfolgen. Bei der Bleichkontrolle wird entschieden, ob die Farbe des verfärbten Zahnes sich an die der restlichen Zähne angenähert hat oder ob eine weitere Bleichphase notwendig ist. Je größer die Übereinstimmung mit der gewünschte Zahnfarbe ausfällt, desto enger sollte auch das Bleichintervall gewählt werden. Auf diese Weise kann ein Überbleichen vermieden werden. Der Patient erhält die Anweisung, die Bleichentwicklung zu Hause zu verfolgen und sich im Fall einer unerwartet schnellen Aufhellung beim Zahnarzt zu melden.

Wenn das gewünschte Resultat erreicht ist, wird das Bleichmittel entfernt und die Kavität nochmals provisorisch verschlossen. Die definitive Restauration sollte erst 1 bis 3 Wochen nach der letzten Bleichphase erfolgen, da sich die Farbe des Zahnes noch leicht verändern und das Wasserstoffperoxid die Adhäsion beeinflussen kann.

Patientenfall

Ein 18-jähriger Patient stellte sich mit einem grau verfärbten Zahn 21 vor (Abb. 1). Der Zahn war 1 Jahr zuvor nach einem Zahnunfall wurzelkanalbehandelt worden. Die Verfärbungsursache ließ sich von palatinal erahnen. Die Zugangskavität war zu grazil, so dass Überreste der nekrotischen Pulpa und das in der Krone belassene Wurzelkanalfüllmaterial den Zahn verfärbt hatten (Abb. 2). Nach Reduktion der Wurzelkanalfüllung bis unterhalb des Zahnfleischrandes wurde der Zahn mit Natriumperborat insgesamt 20 Tage lang unter Einsatz der Walking-Bleach-Technik gebleicht (Abb. 3). Die Farbe konnte mit einem für den Patienten zufriedenstellenden Ergebnis an die der benachbarten Zähne angeglichen werden (Abb. 4). Über einen Zeitraum von 1 Woche wurde die Zugangskavität mit Calciumhydroxid und einer temporären Füllung provisorisch versorgt, bevor dann der definitive Verschluss mit Komposit erfolgte (Abb. 5).

Klinische Anwendung des externen Bleachings (Homebleaching)

Neben der Diskoloration wegen einer Pulpanekrose können sich Zähne nach Dislokationsverletzungen gelblich verfärben, wobei dies oft Folge eines harmloseren Zahnunfalls ist. Kommt es nach einer Schädigung der neurovaskulären Versorgung der Pulpa zu einer Heilung des Endodonts, kann dieser Prozess mit einer beschleunigten Dentinablagerung im Sinn einer forcierten Alterung assoziiert sein. Die Dentinapposition verursacht hierbei in ca. zwei Drittel der Fälle eine intensive gelbliche Veränderung der Kronenfarbe[5,7].

Da die Dentinapposition anzeigt, dass die Pulpa noch vital ist, muss in der Regel keine Wurzelkanalbehandlung durchgeführt werden. Die Risiken einer solchen Behandlung sind bedingt durch die Ob-

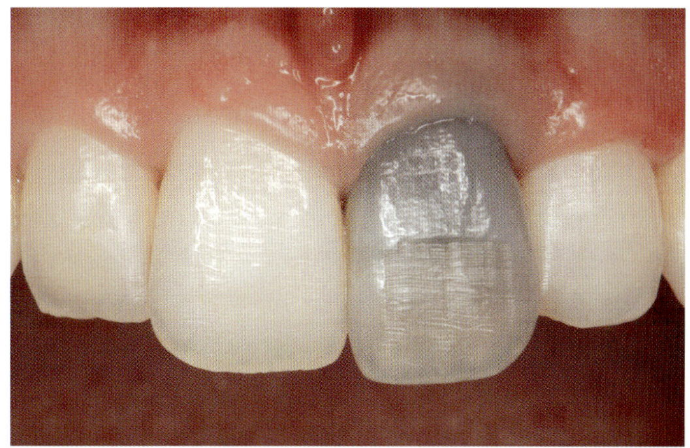

Abb. 1 Grau verfärbter Frontzahn 1 Jahr nach Wurzelkanalbehandlung aufgrund eines Zahnunfalls

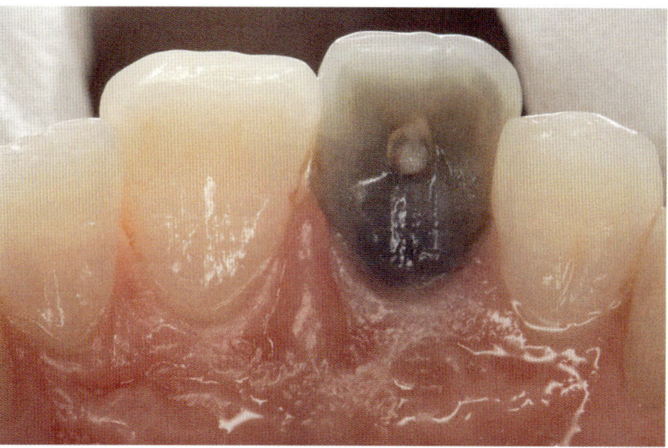

Abb. 2 Die zu grazile Zugangskavität lässt vermuten, dass nekrotisches Pulpagewebe und überschüssiges Wurzelkanalfüllmaterial für die Verfärbung verantwortlich sind

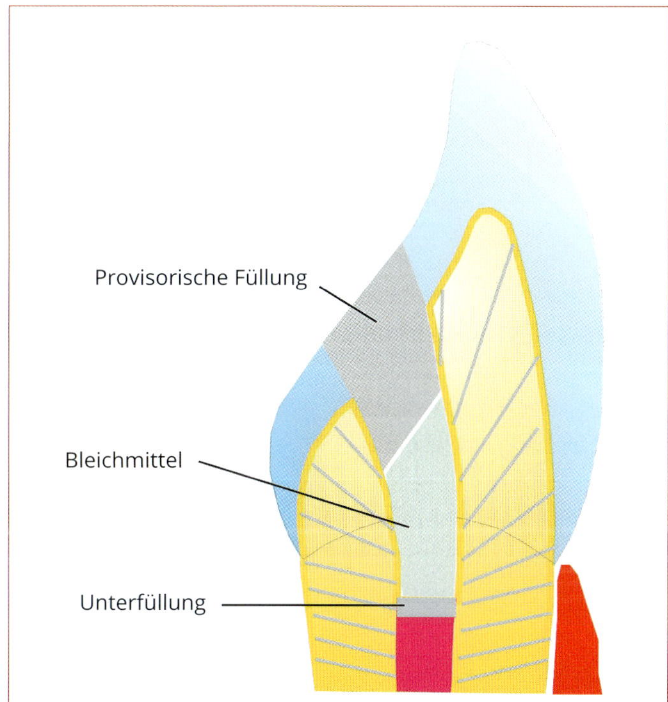

Abb. 3 Skizze zur idealen Reduktion der Wurzelkanalfüllung sowie Platzierung des Bleichmaterials und der provisorischen Füllung

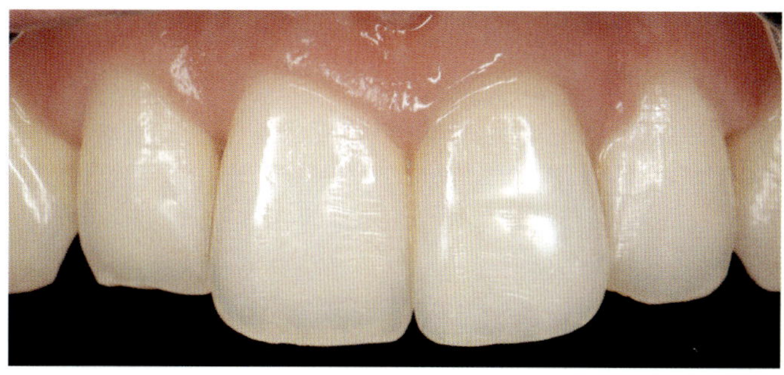

Abb. 4 Bleichresultat nach 20-tägiger Anwendung der Walking-Bleach-Technik

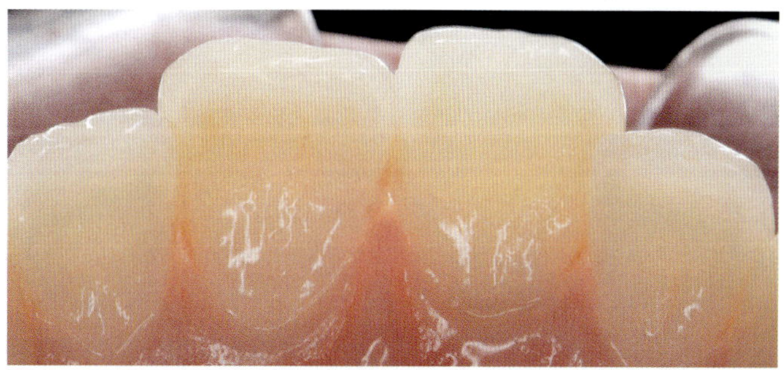

Abb. 5 Definitiver Verschluss der Zugangskavität mit Komposit 1 Woche nach der letzten Bleichsitzung

literation groß. Das Auffinden des Kanals ist oft erschwert und kann zu einem stärkeren Substanzabtrag oder gar zur Perforation führen. Eine einfache und nicht invasive Therapiemöglichkeit ist in diesem Fall das externe Bleaching des verfärbten Zahnes. Dabei scheint das Homebleaching im Vergleich zum In-Office-Bleaching geeigneter zu sein[1].

Eine reduzierte Bleichschiene mit Reservoir nur am verfärbten Zahn wird im Labor hergestellt und dem Patienten mit der Instruktion ausgehändigt, dass das Bleichgel lediglich in die dafür vorgesehene Aussparung der Schiene appliziert werden darf. Als Bleichmittel kommt Carbamidperoxid in Gelform zum Einsatz, welches üblicherweise für das Home-

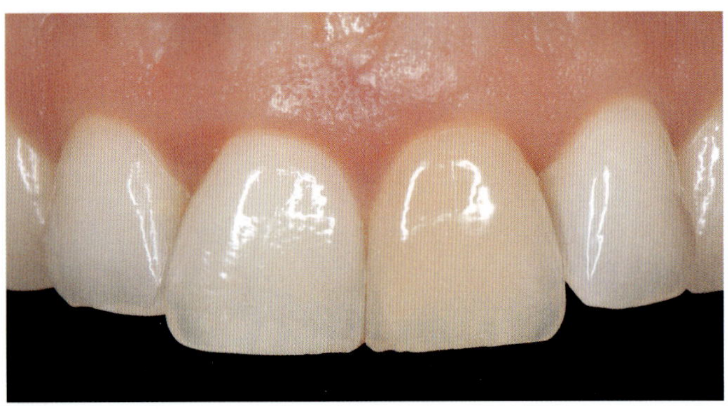

Abb. 6 Dieser gelblich verfärbte Zahn 21 ist ein Hinweis für einen obliterierten Wurzelkanal

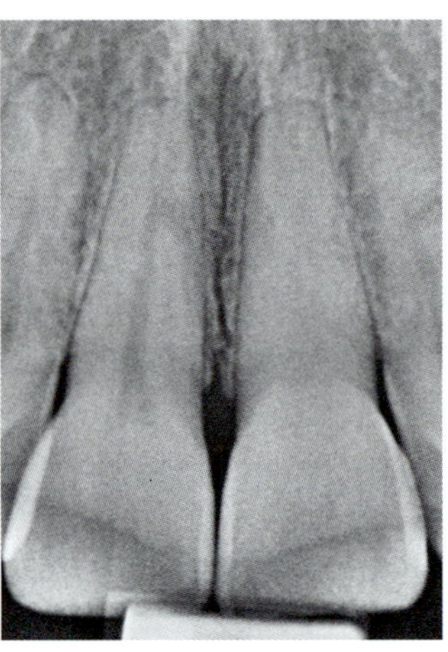

Abb. 7 Das Röntgenbild bestätigt den Verdacht und zeigt eine komplette Obliteration des Wurzelkanals am Zahn 21

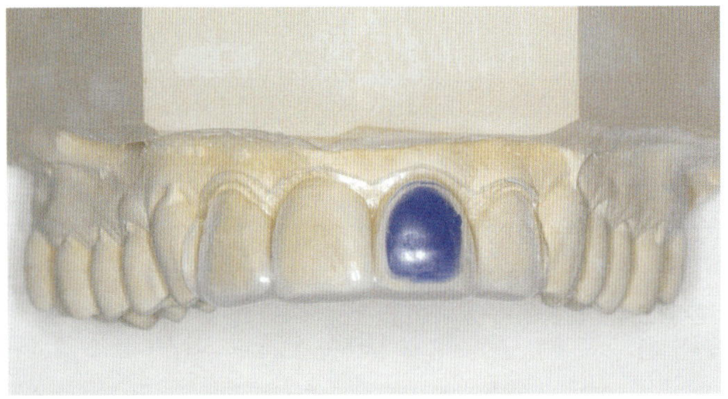

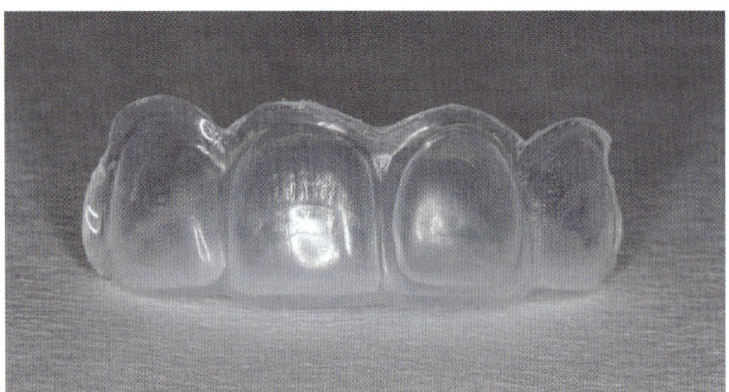

Abb. 8 und 9 Modellherstellung und Tiefziehschiene mit nur einem Bleichreservoir am Zahn 21

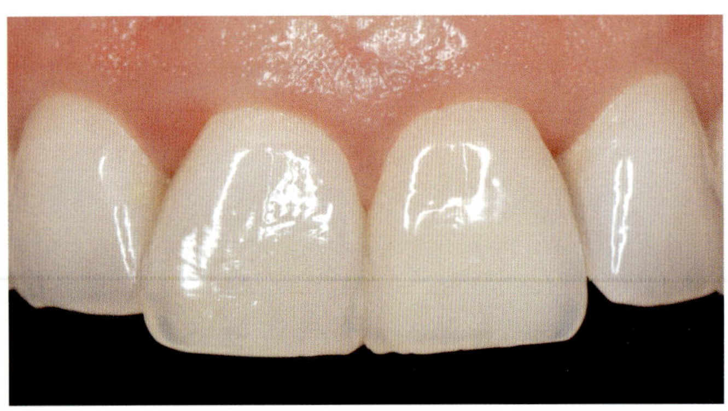

Abb. 10 Zufriedenstellendes Ergebnis nach 14 Tagen Homebleaching

bleaching verwendet wird. Je nach Konzentration des Bleichgels ändert sich die empfohlene Tragezeit von ein paar Stunden pro Tag bis hin zur nächtlichen Anwendung. Der Vorgang sollte so lange wiederholt werden, bis das gewünschte Resultat und eine Farbanpassung an die Nachbarzähne erreicht sind. In der Regel lässt sich nach ca. 2 Wochen ein gutes Ergebnis erzielen. Bei stärkerer Verfärbung kann auch eine längere Tragezeit nötig sein.

Patientenfall

Eine 26-jährige Patientin störte sich an ihrem verfärbten Zahn 21 (Abb. 6). Die klinische und die radiologische Untersuchung zeigten eine gelbliche Verfärbung der klinischen Krone und einen obliterierten Wurzelkanal (Abb. 7). Bei der Patientin traten keine Schmerzen auf, und weder klinisch noch radiologisch war eine Pathologie zu erkennen.

Die Therapie erfolgte mit einer Tiefziehschiene mit nur einem Bleichreservoir am verfärbten Zahn 21 (Abb. 8 und 9). 16 %iges Carbamidperoxid wurde mindestens 2 Stunden pro Tag für 14 Tage angewendet. Mit dem Bleichresultat war die Patientin sehr zufrieden (Abb. 10). Ihr wurde geraten, die Schiene für den Fall einer erneuten Verfärbung aufzubewahren.

Erfolgschancen

Prognose der Walking-Bleach-Technik

Die Anfangserfolge der Walking-Bleach-Technik sind mit etwa 90 % sehr hoch, aber die so behandelten Zähne können über die Jahre nachdunkeln. Wenn die Fälle über eine längere Zeit nachverfolgt werden, nimmt die Rate ab, und nach 16 Jahren sind nur noch etwa 60 % klinisch akzeptabel[2]. Der Erfolg hängt von verschiedenen Einflussfaktoren ab. Studien zufolge sind das Ausmaß und die Dauer der Verfärbung für das erste Ergebnis ausschlaggebend. Auch das Patientenalter kann eine Rolle spielen, da die Dentintubuli bei jüngeren Patienten weiter sind und das Bleichmittel besser diffundieren kann. Verfärbungen aufgrund von metallischen Restaurationen oder Einlagematerialien lassen sich grundsätzlich schwieriger aufhellen und zeigen häufiger eine Nachdunklung[6]. Als Risiko wird immer wieder die externe zervikale Resorption beschrieben, allerdings meistens in Kombination mit einer Erwärmung des Bleichmaterials. Trotzdem sollte diese Komplikation beim internen Bleaching nicht außer Acht gelassen werden.

Prognose der externen Aufhellung obliterierter verfärbter Zähne

Zur Prognose des Bleichens obliterierter verfärbter Zähne gibt es in der Literatur nur wenige Hinweise. Mögliche Einflussfaktoren sind das Ausmaß und die Dauer der ursprünglichen Verfärbung[3]. Wenn die Zähne schon über einen längeren Zeitraum, d. h. mehrere Jahre verfärbt waren, sind sie schwieriger aufzuhellen. Gemäß den Erfahrungen des Autors ist nach ca. 2 Jahren mit einem leichten Nachtdunkeln zu rechnen, wie dies auch für das externe Bleaching beschrieben wird[4]. Eine erneute Bleichtherapie mit der vorhandenen Schiene erlaubt dann eine einfache und kostengünstige Nachbehandlung.

Literatur

1. Amato M, Krastl G. Verfärbter obliterierter Frontzahn – Eine ästhetische Herausforderung? Wissen kompakt 2011;5:33-41.
2. Amato M, Scaravilli MS, Farella M, Riccitiello F. Bleaching teeth treated endodontically: long-term evaluation of a case series. J Endod 2006;32:376-378.
3. McCaslin AJ, Haywood VB, Potter BJ, Dickinson GL, Russell CM. Assessing dentin color changes from nightguard vital bleaching. J Am Dent Assoc 1999;130:1485-1490.
4. Meireles SS, Santos IS, Bona AD, Demarco FF. A double-blind randomized clinical trial of two carbamide peroxide tooth bleaching agents: 2-year follow-up. J Dent 2010;38: 956-963.
5. Oginni AO, Adekoya-Sofowora CA, Kolawole KA. Evaluation of radiographs, clinical signs and symptoms associated with pulp canal obliteration: an aid to treatment decision. Dent Traumatol 2009;25:620-625.
6. Plotino G, Buono L, Grande NM, Pameijer CH, Somma F. Nonvital tooth bleaching: a review of the literature and clinical procedures. J Endod 2008;34:394-407.
7. Robertson A, Andreasen FM, Bergenholtz G, Andreasen JO, Norén JG. Incidence of pulp necrosis subsequent to pulp canal obliteration from trauma of permanent incisors. J Endod 1996;22:557-560.

Dekoronation als präimplantologische Maßnahme

20

Andrea Zürcher, Nicola U. Zitzmann, Andreas Filippi

Einleitung

Bei noch nicht abgeschlossenem Kieferwachstum führen unfallbedingte Ersatzgewebsresorptionen („replacement resorption") und Ankylosen nicht nur zum vorhersagbaren Zahnverlust, sondern auch zur Hemmung des lokalen Kieferwachstums[1,8]. Die betroffenen Zähne geraten in Infraposition, was ein vertikales Knochen- und Weichgewebsdefizit sowie approximal einen Platzverlust zur Folge hat. Vor einer Implantation nach Abschluss des Kieferwachstums muss dieses Knochendefizit mit teilweise aufwendigen augmentativen Maßnahmen kompensiert werden. Deshalb sollten ankylosierte Zähne, die eine progrediente Infraposition aufweisen, aus implantologischen und ästhetischen Gründen ab einer Infraposition von mehr als 1 mm konsequent entfernt werden[7,11]. Bei älteren Jugendlichen (ab 14 Jahren) bietet die Dekoronation des traumatisierten Zahnes die Möglichkeit, Breite und Höhe des Alveolarfortsatzes zu erhalten oder sogar zu verbessern[6,7,10,11,14,15].

Fallbericht

Anamnese

Ein 21 Jahre alter Patient stellte sich in der Klinik für Oralchirurgie des Universitären Zentrums für Zahnmedizin Basel (UZB) vor, weil er eine Veränderung am Zahn 21 bemerkt hatte. Er war allgemeinmedizinisch gesund und Nichtraucher.

12 Jahre zuvor hatte der Patient ein Frontzahntrauma mit Avulsion des Zahnes 21 erlitten. Von der Unfallstelle war der Zahn in Wasser in das Zahnunfallzentrum Basel transportiert worden. Anschließend wurde er in die Flüssigkeit der Zahnrettungsbox miradent SOS Zahnbox (Fa. Hager & Werken, Duisburg) umgelagert, replantiert und mit einer Titan-Trauma-Schiene (TTS, Fa. Medartis, Basel, Schweiz) fixiert. Im Rahmen der antiresorptiven, regenerationsfördernden Therapie erhielt der Patient ein Rezept für Doxycyclin (1. Tag 100 mg, für weitere 6 Tage 50 mg), und bei Zahn 21 erfolgte eine medikamentöse Einlage (Odontopaste, Fa. Australian Dental Manufacturing, Brisbane, Australien). Die Wurzelkanalbehandlung wurde an der Klinik für Parodontologie, Endodontologie und Kariologie des UZB durchgeführt. Nach 3 Wochen konnte die TTS entfernt werden.

3 Monate nach dem Trauma zeigte Zahn 21 einen hellen, metallischen Klopfschall, was den Verdacht

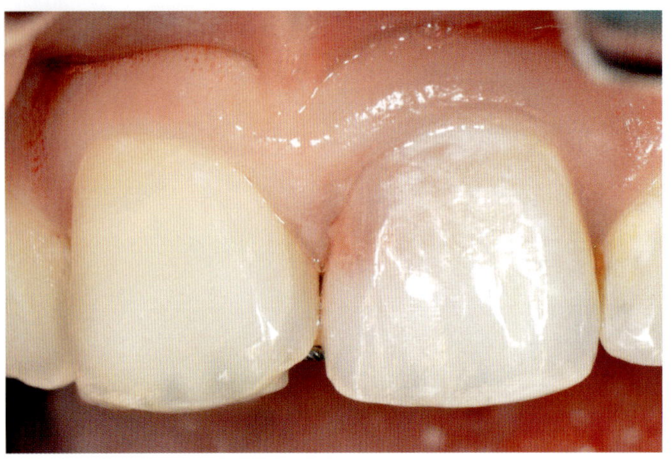

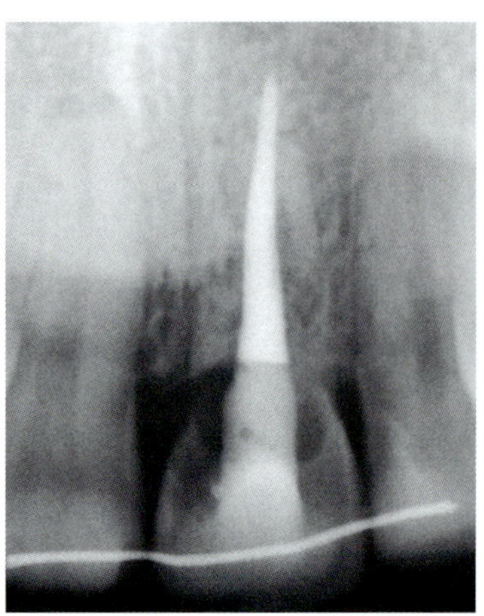

Abb. 1 Klinische Ausgangssituation: rötliche Verfärbung im gingivalen Bereich der Zahnkrone 21

Abb. 2 Radiologische Ausgangssituation: unregelmäßig scharf begrenzte, koronale Aufhellung an Zahn 21 und Ersatzgewebsresorptionen

auf eine Ankylose aufkommen ließ. Mit dem Hauszahnarzt und den Eltern wurden die Therapiemöglichkeiten bei einem Verlust des Zahnes (Prämolarentransplantation versus kieferorthopädischer Lückenschluss) diskutiert. Zusammen wurde entschieden, den Zahn so lange wie möglich zu erhalten (Stufenbildung von mehr als 1 mm oder vollständige Ankylose bzw. Ersatzgewebsresorption). So folgten regelmäßige klinische und radiologische Kontrollen bis 5 Jahre nach dem Zahnunfall. Anschließend übernahm der Hauszahnarzt die Kontrollen. Der Fokus lag darauf, eine ankylosebedingte Stufenbildung von mehr als 1 mm frühzeitig zu erkennen, um einem ausgeprägten Hart- und Weichgewebsdefizit vorzubeugen.

Klinischer Befund

Extraoraler Befund

Zum Zeitpunkt der Befunderhebung war der extraorale Befund des 21-jährigen Patienten unauffällig. Er wies eine mittelhohe Lachlinie auf.

Intraoraler Befund

Es zeigte sich ein saniertes adultes Gebiss. Der Zahn 21 stand in leichter Infraposition (0,5 mm), war nicht klopfdolent oder apikal druckdolent und wies einen hellen, metallischen Klopfschall auf. Im gingivalen Bereich der Zahnkrone imponierte eine rötliche Verfärbung („pink spot“) (Abb. 1). Mesial auf Höhe der Schmelz-Zement-Grenze konnte eine Kavität sondiert werden. Der Zahn 11 wies eine kleinflächige Füllungsfraktur an der mesialen Schneidekante auf. Weiter zeigte sich ein eher hoch einstrahlendes Lippenbändchen im Vestibulum des Oberkieferfrontzahnbereichs.

Radiologischer Befund

Auf dem Zahnfilm Regio 21 war eine unregelmäßig scharf begrenzte, rundliche, von der Schmelz-Zement-Grenze aus verlaufende koronale Aufhellung sichtbar. Der Parodontalspalt konnte nicht mehr durchgehend verfolgt werden, und die Konturen der Zahnwurzel waren nur noch diskret erkennbar (Abb. 2).

Therapie

Im Zahnunfallzentrum Basel erfolgte eine interdisziplinäre Diskussion des Falles. Aufgrund der fortgeschrittenen Ersatzgewebsresorption und des Alters wurde dem jungen Erwachsenen eine Dekoronation mit Versorgung der Lücke durch eine Adhäsivbrücke empfohlen. Zu einem späteren Zeitpunkt sollte eine Implantatversorgung durchgeführt werden, wobei auch dann nicht von einem kompletten Stopp des Kieferwachstums ausgegangen werden kann[1]. Der Patient wurde über das Prozedere und die allgemeinen Risiken bei operativen Eingriffen aufgeklärt.

Nach Lokalanästhesie Regio 21 wurde die Krone unterhalb der Schmelz-Zement-Grenze unter Kühlung mit steriler isotoner Kochsalzlösung mit einem

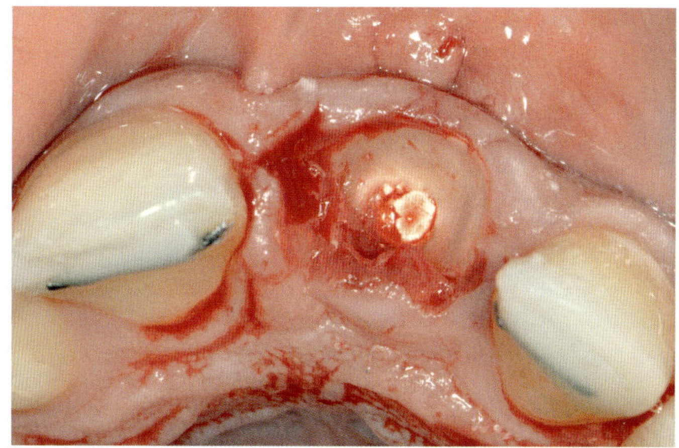

Abb. 3 Nach Entfernung der Zahnkrone

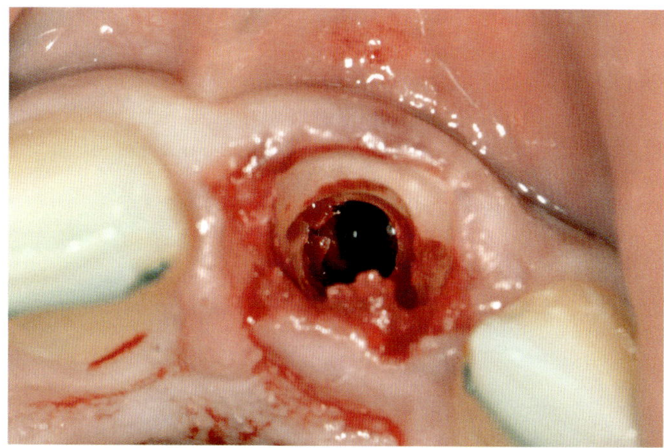

Abb. 4 Nach Entfernung des gesamten Wurzelkanalfüllmaterials

Abb. 5 Postoperativer Zahnfilm Regio 21 nach Dekoronation

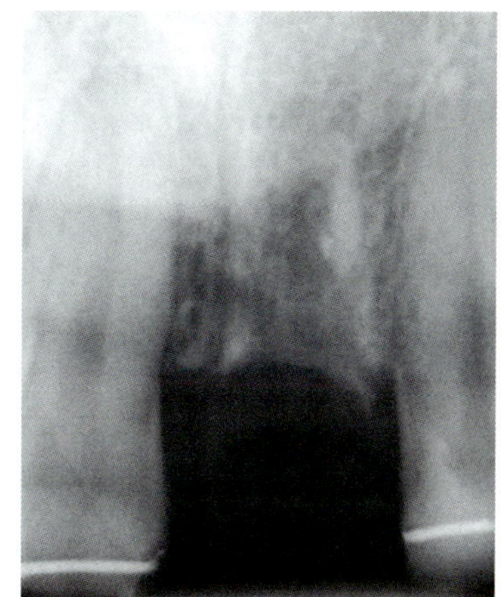

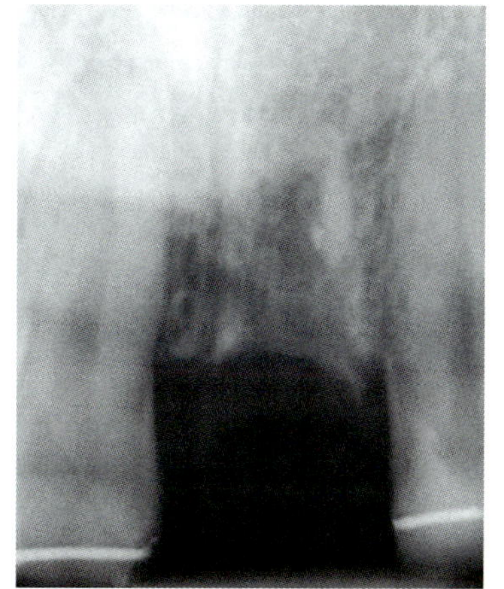

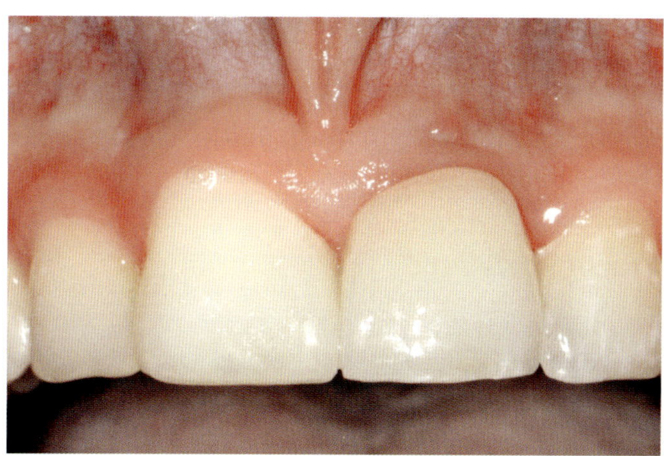

Abb. 6 Versorgung der Schaltlücke Regio 21 mit einer Adhäsivbrücke

Diamanten abgetragen (Abb. 3). Danach erfolgte eine vollständige Entfernung des Wurzelkanalfüllmaterials mit Rosenbohrern abnehmender Größen (Abb. 4). Zur Gewinnung keratinisierter Mukosa wurde ein Schleimhauttransplantat mit einer Stanze am Gaumen entnommen und mit Einzelknopfnähten Regio 21 befestigt. Der Patient erhielt als provisorische Versorgung eine Drahtklammerprothese, einen Kühlbeutel zur Schwellungsprophylaxe, eine Wundpaste (Solcoseryl, Fa. MEDA Pharma, Bad Homburg), ein Rezept für ein Analgetikum (Voltaren rapid 50 mg, Fa. Novartis Pharma, Basel, Schweiz; nach Bedarf, maximal drei Tabletten pro Tag) und eine Chlorhexidin-Mundspülung (Chlorhexamed Forte alkoholfrei 0,2%, Fa. GlaxoSmithKline Consumer Healthcare, Bühl; zweimal pro Tag). Zur Kontrolle erfolgte die Anfertigung eines postoperativen Zahnfilms (Abb. 5).

Die Wundheilung verlief komplikationslos. Anschließend wurde der Patient zur Herstellung der Adhäsivbrücke an die Klinik für Parodontologie, Endodontologie und Kariologie des UZB überwiesen (Abb. 6).

Anamnese

Nach 3 1/2 Jahren erlitt der Patient erneut ein Frontzahntrauma und stellte sich mit einer Fraktur der Adhäsivbrücke Regio 21 vor. Anhand der Situationsmodelle wurde der Fall wiederum interdisziplinär diskutiert. Der nun 24 Jahre alte Patient wies ein hypodivergentes Wachstum mit rund 95 Grad im Bereich des Kieferwinkels auf, so dass das Risiko einer späteren Infraposition des Implantats als gering eingestuft werden konnte[1,18]. Zusammen mit dem Patienten

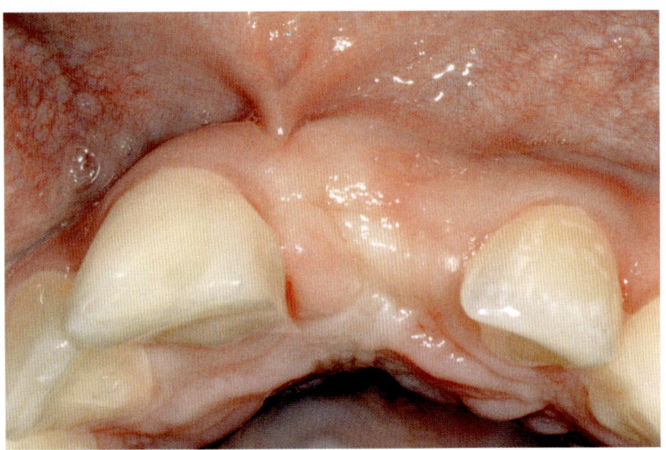

Abb. 7 Klinische Situation 3 1/2 Jahren nach Dekoronation des Zahnes 21: In bukkooraler Richtung war nur eine leichte Einziehung vorhanden. Ein erneutes Trauma führte zur Fraktur der Adhäsivbrücke

wurde die Risikoanalyse für (Frontzahn-)Implantate durchgeführt.

Intraoraler Befund

Regio 21 zeigte sich in bukkooraler Richtung fast die vollständige Breite des Alveolarfortsatzes (Abb. 7). Es war nur eine diskrete bukkale Einziehung erkennbar.

Radiologischer Befund

Auch die digitale Volumentomographie (DVT) Regio 21 bestätigte das gute Knochenangebot in allen drei Ebenen (Abb. 8a bis c). Die Zahnwurzel war fast vollständig resorbiert und durch Alveolarknochen ersetzt.

Therapie

Unter Lokalanästhesie wurden Regio 21 ein Marginalschnitt im mesialen Drittel des Zahnes 11, ein Kieferkammschnitt Regio 21 und ein Marginalschnitt im mesialen Drittel des Zahnes 22 durchgeführt. Nach Bildung eines Mukoperiostlappens folgte die Aufbereitung des Implantatlagers mit dem Straumann-System (Fa. Institut Straumann, Basel, Schweiz). Regio 21 wurde ein Implantat (Bone Level SLActive RC) mit der Länge 10 mm und dem Durchmesser 4,1 mm inseriert (Abb. 9). Das Implantat zeigte eine gute Primärstabilität. Im Anschluss an das Einbringen der Verschlussschraube (Straumann RC Verschlusskappe, Höhe 0,5 mm) erfolgte ein primärer Wundverschluss mit Einzelknopfnähten (Supramid 5-0, Fa. Serag-Wiessner, Naila). Das etwas hoch einstrahlende Lippenbändchen Regio 11/21 wurde mit einem CO_2-Laser (Char-Free-Modus, 180 Hz, 450 µs) gekürzt, um Zug auf den Lappen zu vermeiden. Die Wunde wurde mit Solcoseryl abgedeckt und das Provisorium im Bereich der Mukosaauflage Regio 21 reduziert, so dass kein Kontakt zur Schleimhaut bestand. Zur Kontrolle erfolgte die Anfertigung eines postoperativen Zahnfilms (Abb. 10).

Der Patient wurde über das postoperative Verhalten informiert. Er erhielt einen Kühlbeutel zur Schwellungsprophylaxe, eine Wundpaste (Solcoseryl) sowie ein Rezept für ein Analgetikum (Voltaren rapid 50 mg nach Bedarf, maximal drei Tabletten pro Tag) und eine Chlorhexidin-Mundspülung (Chlorhexamed Forte alkoholfrei 0,2 % zweimal pro Tag).

Die Wundheilung verlief komplikationslos. Nach 3 Monaten erfolgte die Freilegung des Implantats (Abb. 11). Die Verschlusskappe wurde durch einen Gingivaformer (Straumann RC Gingivaformer, Höhe 4 mm) ausgetauscht. Anschließend folgte die Überweisung des Patienten an die Klinik für Rekonstruktive Zahnmedizin des UZB zur Versorgung des Implantats mit einer temporären, transokklusal verschraubten Zirkonoxidimplantatkrone zur Konditionierung des Weichgewebes (Abb. 12).

Diskussion

Bei bleibenden Zähnen kommt es in der Regel zu keinen spontanen Wurzelresorptionen. Die vitalen Zellen der Wurzeloberfläche (Zementoblasten) halten die für die Wurzelresorption verantwortlichen Zellen (Osteoklasten) auf Distanz und besitzen somit antiresorptive Eigenschaften[17]. Wird die Zementschicht durch einen Zahnunfall oder eine unphysiologische Lagerung des avulsierten Zahnes großflächig beschädigt (kritische Defektgrösse < 2 × 2 mm[17]), so führt dies zu einer lokalen Entzündungsreaktion. Die dadurch aktivierten Osteoklasten beginnen mit der Resorption von Zement und Dentin, und es kommt zur externen Wurzelresorption[8]. Die resorbierte Zahnsubstanz wird unmittelbar von Osteoblasten durch

Abb. 8a bis c Die DVT-Aufnahmen Regio 21 zeigten ein gutes Knochenangebot in allen drei Ebenen

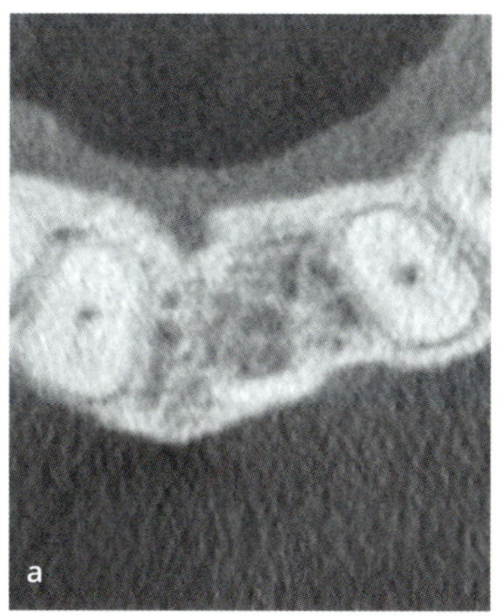

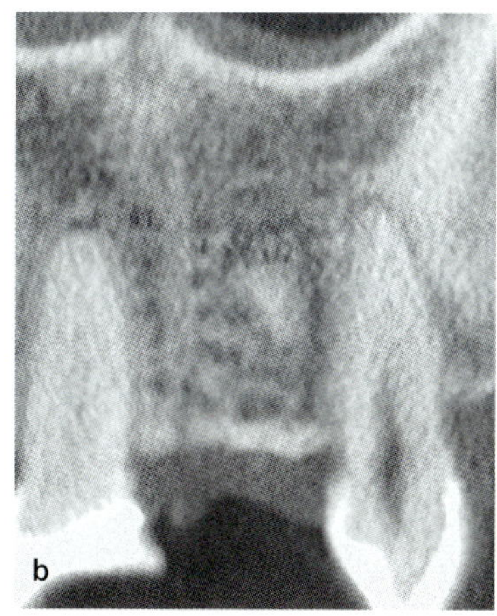

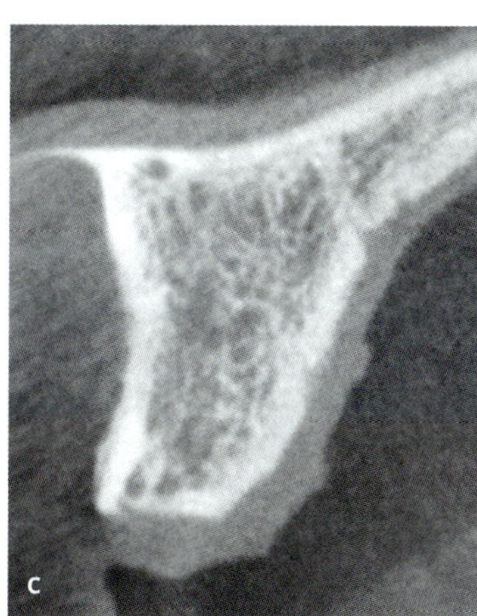

Abb. 9 Implantation Regio 21

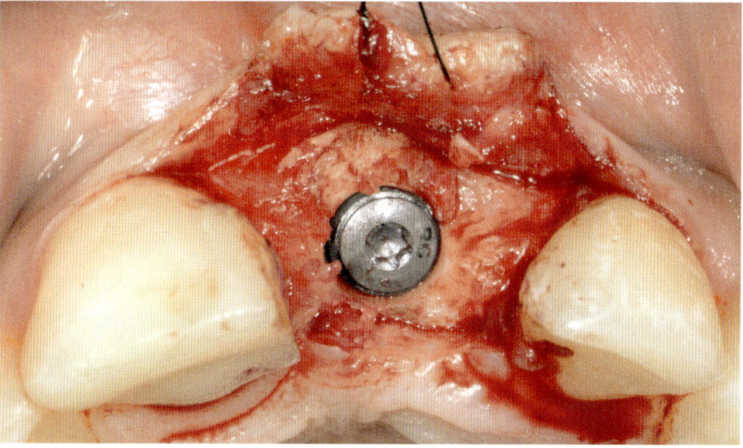

Abb. 10 Postoperativer Zahnfilm Regio 21 nach der Implantation

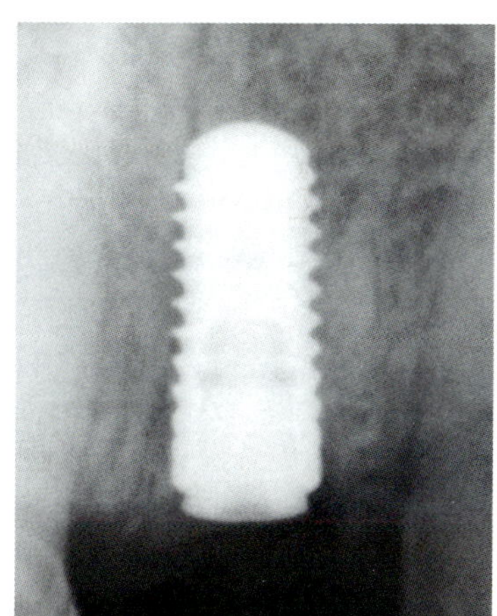

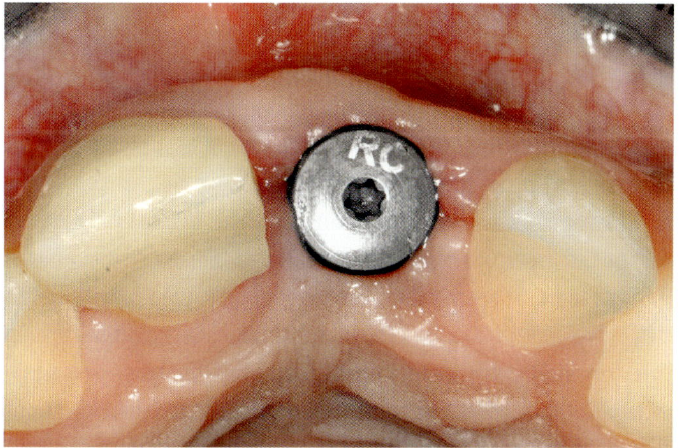

Abb. 11 10 Tage nach der Freilegung des Implantats Regio 21

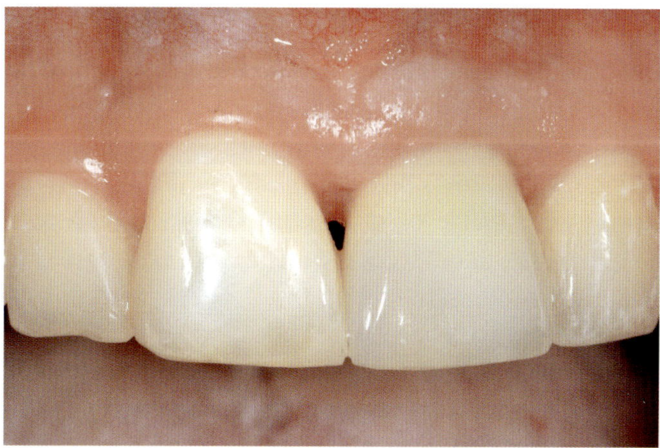

Abb. 12 Nach Insertion der temporären Implantatkrone Regio 21 zur Konditionierung des Weichgewebes

Alveolarknochen ersetzt, so dass eine direkte Anlagerung des Knochens an die Wurzeloberfläche, d. h. eine Ankylose entsteht[17]. Bei fortgeschrittener Ersatzgewebsresorption frakturiert die Zahnkrone. Bis der Zahn verloren geht, dauert es beim Erwachsenen meist 3 bis 5 Jahre, wohingegen der Verlust bei jungen Patienten deutlich früher eintritt. Da bei Kindern, Jugendlichen und jungen Erwachsenen zusätzlich das lokale vertikale Kieferwachstum sistiert[1,8], geraten die Zähne in Infraposition. Dies führt vertikal zu Hart-

und Weichgewebsdefiziten und approximal zum Platzverlust, so dass die Zähne ihre Platzhalterfunktion verlieren.

Erste klinische Anzeichen für eine Ankylose sind die kontinuierlich kleiner werdenden (vertikalen) Periotest-Werte (Periotest-Gerät, Fa. Medizintechnik Gulden, Modautal)[3,8]. Etwas später tritt ein heller, metallischer Perkussionsschall auf[3]. Je nach Lokalisation und Fortschritt der Wurzelresorption ist auf dem Zahnfilm der Parodontalspalt nicht mehr durchgängig verfolgbar, und mit zunehmender Resorption verschwinden die Zahnwurzelkonturen[8].

Im Fall eines traumabedingten Zahnverlustes kann beim erwachsenen Patienten eine Implantation zum Lückenschluss geplant werden. Bei Kindern, Jugendlichen und jungen Erwachsenen ist dies keine Alternative, denn Implantationen vor Abschluss des Kieferwachstums führen im ästhetischen Bereich analog zur Ankylose zu einer Infraposition der Implantate sowie einem vertikalen Knochen- und Gingivadefizit[9,16]. In Abhängigkeit vom Alter sind die Transplantation eines Milcheckzahnes oder Prämolaren mit offenem Foramen apicale und ein kieferorthopädischer Lückenschluss die Therapie der Wahl[2,4,5,11,12,19]. Ein abnehmbarer Zahnersatz ist für die jungen Patienten über einen längeren Zeitraum nicht zumutbar. Bei Jugendlichen ab dem 14. Lebensjahr, bei denen eine Zahntransplantation aufgrund des zu weit fortgeschrittenen Wurzelwachstums der Prämolaren nicht mehr in Frage kommt und eventuell die kieferorthopädische Behandlung schon abgeschlossen ist, bietet die Dekoronation eine gute Möglichkeit, den Alveolarknochen zu erhalten und präimplantologisch eine optimale Ausgangssituation zu schaffen[6,7,10,11,14,15]. Mit Hilfe einer Adhäsivbrücke kann die Lückensituation mittelfristig bis zum Zeitpunkt der Implantation versorgt werden[13,19].

Eine Dekoronation ist nur in ausgewählten Fällen Erfolg versprechend. So müssen Zähne ausgewählt werden, bei denen radiologisch sichtbar eine unfallbedingte Ersatzgewebsresorption vorhanden ist. Intakte Wurzelreste mit gesundem Parodont werden normalerweise nicht in die Umbauvorgänge des Alvolarknochens einbezogen. Bei einer Dekoronation wird nur die klinische Krone des Zahnes entfernt und die Zahnwurzel belassen. Dabei müssen der gesamte Schmelz und der Inhalt des Wurzelkanals (Entzündungsgewebe oder Wurzelkanalfüllmaterial) komplett entfernt werden. Auch das Dentin sollte oberflächlich abgetragen werden, ohne die Wurzel vollständig zu entfernen. Eventuell vorhandene krestale Kanten werden geglättet. Es empfiehlt sich, darauf zu achten, dass der entstandene Hohlraum vollblutet[7,10]. Ist genügend keratinisierte Gingiva vorhanden, so folgt nach der Periostschlitzung eine plastische Deckung des Wurzelrestes. Bei einem schmalen Band befestigter Gingiva sollte jedoch darauf verzichtet und die sekundäre Epithelialisierung abgewartet werden. Mit Hilfe eines freien Schleimhauttransplantates von der Gaumenschleimhaut lässt sich zusätzlich keratinisierte Mukosa gewinnen.

Die von der präoperativ fortgeschrittenen Ersatzgewebsresorption geprägte Zahnwurzel wird weiterhin in den physiologischen Knochenumbau einbezogen, so dass es innerhalb von vielen Monaten oder einigen Jahren zur vollständigen Resorption der Zahnwurzel kommt[10].

Schlussfolgerungen

Die Dekoronation ist eine einfach durchführbare und zuverlässige präimplantologische Maßnahme zum Erhalt des Alveolarfortsatzes bei Jugendlichen ab dem 14. Lebensjahr. Der nach einer Zahnentfernung häufig auftretende Verlust der bukkalen Alveolenwand bleibt aus. Dies führt dazu, dass nach Abschluss des Kieferwachstums eine fast perfekte präimplantologische Ausgangslage vorliegt.

Literatur

1. Andersson B, Bergenblock S, Fürst B, Jemt T. Long-term function of single-implant restorations: a 17- to 19-year follow-up study on implant infraposition related to the shape of the face and patients' satisfaction. Clin Implant Dent Relat Res 2013;15:471-480.
2. Andreasen JO, Paulsen HU, Yu Z, Schwartz O. A long-term study of 370 autotransplanted premolars. Part III. Periodontal healing subsequent to transplantation. Eur J Orthod 1990;12:25-37.
3. Campbell KM, Casas MJ, Kenny DJ, Chau T. Diagnosis of ankylosis in permanent incisors by expert ratings, Periotest and digital sound wave analysis. Dent Traumatol 2005;21: 206-212.
4. Filippi A. Zahntransplantation. Quintessenz 2008;59:497-504.
5. Filippi A. Zahntransplantation – Biologischer Zahnersatz für Kinder, Jugendliche und manche Erwachsene. Berlin: Quintessenz, 2009.
6. Filippi A. Die Dekoronation ankylosierter Zähne – Eine Option zum Erhalt des Alveolarknochens. Endodontie 2012;21:9-12.
7. Filippi A, Pohl Y, von Arx T. Decoronation of an ankylosed tooth for preservation of alveolar bone prior to implant placement. Dent Traumatol 2001;17:93-95.
8. Filippi A, von Arx T, Buser D. Externe Wurzelresorption nach Zahntrauma: Diagnose, Konsequenzen, Therapie. Schweiz Monatsschr Zahnmed 2000;110:712-729.
9. Jemt T, Ahlberg G, Henriksson K, Bondevik O. Tooth movements adjacent to single-implant restorations after more than 15 years of follow-up. Int J Prosthodont 2007;20:626-632.
10. Malmgren B. Decoronation: how, why, and when? J Calif Dent Assoc 2000;28:846-854.
11. Malmgren O, Malmgren B, Goldson L. Orthodontic management of the traumatized dentition. In: Andreasen JO, Andreasen FM (eds). Textbook and color atlas of traumatic injuries to the teeth. Copenhagen: Munksgaard, 1994:587-633.
12. Pohl Y, Filippi A, Kirschner H. Auto-alloplastic transplantation of a primary canine after traumatic loss of a central permanent incisor. Dent Traumatol 2001;17:188-193.
13. Sailer I, Bonani T, Brodbeck U, Hämmerle CH. Retrospective clinical study of single-retainer cantilever anterior and posterior glass-ceramic resin-bonded fixed dental prostheses at a mean follow-up of 6 years. Int J Prosthodont 2013;26: 443-450.
14. Sapir S, Kalter A, Sapir MR. Decoronation of an ankylosed permanent incisor: alveolar ridge preservation and rehabilitation by an implant supported porcelain crown. Dent Traumatol 2009;25:346-349.
15. Scheuber S, Bosshardt D. Brägger U, von Arx T. Implantattherapie nach Frontzahntrauma. Schweiz Monatsschr Zahnmed 2013;123:417-439.
16. Thilander B, Odman J, Jemt T. Single implants in the upper incisor region and their relationship to the adjacent teeth. An 8-year follow-up study. Clin Oral Implants Res 1999;10: 346-355.
17. Trope M. Root resorption of dental and traumatic origin: classification based on etiology. Pract Periodontics Aesthet Dent 1998;10:515-522.
18. Zitzmann NU, Arnold D, Ball J, Brusco D, Triaca A, Verna C. Treatment strategies for infraoccluded dental implants. J Prosthet Dent 2015;113:169-174.
19. Zitzmann NU, Özcan M, Scherrer SS, Bühler JM, Weiger R, Krastl G. Resin-bonded restorations: a strategy for managing anterior tooth loss in adolescence. J Prosthet Dent 2015;113:270-276.

Prothetischer Lückenschluss nach Frontzahnverlust

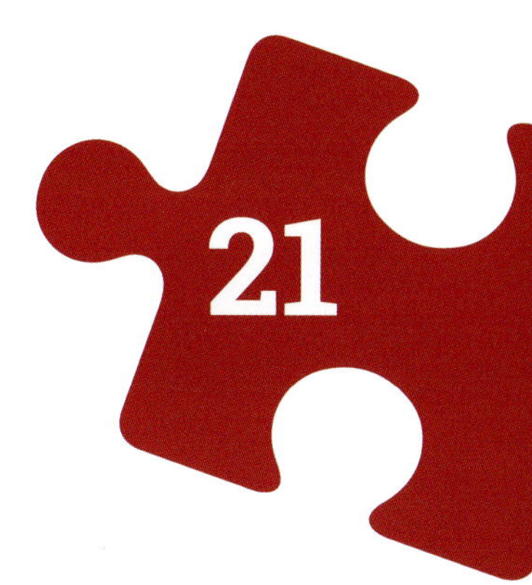

Nicola U. Zitzmann, Fabienne Glenz

Einleitung

Der Frontzahnverlust nach Trauma stellt beim Jugendlichen die Hauptursache für den Zahnverlust dar und erfordert schon aus ästhetischen Gründen einen sofortigen provisorischen oder definitiven Ersatz. Während der Phase des Wechselgebisses muss die provisorische Versorgung an die dentalen Veränderungen adaptiert werden können. Viele der Betroffenen sind kariesfrei, so dass möglichst minimalinvasive Eingriffe zu bevorzugen sind. Die Autotransplantation und der insbesondere bei Engstand indizierte kieferorthopädische Lückenschluss eröffnen die Möglichkeit einer endgültigen Versorgung mit dem eigenen Zahnmaterial, wodurch langfristig keine Reintervention erforderlich wird und die Nachbarzähne unversehrt bleiben. Erst wenn sich diese Therapieoptionen als kontraindiziert erweisen, kommen rekonstruktive Verfahren unter Einsatz von Adhäsivbrücken, Implantaten, konventionellen Brückenversorgungen oder Variationen mit Brückenanhänger zur Anwendung. Im Folgenden sollen die Indikationsbereiche der verschiedenen rekonstruktiven Behandlungsmaßnahmen aufgezeigt und Besonderheiten bei der praktischen Umsetzung erläutert werden.

Diagnostik und Indikationsbereiche

Zur adäquaten Diagnostik und Therapieempfehlung sind umfangreiche klinische (dental, parodontal und funktionell) sowie radiologische Befunde mit dem Einzelzahnröntgenbild und der Panoramaschichtaufnahme zu erheben. Letztere ermöglicht eine gute Übersicht über die vorhandene Dentition bzw. die Zahnanlagen sowie die knöchernen Strukturen im Kiefer-/Gesichtsbereich und dient einer ersten Einschätzung der Gesamtsituation. Bei der Befundung sind folgende Aspekte zu beurteilen:

- gesamte Dentition (vollständig angelegt oder Nichtanlagen vorhanden?);
- Anlage aller Weisheitszähne (ggf. Beurteilung des Wurzelwachstums);
- Kieferlage (orthognath, progen, retrognath), eventuell Fernröntgenseitenbild anfertigen;
- horizontales oder vertikales Wachstumsmuster (hypo- oder hyperdivergent), Profilanalyse;
- intermaxilläre Beziehung (Angle-Klasse);
- intra- und intermaxilläres Platzangebot;
- Form, Kontur und Farbe der oberen Inzisivi und Canini.

Auf der Basis dieser Diagnostik erfolgen die weitere Beurteilung und Therapieempfehlung für einen fehlenden Frontzahn im Oberkiefer (Tab. 1):

Tab. 1 Therapieoptionen in Abhängigkeit vom Alter (modifiziert nach Zitzmann und Rohr[20])

Alter in Jahren	Therapieoptionen
6–8	Autotransplantation Milcheckzahn
≥ 9	Autotransplantation Prämolaren
≥ 11	Einseitiger Lückenschluss eventuell mit Lückenöffnung in Prämolarenregion (Orthodontie), Offenhalten der Lücke in der Frontzahnregion für spätere Rekonstruktion
≥ 14	Adhäsive Rekonstruktion einflügelig
≥ 16	Adhäsive Rekonstruktion ein- oder zweiflügelig
≥ 20	Konventionelle Brückenversorgung
≥ 25	Einzelzahnimplantat

Tab. 2 Indikationen und Faktoren für orthodontischen Lückenschluss nach Verlust eines oberen mittleren Inzisivus (modifiziert nach Stenvik und Zachrisson[12])

Skelettale Parameter	Dentale Parameter	Allgemeine Parameter
• Konvexes Profil • Vertikales Kieferwachstum • Großer Overjet und Overbite, proklinierte Oberkieferinzisivi • Engstand („Crowding")	• Große seitliche Inzisivi und schmale, helle Eckzähne • Lange klinische Kronen • Kariesfreie Nachbarzähne • Mittellinie im Oberkiefer (Subnasalpunkt bis Philtrummitte) beibehalten	• Idealerweise junge Patienten • Bedarf und Einverständnis zu orthodontischer Behandlung

- Bestehen ein Platzmangel oder einseitige Nichtanlagen im Prämolarenbereich, die ausgleichende Extraktionen implizieren würden, so ist die Autotransplantation eines Prämolaren in die Zahnlücke indiziert[4,10].
- Alternativ kann ein ein- oder beidseitiger orthodontischer Lückenschluss durch Mesialisierung vorgenommen werden, wobei eine Verschiebung der Mittellinie im Oberkiefer aus Gründen der Ästhetik unbedingt zu vermeiden ist (Tab. 2). Die Adaptation der mesialisierten Zähne in Form und Kontur erfolgt mit Füllungskomposit oder beim Erwachsenen mit keramischen Veneers (Abb. 1a bis d). Im Allgemeinen sind die modifizierten sechs Frontzähne lebenslang mit einem flexiblen Drahtretainer oder einer Nachtschiene zu stabilisieren[11,12,15]. Wenn die Mesialisierung bei geringem Zahnmaterial und großen Zahnbögen nicht möglich ist, kann alternativ der Lückenschluss anterior vorgenommen und eine Lückenöffnung im Prämolarenbereich angestrebt werden[14]. Ein Implantat im Prämolarenbereich kommt gegenüber der Frontzahnregion beim jungen Erwachsenen eher in Frage, da wachstumsbedingte Veränderungen geringer und ästhetische Konsequenzen durch eine Implantatinfraposition weniger relevant sind. Grundsätzlich ist der Lückenschluss jedoch bei einer Retrognathie der Maxilla und bei Nichtanlagen der oberen Prämolaren kontraindiziert, denn eine weitere Verengung des Zahnbogens würde die Oberkieferrücklage und das konkave Profil noch verstärken.
- Wenn die Transplantation und auch der kieferorthopädische Lückenschluss als Therapie ausgeschlossen werden, steht das Offenhalten der Lücke bis zur definitiven Versorgung im Vordergrund (Tab. 1). Sobald eine orthodontische Korrektur erforderlich ist, kann bis zum Abschluss der kieferorthopädischen Behandlung ein Prothesenzahn mit Bracket zum Ersatz der fehlenden Zahnkrone in das Multiband einligiert werden. Ideal ist es, den Zeitpunkt des orthodontischen Debondings möglichst spät zu terminieren, so dass unmittelbar im Anschluss an das „Settling" der Dentition eine adhäsive Rekonstruktion angefertigt werden kann. Eine Tiefziehschiene dient während der Übergangszeit bis zum Zementieren der adhäsiven Rekonstruktion sowohl der Retention als auch dem temporären Ersatz des fehlenden Zahnes (Abb. 2a und b).

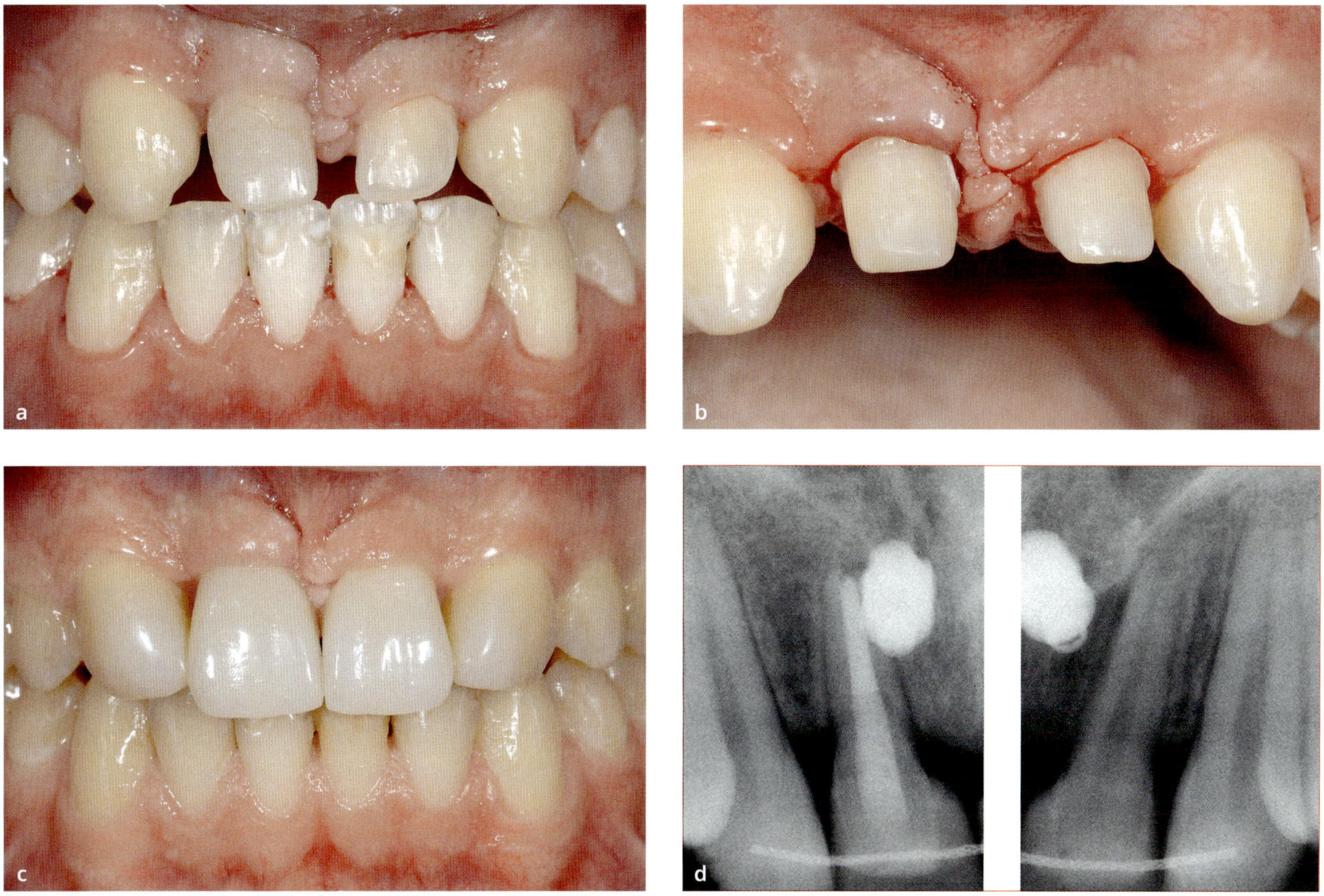

Abb. 1a bis d Situation nach Frontzahnverlust (Zähne 11 und 21) und kieferorthopädischer Mesialisierung, minimale zirkuläre Präparation, Versorgung mit vollkeramischen Rekonstruktionen bei 12 und 22 (an der Stelle von 11 und 21) und Kompositaufbauten der Eckzähne in der Region von 12 und 22, Röntgenkontrolle

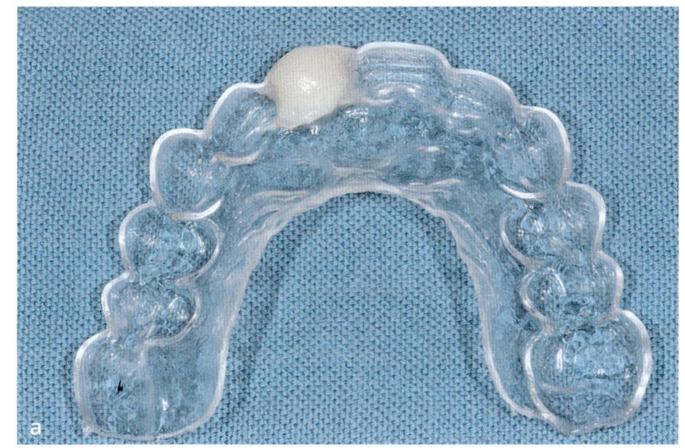

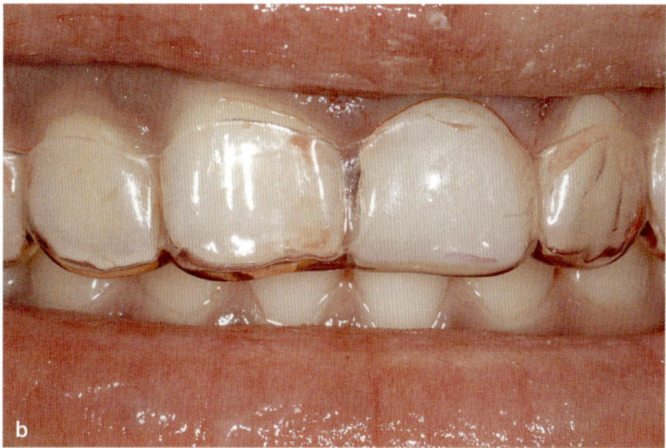

Abb. 2a und b Tiefziehschiene mit Ersatz des fehlenden Zahnes in Kunststoff

Wann welche Rekonstruktion?

Nachfolgend sind die zu beurteilenden Parameter aufgeführt, aus denen sich die Entscheidungsfindung für eine Form der Brückenversorgung oder ein Implantat ableitet.

Patientenalter

Während die Versorgung mit einer adhäsiven Rekonstruktion bereits im jungen Erwachsenenalter vorgenommen werden kann, ist es ratsam, die Pfeilerzahnpräparation für eine konventionelle Brücke beim Jugendlichen wegen der ausgedehnten Pulpencava und des Risikos eines Präparationstraumas zu vermeiden. Die Insertion von Einzelzahnimplantaten in der Oberkieferfrontzahnregion sollte insbesondere bei jungen Frauen und bei hyperdivergentem Wachstumsmuster wegen fortbestehender Veränderungen in der anterioren Gesichtshöhe so lange wie möglich herausgezögert werden[2,13,15,16]. Diese Weiterentwicklung des Alveolarknochens verursacht aufgrund des im Vergleich zur Eigendentition weit apikal liegenden Mukosaverlaufs eine vertikale Infraposition des Implantats mit erheblichen ästhetischen Komplikationen. Ist langfristig ein Implantat geplant, so kann bis zum Erreichen des erforderlichen Alters eine adhäsivprothetische Rekonstruktion als nicht invasive Zwischenlösung dienen.

Beurteilung der Nachbardentition

Bei kariesfreien bzw. suffizient versorgten Nachbarzähnen, die keine Veränderungen der Form und/oder Farbe benötigen, ist dem Implantat gegenüber der Brückenversorgung der Vorzug zu geben. Wenn die kariesfreien Nachbarzähne eine intakte palatinale bzw. linguale Schmelzoberfläche, eine günstige Retentionsform sowie geringe okklusale und funktionelle Kontaktareale (intermaxilläre Clearance) aufweisen, kann eine adhäsive Rekonstruktion erwogen werden. Eine konventionelle Brücke ist hingegen indiziert, wenn die Nachbarzähne schon stark gefüllt sind respektive konservierende Versorgungen benötigen, nicht anderweitig behebbare Form- und Farbveränderungen erfolgen müssen oder die Zähne bereits wurzelkanalbehandelt wurden. In diesen Situationen bietet die Brücke eine relativ große Flexibilität hinsichtlich der Gestaltung und Konturierung von drei nebeneinanderliegenden Zähnen (Abb. 3a bis e). Weisen die Nachbarzähne jedoch einen erheblichen Substanzverlust auf und ist eine ausreichende Umfassung („ferrule") der eigenen Zahnhartsubstanz von zirkulär mindestens 1,5 mm nicht mehr gewährleistet, rückt das Implantat als Alternative wieder in den Vordergrund.

Lagebeziehung und Platzverhältnisse in Relation zu den benachbarten anatomischen Strukturen

Die stabile Insertion eines Implantats mit einem Durchmesser von 3 bis 4 mm und einer Länge von 8 bis 10 mm bedarf eines ausreichenden Knochenangebots in der horizontalen und vertikalen Dimension[1,17]. Bei der Implantatplanung sind genügend große Distanzen von 2 mm (auf Knochenhöhe) zum Nachbarzahn und von mindestens 3 mm zwischen zwei Implantaten zu berücksichtigen. Drei fehlende Zähne werden durch zwei Implantate versorgt, während bei zwei fehlenden Zähnen im Allgemeinen ein Implantat und eine Krone mit Anhänger (Cantilever) zum Einsatz kommen. Wurzelproximitäten und Lückenbreiten unter 7 mm, wie sie bei den seitlichen oberen Inzisivi sowie in der Unterkieferfront häufig anzutreffen sind, können eine Kontraindikation für ein Implantat darstellen und eine Brückenversorgung (besonders adhäsive Rekonstruktion) indizieren[18]. Gerade im sichtbaren Frontzahnbereich ist die Weichteilreaktion nach der Implantatinsertion nicht vollständig vorhersehbar, und ästhetische Nachteile durch Narbenbildungen oder Rezessionen sind nicht auszuschließen.

Adhäsive Rekonstruktion

Die adhäsive Rekonstruktion ist indiziert zum Ersatz von ein bis zwei Zähnen (in der Unterkieferfront auch bis zu vier Inzisivi) und kann ein- oder zweiflügelig, d. h. mit Abstützung an ein oder zwei Pfeilerzähnen, gefertigt werden. Die Herstellung des Werkstücks erfolgt aus Verbundmetallkeramik (VMK) oder Vollkeramik (Lithiumdisilikat oder Zirkonoxid)[20] (Tab. 3).

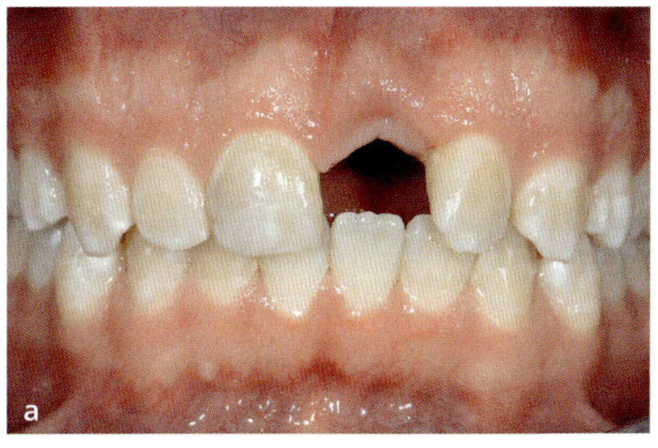
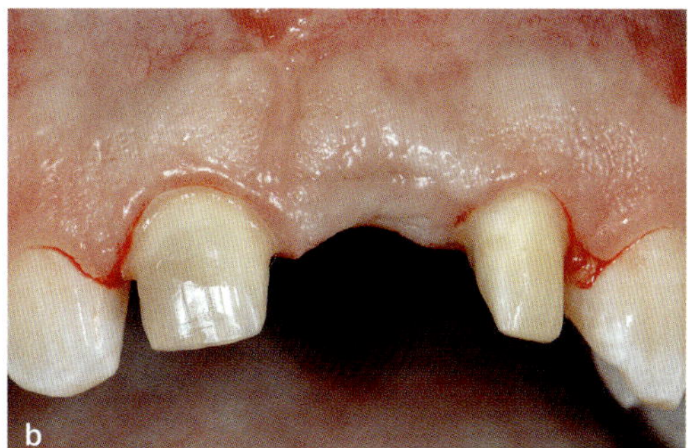

Abb. 3a bis e Vollkeramische Brücke mit noninvasiver Präparation nach Verlust des Zahnes 21 (Patient 22 Jahre), Röntgenkontrolle nach Insertion

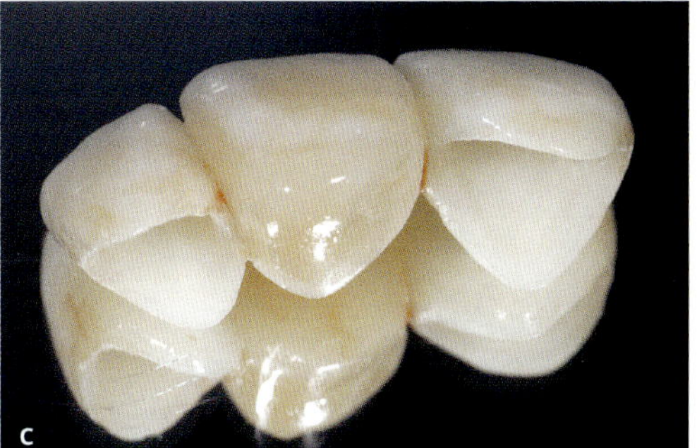
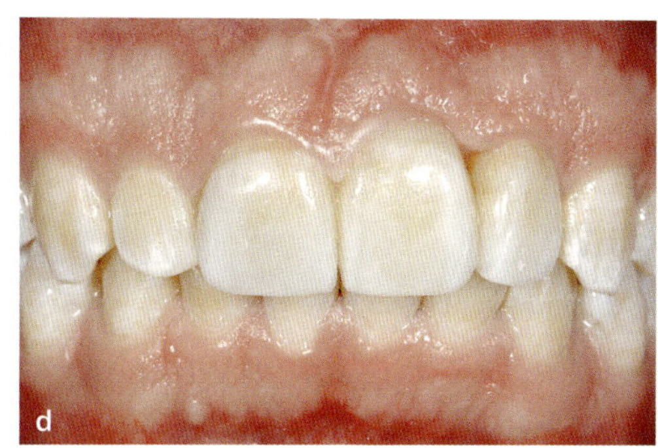
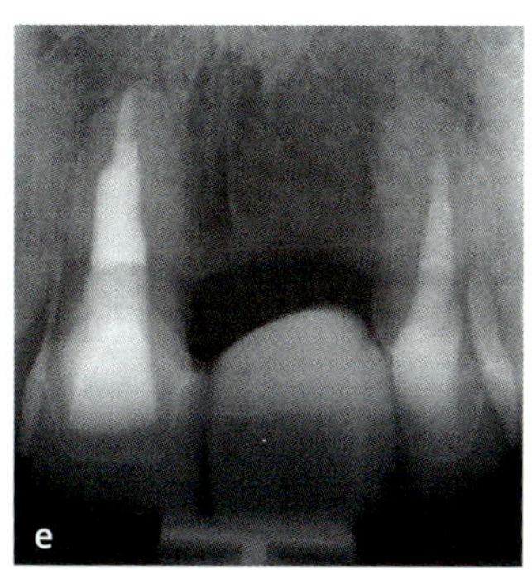

Idealerweise sind die Pfeilerzähne karies- und füllungsfrei mit intaktem Schmelz für einen optimalen adhäsiven Verbund zum Kompositzement. Wird zusätzlich eine Retention des Werkstücks erforderlich, so kann mit einem intraoralen Parallelometer (Parallel-a-Prep, Fa. Dentatus, New York, USA) eine retentive Präparation mit Führungsflächen und parallelen Führungsrillen mesial und distal des Zahnes angebracht werden. Diese retentive Form lässt sich nur in Metall wiedergeben, während für Vollkeramik lediglich eine minimale Präparation mit abgerundeter Zingulumauflage und Demarkationslinie gingival sowie im Bereich des Verbinders zum Zwischenglied angebracht wird.

Neben der Einschätzung der Schmelzqualität und des möglichen Bedarfs nach zusätzlicher Retention ist die intermaxilläre Situation ein entscheidendes Kriterium für die Materialwahl: Während für Chrom-Kobalt-Molybdän-Legierungen Schichtstärken von 0,5 mm ausreichend sind, wird für Vollkeramik etwa 1 mm benötigt[19]. Die Schmelzdicke der oberen Inzisivi beträgt palatinal nur durchschnittlich 0,5 mm[3]. Ein Abtrag dieser Schmelzschicht würde den Haftverbund und damit die Langzeitprognose entscheidend beeinträchtigen. Zudem sollten möglichst keine okklusalen und funktionellen Kontakte auf dem zu ersetzenden Zahn (Zwischenglied oder Anhänger) etabliert werden. Als Kontraindikationen für die adhäsive Rekonstruktion sind daher eine Deckbisssituation und relevante Parafunktionen anzusehen. Metallgerüste eignen sich aufgrund der hohen Stabilität auch zum Ersatz von zwei oder mehr Zähnen und erfüllen nach Abschluss orthodontischer Bewegungen bei Verwendung von zwei Pfeilerzähnen gleichzeitig die Funktion der Retention. Der Indikationsbereich von Keramikgerüsten ist hingegen auf den Ersatz eines Zahnes beschränkt. Dabei scheint die Verankerung an nur einem Pfeilerzahn aufgrund der hohen Sprödigkeit der Keramik auch bei physiologischer, nicht erhöhter Pfeilerbeweglichkeit von Vorteil zu sein[6-8].

Für die retentive Präparation von VMK-Rekonstruktionen sollte zunächst ein diagnostisches Wax-up bzw. Set-up erstellt werden, welches eine Orientierung über die maximale Gerüstextension und das Festlegen der Position der Führungsrillen in bukkooraler Dimension ermöglicht. Die Rillen müssen vollständig von Metall umgeben und gefasst sein, ohne dass dieses nach bukkal hin sichtbar wird. In einem ersten Schritt wird die gemeinsame Einschubrichtung bestimmt und das Parallelometer in der gewünsch-

Tab. 3 Planungsvarianten für eine Adhäsivbrücke (modifiziert nach Zitzmann und Rohr[20])

Indikation	Anzahl Pontics	Pfeiler-anzahl	Gerüstmaterial	Klinische Beispiele
Frontzahn-bereich	1	1	Metall/Keramik	
	1	2	Metall	
	2 (bis 4)	2	Metall	
Seitenzahn-bereich	1	2	Metall/Keramik	

ten Position fixiert (Abb. 4a und b). Dabei ist zu berücksichtigen, dass die Führungsrillen etwa 2 mm unterhalb der Inzisalkante enden sollten, so dass die transluzenten inzisalen Schmelzanteile nicht von Metall bedeckt werden müssen. Bezogen auf die Zahnachse verlaufen die Führungsrillen somit leicht von inzisal-lingual nach zervikal-bukkal. Zusätzlich dient ein Retentionszapfen im Bereich des Zingulums der Sicherstellung der Widerstandsform[9] (Abb. 4c bis e). Für die grazile Präparation eignen sich die Diamanten des üblichen Präparationssets (z. B. D3 Separierdiamant, 4201 Diamantkugel, 307 N Zylinder, Fa. Intensiv, Montagnola, Schweiz). Die Abformung erfolgt mit Elastomeren (z. B. Permadyne, Fa. 3M Deutschland, Seefeld), wobei auf die Wiedergabe der Führungsrillen und Retentionszapfen zu achten ist. Ein Anrauen durch kurzes Ätzen (10 Sekunden mit 35 %iger Phosphorsäure) und das Benetzen mit Abformmaterial mit Hilfe der Sondenspitze erleichtern das Vorgehen. Zudem empfiehlt es sich, dem Zahntechniker zwei suffiziente Abformungen zur Verfügung zu stellen, da für die Anfertigung von Metallgerüsten die Abformung mit Einbettmasse ausgegossen wird und die Gerüstmodellation direkt auf diesem Modell erfolgt. Die präparierten Retentionszapfen können zum Schutz mit weißer Guttapercha temporär verschlossen werden.

Insbesondere bei Metallgerüsten ist eine Gerüsteinprobe ratsam, bei der mit Hilfe von Silikonpasten (z. B. Fit Checker, Fa. GC Germany, Bad Homburg)

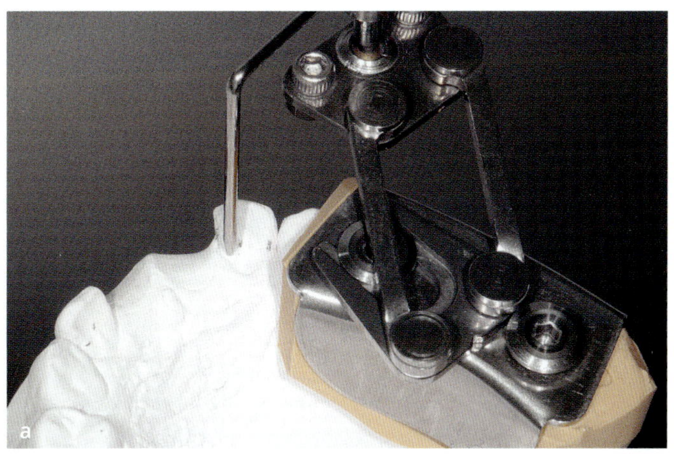
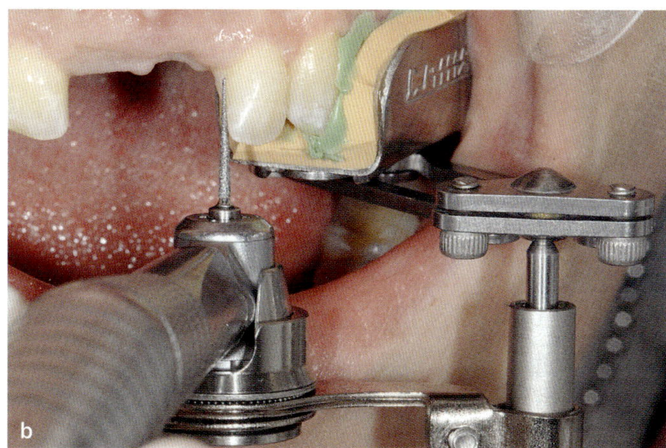
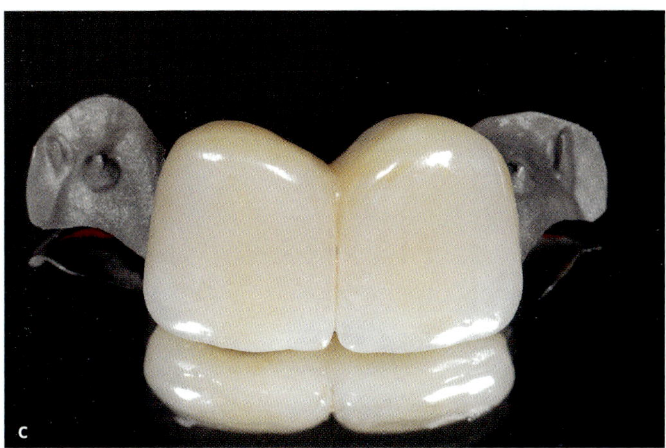
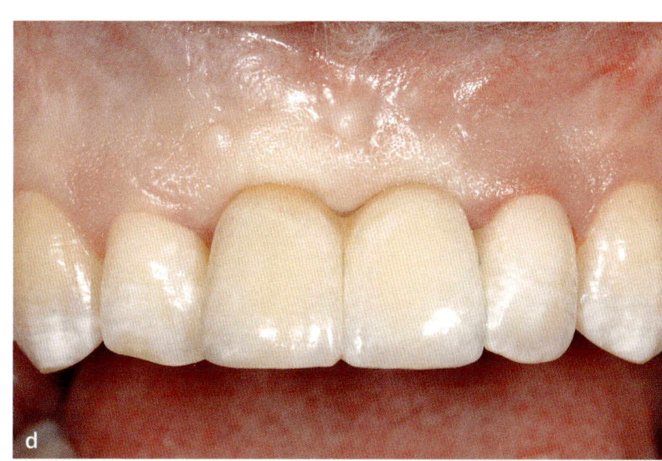
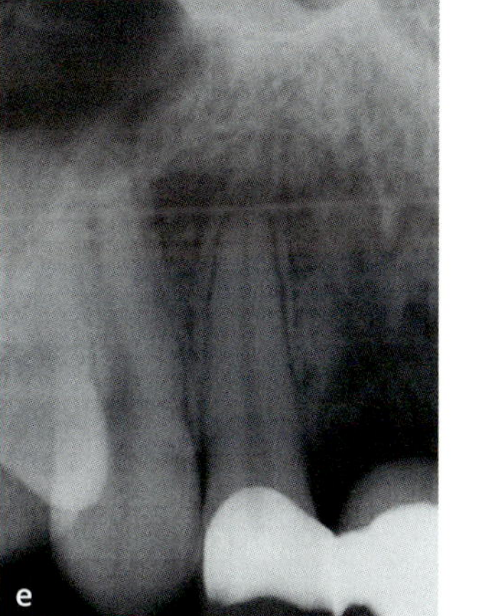
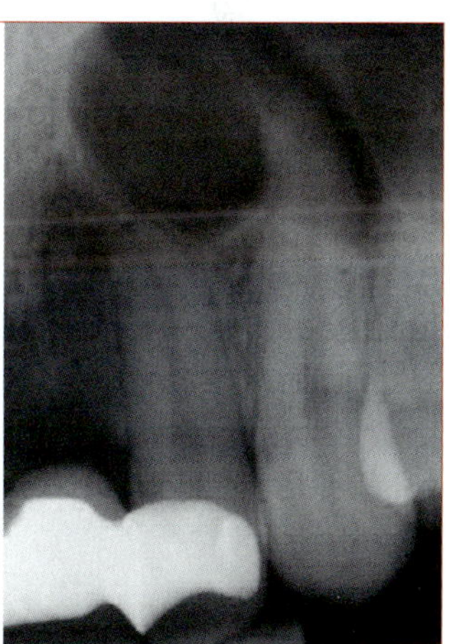

Abb. 4a bis e Metallkeramische adhäsive Rekonstruktion mit retentiver Präparation: diagnostische Vorbereitung des intraoralen Parallelometers, Umsetzung der Präparation mit Führungsrillen, Rekonstruktion, klinische Situation nach dem Zementieren, Röntgenkontrolle

Störstellen aufgesucht und mit diamantierten Schleifkörpern (z. B. 200 N Diamantkugel, Fa. Intensiv) entfernt werden. Um ein gräuliches Durchscheinen an den Pfeilerzähnen zu vermeiden, erfolgt das Zementieren bei Metallgerüsten ausschließlich mit einem weiß-opaken Kompositzement (z. B. Panavia V5 opaque, Fa. Kuraray Europe, Hattersheim), während bei vollkeramischen Rekonstruktionen zahnfarbene adhäsive Zemente (z. B. Panavia V5 zahnfarben) zur Anwendung kommen (Abb. 5a bis d). Bei den ätzbaren Lithiumdisilikatrekonstruktionen wird die Oberflächenkonditionierung mit Flusssäure durchgeführt, wohingegen für Zirkonoxid und für Metall die Silikatisierung (Cojet, Fa. 3M Deutschland) den besten adhäsiven

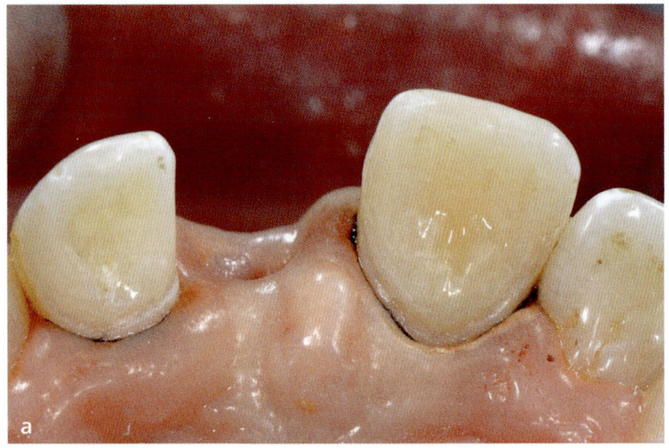

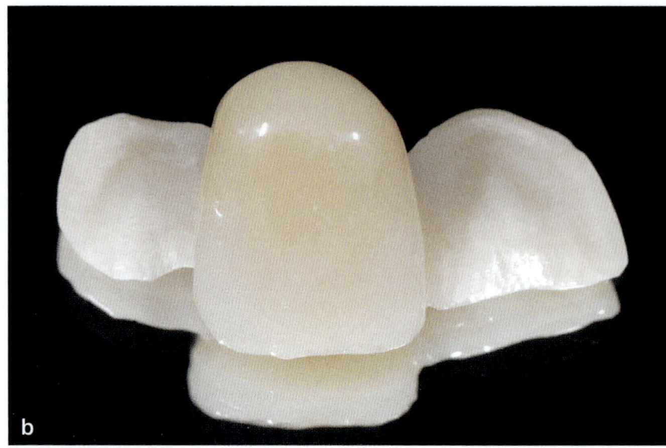

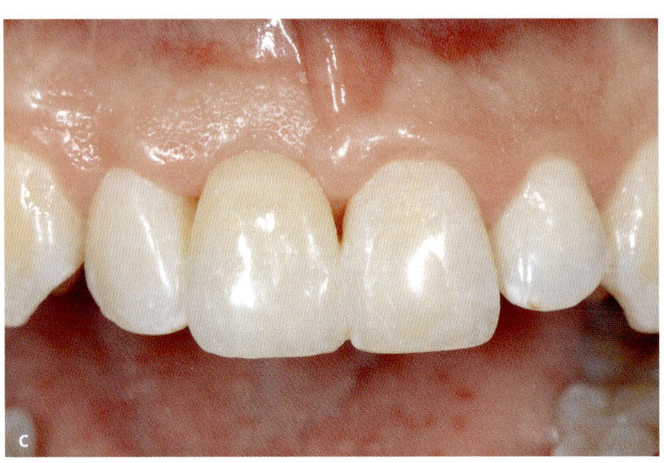

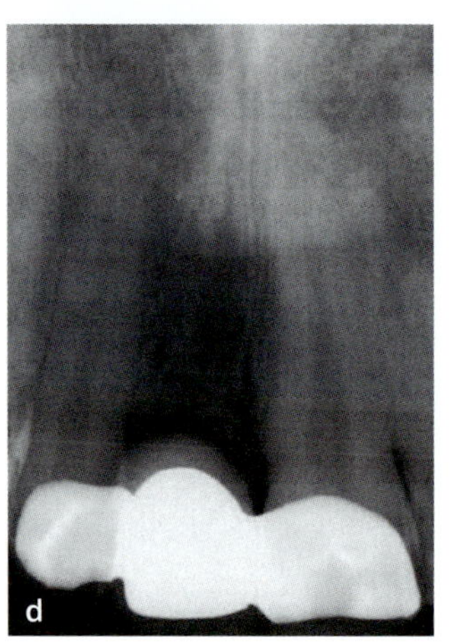

Abb. 5a bis d
Vollkeramische adhäsive Rekonstruktion mit minimaler Präparation, klinische Situation nach dem Zementieren, Röntgenkontrolle

Verbund ermöglicht. Insbesondere bei Zirkonoxidrekonstruktionen sind MDP- oder MPS-haltige Primer für den Verbund der kristallinen Keramik zum adhäsiven Zement auszuwählen[5].

Bei allen Cantilever-Versorgungen (implantat- oder parodontal getragen) und einflügeligen Adhäsivrekonstruktionen sollten breite Approximalkontakte zum Nachbarzahn etabliert werden, da es sonst auch im Fall einer parodontal gesunden Dentition zu Zahnverschiebungen kommen kann. Ebenso ist zu berücksichtigen, dass gerade bei Rekonstruktionen im jugendlichen Gebiss aufgrund der parodontalen Maturation Rezessionen an der Eigendentition und ästhetische Komplikationen auftreten können, die eine Neuanfertigung erforderlich machen.

Schlussfolgerungen

Im Rahmen der Therapieentscheidung nach traumabedingtem Zahnverlust beim jungen Patienten sind eine umfangreiche Befunderhebung und radiologische Abklärungen mit interdisziplinären Expertisen unerlässlich, um eine adäquate Behandlungsempfehlung unter Berücksichtigung aller Möglichkeiten zu gewährleisten. Grundsätzlich empfiehlt es sich, primär den Zahnersatz bzw. den Lückenschluss unter Verwendung des eigenen Zahnmaterials abzuklären, um einen lebenslangen Rekonstruktionsbedarf zu vermeiden oder zu minimieren. Wenig invasiven Therapieverfahren wie der adhäsiven Rekonstruktion sollte der Vorzug gegeben werden, da bei der Implantattherapie wachstumsbedingte Veränderungen im Kieferbereich auch nach Abschluss des skelettalen Wachstums auftreten können.

Literatur

1. Aghaloo TL, Moy PK. Which hard tissue augmentation techniques are the most successful in furni-shing bony support for implant placement? Int J Oral Maxillofac Implants 2007;22 (Suppl):49-70.
2. Andersson B, Bergenblock S, Furst B, Jemt T. Long-term function of single-implant restorations: a 17- to 19-year follow-up study on implant infraposition related to the shape of the face and patients' satisfaction. Clin Implant Dent Relat Res 2013;15:471-480.
3. Atsu SS, Aka PS, Kucukesmen HC, Kilicarslan MA, Atakan C. Age-related changes in tooth enamel as measured by electron microscopy: implications for porcelain laminate veneers. J Prosthet Dent 2005;94:336-341.
4. Haselden K, Hobkirk JA, Goodman JR, Jones SP, Hemmings KW. Root resorption in retained deciduous canine and molar teeth without permanent successors in patients with severe hypodontia. Int J Paediatr Dent 2001;11:171-178.
5. Inokoshi M, Poitevin A, de Munck J, Minakuchi S, van Meerbeek B. Bonding effectiveness to different chemically pre-treated dental zirconia. Clin Oral Investig 2014;18:1803-1812.
6 Kern M. Clinical long-term survival of two-retainer and single-retainer all-ceramic resin-bonded fixed partial dentures. Quintessence Int 2005;36:141-147.
7. Kern M. Fifteen-year survival of anterior all-ceramic cantilever resin-bonded fixed dental prosthe-ses. J Dent 2017;56:133-135.
8. Koutayas SO, Kern M, Ferraresso F, Strub JR. Influence of framework design on fracture strength of mandibular anterior all-ceramic resin-bonded fixed partial dentures. Int J Prosthodont 2002;15:223-229.
9. Marinello CP, Belser UC. Die Adhäsivbrücke – eine alternative Lückenversorgung? Eine Übersicht. Schweiz Monatsschr Zahnmed1985;95:194-229.
10. Nordquist I, Lennartsson B, Paulander J. Primary teeth in adults – a pilot study. Swed Dent J 2005;29:27-34.
11. Rosa M, Zachrisson BU. Integrating space closure and esthetic dentistry in patients with missing maxillary lateral incisors. J Clin Orthod 2007;41: 563-73; quiz 424.
12. Stenvik A, Zachrisson BU. Ortho-dontic closure and transplantation in the treatment of missing anterior teeth. An overview. Endod Dent Traumatol 1993;9:45-52.
13. Thilander B. Orthodontic space closure versus implant placement in subjects with missing teeth. J Oral Rehabil 2008;35(Suppl 1):64-71.
14. Zachrisson BU. Single implant-supported crowns in the anterior maxilla – potential esthetic long-term (> 5 years) problems. World J Orthod 2006;7:306-312.
15. Zachrisson BU. Improving the esthetic outcome of canine substitution for missing maxillary lateral incisors. World J Orthod 2007;8:72-79.
16. Zitzmann NU, Arnold D, Ball J, Brusco D, Triaca A, Verna C. Treatment strategies for infraoccluded dental implants. J Prosthet Dent 2014;113:169-174.
17. Zitzmann NU, Krastl G, Hecker H, Walter C, Waltimo T, Weiger R. Strategic considerations in treatment planning: Deciding when to treat, extract or replace a questionable tooth. J Prosthet Dent 2010;104:80-91.
18. Zitzmann NU, Margolin MD, Filippi A, Weiger R, Krastl G. Patient assessment and diagnosis in implant treatment. Aust Dent J 2008;53(Suppl 1):S3-S10.
19. Zitzmann NU, Özcan M, Scherrer SS, Bühler JM, Weiger R, Krastl G. Resin-bonded restorations: a strategy for managing anterior tooth loss in adolescence. J Prosthet Dent 2015;113:270-276.
20. Zitzmann NU, Rohr N. Reconstructive considerations: temporary and long-term treatment options. In: Neuhaus KW, Lussi A (eds). Management of dental emergencies in children and adolescents. London: Wiley Blackwell, 2019:165-175.